JN222627

系統看護学講座

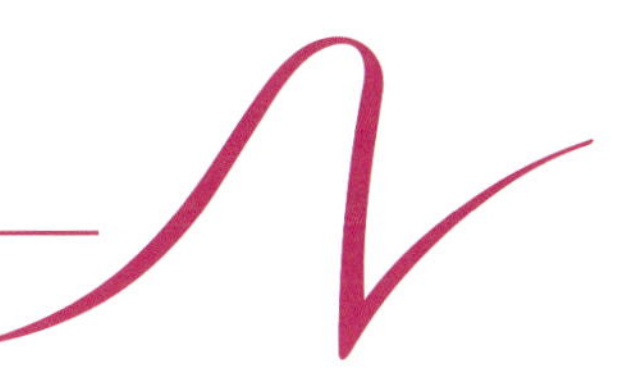

専門分野

耳鼻咽喉

成人看護学 14

小島　博己　東京慈恵会医科大学附属病院病院長
玉上　淳子　東京慈恵会医科大学附属病院看護部長
櫻井　結華　東京慈恵会医科大学教授
近藤きよ美　東京慈恵会医科大学附属病院管理師長
並木　佳世　東京慈恵会医科大学附属柏病院師長
鈴木　恵子　東京慈恵会医科大学附属病院師長
大堀由香利　東京慈恵会医科大学附属病院師長
川上　恵美　東京慈恵会医科大学附属病院師長
小嶌　順子　東京慈恵会医科大学附属病院管理師長
入澤　香織　東京慈恵会医科大学附属病院師長
村田　千年　マリーナ歯科クリニック院長
露無　松里　聖路加国際病院
田口　雅子　聖路加国際病院
泉谷　聡子　聖路加国際病院
上野まき子　京都橘大学研究員

医学書院

発行履歴

1968年 3 月25日　第 1 版第1刷
1968年10月15日　第 1 版第2刷
1970年 1 月 1 日　第 2 版第1刷
1971年 9 月 1 日　第 2 版第4刷
1973年 1 月15日　第 3 版第1刷
1978年 2 月 1 日　第 3 版第7刷
1979年 2 月 1 日　第 4 版第1刷
1982年 2 月 1 日　第 4 版第4刷
1983年 1 月 6 日　第 5 版第1刷
1986年 2 月 1 日　第 5 版第4刷
1987年 1 月 6 日　第 6 版第1刷
1991年 9 月 1 日　第 6 版第7刷
1992年 1 月 6 日　第 7 版第1刷
1995年 2 月 1 日　第 7 版第5刷
1996年 1 月 6 日　第 8 版第1刷
1999年 2 月 1 日　第 8 版第5刷
2000年 1 月 6 日　第 9 版第1刷
2003年 2 月 1 日　第 9 版第5刷
2004年 1 月15日　第10版第1刷
2007年 2 月 1 日　第10版第6刷
2008年 1 月 6 日　第11版第1刷
2012年 2 月 1 日　第11版第9刷
2013年 1 月 6 日　第12版第1刷
2016年 2 月 1 日　第12版第5刷
2017年 1 月 6 日　第13版第1刷
2019年 2 月 1 日　第13版第3刷
2020年 1 月 6 日　第14版第1刷
2024年 2 月 1 日　第14版第5刷

系統看護学講座　専門分野
成人看護学[14]　耳鼻咽喉

発　行　2025年 2 月 1 日　第15版第1刷©

著者代表　小島博己（こじまひろみ）

発 行 者　株式会社　医学書院
代表取締役　金原　俊
〒113-8719　東京都文京区本郷1-28-23
電話　03-3817-5600(社内案内)
03-3817-5650(販売・PR部)

印刷・製本　三美印刷

ISBN978-4-260-05675-5

はしがき

●発刊の趣旨

1967年から1968年にかけて行われた看護学校教育課程の改正に伴って，新しく「成人看護学」という科目が設けられた。

本教科のねらいとするところは，「看護の基礎理論としての知識・技術・態度を理解し，これを応用することによって，病気をもつ人の世話あるいは健康の維持・増進を実践・指導し，看護の対象であるあらゆる人の，あらゆる状態に対応していくことができる」という，看護の基本的な理念を土台として，「成人」という枠組みの対象に対する看護を学ぶことにある。

したがって，看護を，従来のように診療における看護といった狭い立場からではなく，保健医療という幅広い視野のなかで健康の保持・増進という視点においてとらえ，一方，疾患をもった患者に対しては，それぞれの患者が最も必要としている援助を行うという看護本来のあり方に立脚して学習しなければならない。

本書「成人看護学」は，以上のような考え方を基礎として編集されたものである。

まず「成人看護学総論」においては，成人各期の特徴を学び，対象である成人が，どのような状態のもとで正常から異常へと移行していくのか，またそれを予防し健康を維持していくためには，いかなる方策が必要であるかを学習し，成人の全体像と成人看護の特質をつかむことをねらいとしている。

以下，「成人看護学」の各巻においては，成人というものの概念を把握したうえで，人間の各臓器に身体的あるいは精神的な障害がおこった場合に，その患者がいかなる状態におかれるかを理解し，そのときの患者のニーズを満たすためにはどのようにすればよいかを，それぞれの系統にそって学習することをねらいとしている。

したがって，「成人看護学」の学習にあたっては，従来のように診療科別に疾病に関する知識を断片的に習得するのではなく，種々の障害をあわせもつ可能性のある1人ひとりの人間，すなわち看護の対象としての人間のあらゆる変化に対応できる知識・技術・態度を学びとっていただきたい。

このような意味において，学習者は対象の健康生活上の目標達成のために，より有効な援助ができるような知識・技術を養い，つねに研鑽を続けていかなければならない。

以上の趣旨のもとに，金子光・小林冨美栄・大塚寛子によって編集された「成人看護学」であるが，日進月歩をとげる医療のなかで，本書が看護学の確立に向けて役だつことを期待するものである。

●カリキュラムの改正

わが国の看護・医療を取り巻く環境は，急速な少子高齢化の進展や，慢性疾患の増加などの疾病構造の変化，医療技術の進歩，看護業務の複雑・多様化，医療安全に関する意識の向上など，大きく変化してきた。それに対応するために，看護教育のカリキュラムは，1967年から1968年の改正ののち，1989年に全面的な改正が行われ，1996年には3年課程，1998年には2年課程が改正された。さらに2008年，2020年にも大きく改正され，看護基礎教育の充実がはかられるとともに，臨床実践能力の強化が盛り込まれてきた。

●改訂の趣旨

今回の「成人看護学」の改訂では，カリキュラム改正の意図を吟味するとともに，1999年に発表され，直近では2022年に改定された「看護師国家試験出題基準」の内容をも視野に入れ，内容の刷新・強化をはかった。また，日々変化する実際の臨床に即し，各系統において統合的・発展的な学習がともに可能となるように配慮した。

序章「この本で学ぶこと」では，事例を用いて，これから学ぶ疾患をかかえた患者の姿を示した。また，本書で扱われている内容およびそれぞれの項目どうしの関係性が一見して把握できるように「本書の構成マップ」を設けている。

第1章「耳鼻咽喉の看護を学ぶにあたって」では，系統別の医療の動向と看護を概観したあと，患者の身体的，心理・社会的特徴を明確にし，看護上の問題とその特質に基づいて，看護の目的と機能が具体的に示されている。

第2～5章では，疾患とその医学的対応という視点から，看護の展開に必要とされる医学的な基礎知識が選択的に示されている。既習知識の統合化と臨床医学の系統的な学習のために，最新の知見に基づいて解説されている。今改訂では第5章の冒頭に「A. 本章で学ぶ耳鼻咽喉疾患」を新設し，第5章で学習する疾患の全体像をつかめるように工夫をこらした。

第6章「患者の看護」では，第1～5章の学習に基づいて，経過別，症状別，検査および治療・処置別，疾患別に看護の実際が提示されている。これらを看護過程に基づいて展開することにより，患者の有する問題が論理的・総合的に理解できるように配慮されている。とくに経過別については「A. 疾患をもつ患者の経過と看護」として，事例を用いて患者の姿と看護を経過別に示すとともに，それらの看護と，疾患別の看護などとの関係を示してある。

第7章「事例による看護過程の展開」では，1～3つの事例を取り上げ，看護過程に基づいて看護の実際を展開している。患者の有するさまざまな問題を提示し，看護の広がりと問題解決の過程を具体的に学習できるようにしている。

また，昨今の学習環境の変化に対応するために，成人看護学においても積極的に動画教材を用意し，理解を促すようにした。

巻末の特論「摂食・嚥下障害患者の看護」では，摂食・嚥下障害とその看護について総合的に学習できるように最新の内容を解説した。

今回の改訂によって看護の学習がより効果的に行われ，看護実践能力の向上，ひいては看護の質的向上に資することをせつに望むものである。ご活用いただき，読者の皆さんの忌憚のないご意見をいただければ幸いである。

2024年11月

著者ら

目次

序章 この本で学ぶこと

玉上淳子

第1章 耳鼻咽喉の看護を学ぶにあたって

玉上淳子

第2章 耳鼻咽喉および頸部の構造と機能

小島博己・櫻井結華

第3章 症状とその病態生理

小島博己・櫻井結華

第4章 検査と治療

小島博己・櫻井結華

第5章 疾患の理解

小島博己・櫻井結華

第6章 患者の看護

近藤きよ美・並木佳世・鈴木恵子・大堀由香利・川上恵美・小嶌順子

第7章 事例による看護過程の展開

入澤香織

特論 摂食・嚥下障害患者の看護

村田千年・露無松里・田口雅子・泉谷聡子・上野まき子

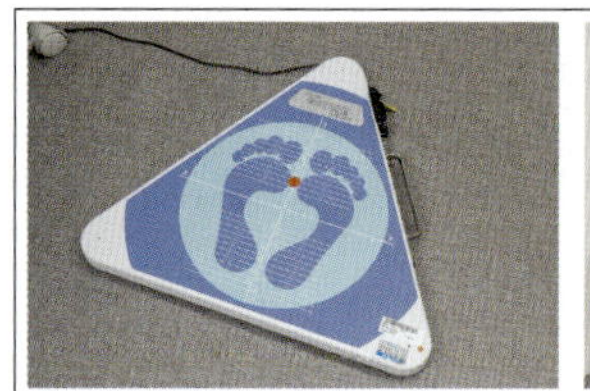
a. 重心動揺計

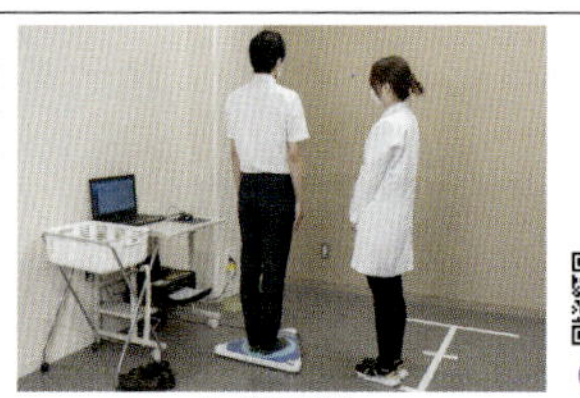

b. 検査の様子

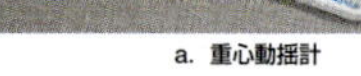
図 4-27 重心動揺計検査

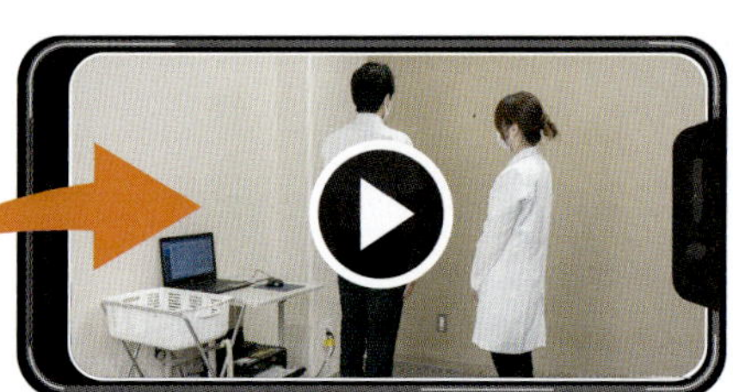

本文中または，巻末の動画一覧のＱＲコードから動画を視聴することができます．

序章

この本で学ぶこと

耳鼻咽喉科疾患をもつ患者の姿

この本では，耳鼻咽喉に疾患をもち，その機能に障害のある患者に対する看護を学ぶ。耳鼻咽喉に疾患をもつ患者とは，どのような人なのだろうか。ある患者の例について，考えてみよう。

Yさんは，自宅兼事務所で母親と不動産業を経営する未婚の50代の男性である。2年前，アルコール多飲による肝障害での受診を契機に高血圧と糖尿病を指摘され，継続して治療を受けていた。2か月前より嚥下時痛と咽頭の閉塞感が持続し，体重が45kgまで減少したことが気になり，かかりつけの総合病院を受診した。造影CTの検査の結果，咽頭後壁の腫瘤性病変と頸部リンパ節の腫脹をみとめ，大学病院での検査・治療をすすめられた。

大学病院の耳鼻咽喉科では，確定診断のために組織を一部採取する検査を実施し，2週間後に結果を伝えることになった。診察時には，「前医に悪性の可能性があるといわれ，母親にも病状を伝えた」と話す一方，「病名はなんですか？」と看護師に不安げに問いかける様子もあった。

2週間後母親と来院し，「中咽頭がんステージⅣです。今後は導入化学療法を開始し，その後，根治化学療法・放射線治療を推奨します。また，遠隔転移の確認のため，PET-CTを行います」と医師より，がんの告知と治療に関する説明がなされた。Yさんは驚いた表情はしたものの，淡々と説明を聞き，「わかりました。よろしくお願いします」と返答するのみだった。

10日後の入院時に「PET-CTで，表在性食道がんがあったが，予定どおり中咽頭がんへの化学療法を開始する」と医師からの説明を受け，Yさんは表情が暗くなり，うなずくのみの反応だった。その後看護師が症状や治療への不安などをたずねると，「首を絞めつけられているような感じがつねにあるが息苦しさはない」「嚥下困難があり家では母親がつくるミキサー食やおかゆを食べていた」と返答したが，病気への思いの表出はなかった。治療開始3日目にYさんは「医師が治療のため，いろいろ提案してくれる，母や友人の励ましもうれしい。でも，治療は本当はしたくない。もう終わりにしたい……もう，生きるとかどうでもいい」と，涙ながらに葛藤する思いを語りはじめた。担当看護師は，Yさん自身の意思で治療にのぞめるよう支援したいと考え，がん専門看護師へのコンサルテーションを利用することとした。がん専門看護師の介入により，残された時間の短いことを知り，これまでの人生の後悔と，どうにかしたい気持ちで揺れ動いている様子が浮かび上がった。いまは，身体的苦痛がないことで治療を継続する意思は確認できたが，身体的苦痛が出現した際に意思決定が揺らぐ可能性があるため，主治医・病棟看護師・がん専門看護師と共有して支援していくこととした。

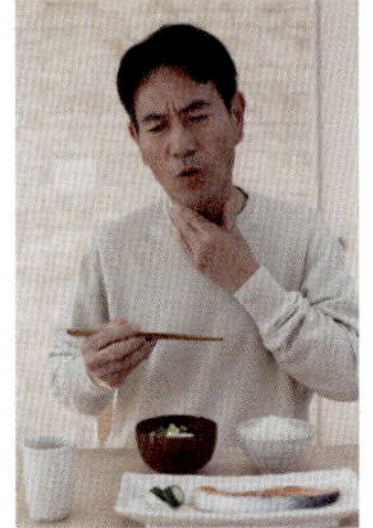

看護師になったとき，皆さんもYさんのような患者に出会うことがあるかもしれない。そのとき看護師である皆さんは，なにをすることができるのだろうか。

Yさんや家族に対して，看護師はなにをすることができるのだろうか。

- Yさんが自分の病気や治療計画について理解できるようにかかわる
- Yさんが化学療法による副作用とうまく付き合っていけるよう，対処方法を理解できるようにかかわる
- Yさんと家族が病状や治療について理解できるように援助する
- Yさんが苦痛なく治療に望めるように，心身の状態をこまやかに観察し必要な支援をしていく

ほかにも，なにができるかを考えてみよう。

Yさんのような患者に適切な看護を実践していくためには，耳鼻咽喉疾患とその看護に関するさまざまな知識や技術，考え方を身につけていくことが大切である。

Yさんの看護を実践するために次のことを学んでいこう

- 耳鼻咽喉系の構造と機能
- 耳鼻咽喉系疾患の病態生理
- 耳鼻咽喉系疾患の特徴と必要な検査・治療・処置
- 耳鼻咽喉系疾患の特徴をとらえた看護の考え方
- 患者の身体面・精神面・社会面からの統合的なアセスメント
- チーム医療実践における，コーディネーターの役割

現在，医療の安全性と質の保証を確保するために，標準化された医療が推進されている。しかし，看護はつねに人間が人間を見つめるところからスタートするものであるから，見つめる人間の見つめ方でそのかかわり方は大きくかわってくる。つまり，病気の性質や段階にかかわらず，その人の苦しみや痛みを感じとり「なぜあんなに苦しんでいるのか」「どうすれば，苦痛をやわらげることができるのか」と，みずからの感性をみがきつつ，必要な知識と技術を習得し，全人的な看護を行っていかなければならない。

耳鼻咽喉疾患をもつ患者の看護にあたっては，さまざまな知識や技術が必要となる。これらを本書では次ページの「構成マップ」のように整理した。患者のかかえる思いを理解し，根拠をもって看護を実践できるように学習を進めてほしい。

本書の構成マップ

第1章　耳鼻咽喉の看護を学ぶにあたって
A　医療の動向と看護　B　患者の特徴と看護の役割

第2章　耳鼻咽喉および頸部の構造と機能
A　耳の構造と機能
B　鼻の構造と機能
C　口腔の構造と機能
D　唾液腺の構造と機能
E　咽頭の構造と機能
F　喉頭の構造と機能
G　気管・食道の構造と機能
H　頸部(甲状腺含む)の構造と機能

第3章　症状とその病態生理
A　耳の症状と病態生理
B　鼻の症状と病態生理
C　口腔・唾液腺・咽頭の症状と病態生理
D　喉頭の症状と病態生理
E　気管・食道の症状と病態生理
F　頸部(甲状腺含む)の症状と病態生理

第4章　検査と治療
A　診察と診断の流れ
B　検査
C　治療・処置

第5章　疾患の理解
A　本章で学ぶ耳鼻咽喉疾患
B　耳疾患
C　鼻疾患
D　口腔・口唇・唾液腺・咽喉頭疾患
E　気管・食道・頸部疾患と音声・言語障害

第6章　患者の看護
A　疾患をもつ患者の経過と看護
B　症状に対する看護
①耳の症状に対する看護
②鼻の症状に対する看護
③口腔・咽喉頭の症状に対する看護
C　検査を受ける患者の看護
①耳の検査時の看護
②鼻・咽頭・喉頭の検査時の看護
D　治療・処置を受ける患者の看護
①耳の処置時の看護
②切開・排膿時の看護
③手術療法時の看護
E　疾患をもつ患者の看護
①耳疾患・鼻疾患をもつ患者の看護
(a)突発性難聴患者の看護
(b)メニエール病患者の看護
(c)顔面神経麻痺患者の看護
(d)慢性中耳炎患者・中耳真珠腫患者の看護
(e)慢性副鼻腔炎患者の看護
②口腔・咽喉頭・頸部疾患をもつ患者の看護
(a)声帯ポリープ患者の看護
(b)下咽頭がん患者の看護
(c)喉頭がん患者の看護
(d)甲状腺腫瘍患者の看護

第7章　事例による看護過程の展開
A　メニエール病患者の看護　B　慢性副鼻腔炎患者の看護　C　喉頭がん患者の看護

特論　摂食・嚥下障害患者の看護
A　嚥下の解剖学　B　嚥下障害の原因となる疾患・手術　C　誤嚥の防止
D　嚥下障害のアセスメント　E　嚥下障害患者の看護

第 1 章

耳鼻咽喉の看護を学ぶにあたって

本章の目標

- □ 耳鼻咽喉領域の医療の動向と耳鼻咽喉疾患患者の身体・心理・社会的な問題，およびそれらに対する援助について学ぶ。
- □ 耳鼻咽喉疾患をもつ患者の特徴を把握する。
- □ 感覚機能障害をはじめとする身体的変化や心理・社会的問題について学ぶ。
- □ なぜ，なんのために，どのように看護をするのか，その目的と役割について学ぶ。

A 医療の動向と看護

1 医療の動向

◆ 検査・治療の進歩

耳鼻咽喉領域は，耳・鼻・咽喉頭・頸部など診療する部位の範囲が広く取り扱う疾患が多岐にわたるほか，これらの部位はさまざまな機能がからみあう部位であるため，患者のQOLとも密接にからみあう診療科である。耳鼻咽喉領域には，聴覚・嗅覚という感覚器としての機能以外にも，上部消化管としての咀嚼・嚥下機能，上気道としての音声・言語機能や呼吸機能といったさまざまな機能が集中している。これらは人の一生において重要な機能であり，機能回復だけでなく，機能をまもり，命をまもる医療が求められる。そのため，耳鼻咽喉領域の疾患治療は，多職種で構成されるチーム医療が行われることが多く，これも耳鼻咽喉領域の特徴であるといえる。

複雑な形態・構造を可視化するための顕微鏡手術の発展，臓器・機能の温存を目的とした放射線治療や化学療法，顔面という人間の社会生活において重要部位における手術として，低侵襲の内視鏡手術の進歩など，耳鼻咽喉領域の医療技術の発展は目ざましい。近年では，人口内耳など，失われた機能を再生する治療も進んでいる。

◆ 加齢に伴う感覚機能の変化

わが国は世界でも例を見ない超高齢社会となり，その傾向は今後も続くと予測される。疾病構造の変化に影響する因子の1つに人口構成があり，わが国では，急性・滲出性中耳炎などの小児疾患は減少傾向，老人性難聴や良性発作性頭位めまい症 benign paroxysmal positional vertigo（BPPV）・中枢性めまい・がんなどの高齢者疾患は増加傾向にある。

内耳には平衡感覚に作用する前庭器と聴覚に作用する蝸牛が存在する。加齢による変性がおこると，めまいなどの症状が出現し，転倒を繰り返す要因ともなる。また，加齢による聴力の低下によって「聞こえにくさ」に加え「聞きとりにくさ」を訴える者も多い。これは，会話と雑音が判別しにくくなる状態であり，話しかけられても反応できなかったり，聞き返したり，話がかみ合わなかったりといったことがおこる。家族などは，この状態を認知症の初期症状ではないかと心配してしまうこともある。また，味を感知する味蕾数の減少や中枢応答の加齢変化・唾液分泌量の低下などは，食事摂取量の減少によるサルコペニアや栄養バランスのかたよりによる脳血管疾患リスク，肥満や糖尿病リスクの増加要因にもなりうる。

2 看護

耳鼻咽喉疾患による感覚機能の低下は，生活の質に大きく影響する。感覚機能の状態は，主観的な表現により患者から表出されるため，これまでの生活背景や変化を自覚した時期・きっかけなど，患者やその家族の表現を手がかりに，アセスメントすることが重要である。耳鼻咽喉疾患患者の看護にあたっては，その範囲が多岐にわたるという特徴を理解し，耳・鼻・咽喉の各領域のしくみとはたらきを理解するとともに，外界からの刺激を取りこむ感覚受容器が障害されていることによる精神面への影響を理解する必要がある。

また，患者が高齢者の場合には高血圧などの循環器疾患や糖尿病・腎障害などの合併症罹患率も増加する。そのため，全身管理など幅広い知識が求められるようになり，非侵襲的な治療や生活の質に配慮した治療選択が求められるようになる。患者およびその家族が望む生活を理解し，住み慣れた生活の場で生活していけるよう支援してくことが必要である。

B 患者の特徴と看護の役割

人間は生まれた瞬間から，多くの感覚受容器により外界からの刺激をとらえている。その刺激は電気的な刺激に変換され感覚神経線維を伝わり，脳の感覚中枢に取りこまれる。耳鼻咽喉領域に備わる聴覚・嗅覚・味覚・平衡覚が受容する刺激は，人間としての成長に欠かせないものであり，生活するうえでも重要な役割を担っている。

耳鼻咽喉疾患では，顔面という社会生活を営んでいくうえで重要な部位が，治療により容貌が変容したり，形態の変化を生じたりするおそれがある。また，人間社会において一般的なコミュニケーションの手段である言語によるコミュニケーションに障害をきたすこともあり，心理的・社会的に受けるストレスははかりしれない。したがって，耳鼻咽喉疾患患者の看護にあたっては，耳・鼻・咽喉各領域の形態や機能などに生じる身体的問題を理解するとともにコミュニケーションの障害や社会生活における困難など心理的・社会的問題を理解することが重要である。

また，患者自身が疾患や障害について，医師からの説明をどのように理解しているのか，どのように受けとめているのか，治療方法の選択について自身の意思を表出できているのかなど，患者の認識を十分に把握する必要がある。治療の経過や病状の変化により，患者の心の揺れ動きが生じることを理解し，患者・患者家族・医師との間で調整をはかることも重要な役割である。

1　身体的問題とその援助

耳は内耳のはたらきにより，外部の音だけでなく物を飲み込む音など体内の音もとらえるほか，身体の位置や動きを感じとる。鼻は吸い込む空気からほこりを除去したり適度な湿度を保つだけでなく，においから危険を察知したり，感情をゆたかにする刺激を脳に送っている。このような特殊感覚受容器のはたらきにより，環境からさまざまな刺激を受容し，脳のはたらきによりその刺激を選択・調整することで，生命をまもり，感性を育てている。

1　聴覚の障害とその援助

聴覚の障害とは，外耳・中耳・内耳・蝸牛神経など，外部の音声情報を大脳に送るための部位のいずれかに障害があるために，聞こえにくい，あるいは聞こえない状態が生じていることをいう。聴覚の障害と言っても聞こえ方は人それぞれであり，「音量が小さくなったようになり，聞きとりづらい」「音質がゆがんだようになり，内容を聞き分けにくい」「補聴器をつけても音や音声が聞きとれない」など，程度はさまざまである。

聴覚の障害は外見上わかりにくい障害である。そのため，聴覚に障害のある人がかかえている困難も他人には気づかれにくい傾向があり，コミュニケーション障害であるともいわれている。聴覚に障害がある人は，1人ひとり，聞こえ方もコミュニケーションの仕方も，現在までの経験も異なっている。これらをふまえ，まずは聞こえない・聞こえにくいと感じている患者本人から，自身のおかれている状況を聞いて理解する必要がある。

2　平衡覚の障害とその援助

人間は，眼からの情報・足底からの感覚・内耳感覚の3つの情報を脳に伝え，連合野でそれらの情報を統合して，各器官に指令が伝達されることにより，平衡機能を維持している。耳鼻咽喉領域の疾患による平衡覚の障害は，めまいとして自覚することが多く，疾患の鑑別として，早期に聴覚系検査を受けることが望ましい。ふらつきがある場合には，転倒・転落の危険を回避するために人ごみのなかを歩くなどの行動は避けたほうがよい。

3　嗅覚・味覚の障害とその援助

嗅覚と味覚の障害は，食べ物や飲み物といったよい香りを楽しむ能力に影響を及ぼすとともに，有害となりうる化学物質やガスに気づく能力を阻害し，深刻な事故につながるおそれもある。嗅覚と味覚は密接に結びついており，食べ物が味けなく感じられるようになってはじめて嗅覚の低下に気づくことが多い。嗅覚と味覚の障害は，生命をおびやかすことがほとんどないため，医学的な処置が行われないこともあるが，腫瘍などの重篤な病気によって引きおこされていることもあるため，見逃してはならない症状である。

4 加齢に伴う感覚機能障害とその援助

加齢に伴う聴覚・平衡覚・嗅覚・味覚などの機能低下は，徐々に進行するため，高齢者自身が年齢によるものと判断し，自身で対処していることが多い。しかし，加齢に伴う感覚障害は高齢者の日常生活行動に大きく影響し，QOL の低下につながる。聴力の低下により「聞こえない」「聞きとりづらい」状況になり，周囲とのコミュニケーションをとる機会が減ったり，家族から認知症の初期症状ではないかと心配されたりすることもある。また，平衡覚の障害からふらつきやめまいが生じ，転倒や事故など生命にかかわる事故につながる危険も増えてくる。これらのことから，活動を控えるようになり，生活環境の変化により刺激が少なくなり，認知症の症状が進行するおそれも出てくる。嚥下機能の低下，嗅覚・味覚の低下は，「食べたい」という人間の基本的欲求を低下させ，食欲の低下は必要な栄養量の不足による筋量の低下をまねく。筋量の低下は，転倒のリスクをさらに高めるとともに，誤嚥や誤飲などによる重篤な疾患を発症する可能性も高めてしまう。

高齢者には，適切な検査などで，加齢による機能変化に対する理解と程度を把握することをすすめる。日常生活行動のなかでの様子や変化を観察することが必要であり，高齢者を孤立させないよう，家族のみならず社会で支援することが望まれる。また，高齢者自身も主体的に，機能維持のための日常生活の工夫や，適度な運動を心がける必要がある。

5 疾患・治療に伴う機能障害とその援助

耳鼻咽喉領域は，話し言葉のもととなる音声を生み出す喉頭と，言葉の発音に関係する構音器官である咽頭・口腔・鼻腔を有している。喉頭疾患により，声帯に異常が生じると嗄声や音質に変化がみられるほか，喉頭全摘術を受けた場合には音声の発生源である声帯を喪失することとなる。音声に異常がなくても，構音器官に異常があると正しく発音できなくなり，言葉の発達の遅れの原因になりうる。人間は言葉を使って周囲の人とコミュニケーションをとり，意思疎通をはかっている。生まれてから，学習により多くの言葉やその使い方を身につけている。喉頭や構音器官に障害が生じることにより，言葉による表現手段を奪われることは，他者とのコミュニケーションに支障をきたすだけではなく，自己を表現することにも困難を生じ，自己喪失感を感じる要因にもなりかねない。構語障害があると話の内容が相手に伝わりにくかったり，相手が話し手の音に不自然さを感じてしまい，コミュニケーションに支障をきたしてしまったりするおそれがある。構語障害の治療はおもに言語聴覚士がかかわるが，話すときに，音が鼻にもれたり抜けたりする人には，吹く訓練(ブローイング訓練)によって口から息を出す練習などを早期に訓練することが必要である。

喉頭がんで喉頭全摘術を受けた場合は，声帯の切除により発声機能を失ってしまう。その後のリハビリテーションにより，シャント発声法・食道発声法・人工喉頭機器の利用などの代用音声を習得すれば，日常会話はできるようになるため，患者が前向きに治療に望めるよう，精神的なサポートを行うことが大切である。さらに気管と口がつながっていないため，「鼻をかむ」「においをかぐ」「息を吹く」「息をとめて力む」といった動作が不可能になる。患者は，術後にこれらのことを経験して，ボディイメージの変化を自覚することになるため，変化に合わせた生活行動の方法を獲得できるよう支援が必要である。

6 疾患・治療に伴う形態の変化とその援助

耳鼻咽喉領域は解剖学的には顔面を構成している臓器の一部であり，血管・神経・骨などが複雑に入り組んでいる。また，機能面では上気道・消化管の一部であるほか，顔面という審美上の問題が加わるため，治療は大きな制約を受けることになる。がんの治療の場合には，手術療法・放射線療法および化学療法を組み合わせて治療を行い，顔面の形態や機能の温存といった治療後のQOLを考慮にいれて治療法が選択される。

上顎洞がんの場合，上顎全摘以上の外科的治療を行った場合には，顔面に大きな欠損ができてしまい，また切除面をそのままにしておくことによる瘢痕拘縮にて顔面の醜形をきたすことになる。そのため，それらを防ぐための再建術が必要となり，大腿の皮膚や腹部の皮膚を採取し移植する手術が必要となる。これにより顔面の変形を防ぐことができるものの，病気になる前と比べると見劣りしてしまう。同様に，喉頭がんで喉頭全摘術を受けた場合は，永久気管孔が造設され，頸部の形態変化が余儀なくされる。がんを取り除いても機能障害や顔貌の変化によるボディイメージの障害をかかえることによる精神的ダメージはとても大きい。患者のQOLを維持するためには，生じた外見の変化や機能障害と共存していく支援をする必要がある。手術後の受容段階は患者によって異なり，段階に応じた支援方法も患者ごとに検討する必要がある。患者自身が手術による身体・機能変化をどのように受けとめているのか，患者のもつ社会背景や価値観など，外来と連携して情報を収集しておくことが必要である。術後は，鏡を見ることからはじめるなど受容の程度を考慮しながら，自己吸痰・マウスケアなどセルフケア指導を通して支援していくことが必要である。かかわる際には共感的態度で接し，できていることをみとめて患者にフィードバックすることで，自己効力感や自己肯定感を維持できるようかかわることが重要である。

2 心理・社会的問題とその援助

1 コミュニケーションの障害

外界からの刺激を受容する感覚器に障害をもたらす，耳鼻咽喉領域疾患患者の心理的負担は，「聞こえない」「聞こえづらい」「話せない」など，言語による意思疎通がはかれないことによるものが大きい。自身の意思を的確に表現する手段を失うとともに，相手の意思を理解することも困難となる。双方が苦痛を感じることとなり，その関係性にも影響をきたすことがある。また，聴覚障害や味覚・嗅覚障害などは，外見からは障害の有無がわからず，健常な人と同じ対応をされがちである。関係をもつことで，その障害に気づくこともあるが，障害の程度は多くの場合には伝わらず，意思疎通が十分にはかれなくなることで，関係性が築けなくなることもある。自分の思いが円滑に伝わらないいらだちや，相手の表現を理解できないもどかしさは，生活のなかで積み重なっていくと大きなストレスとなる。そして，患者自身はストレスを回避するために，他者との関係を避けるようになり，「閉じこもりがち」「精神的不安定」といった，抑うつ状態を引きおこすことになる。

また，高齢者の場合には，聴覚障害によるコミュニケーションの低下や平衡覚の変化による活動量の減少により，認知機能のみならず筋力の低下も生じかねない。入院・手術を余儀なくされた場合は，環境の変化がせん妄や不穏症状を引きおこす原因となる。日ごろの生活習慣をとらえ，患者のニーズを把握し，緊張や不安をやわらげるためのコミュニケーションが必要である。

2 コミュニケーションの工夫と配慮

外界からの刺激を受容する感覚器に障害をもたらす耳鼻咽喉疾患は，人間がコミュニケーションをとるうえで最大の手段としている，言語によるコミュニケーションに影響をあたえてしまうことが，その特徴であるといえる。そのため，言語だけにとらわれず，視覚や触覚などのほかの感覚器の機能を用いて，表情や視覚からとらえられる方法を考慮するなど，言語以外のコミュニケーション活用が必要となる。また，音声・言語の障害に対する専門職である言語聴覚士がリハビリテーションチームの一員として欠かせない存在である。

3 不安・苦痛への配慮

心理的援助において大切なことは，治療開始前に，機能障害や外見の変化について医師から説明を受けていたとしても，自身の問題としてイメージできているかは別の問題であるということを理解することである。そのためには，患者がみずからの不安や苦痛を表現できるように援助することが求められる。患者の自己肯定感の維持・回復のためには，身体的ケアを通してセルフケアの支援やリハビリテーションの支援をすることで，徐々に生活を拡大していく。また，患者会などの使用できる社会資源を活用したり，代用音声など社会生活に目を向ける支援を行ったりすることは，患者の自己効力感を回復していく支援へとつながる。

3 家族への援助

1 在宅療養患者支援のための家族支援

耳鼻咽喉領域では，人間としての生活を営むうえで重要な，話す・聞く・食べるという機能が疾病により障害されたり，治療のための手術によって喪失したりすることが生じうる。これらは，患者の生活に非常に困難な影響を及ぼす可能性をはらんでいる。また，このような患者の身体的変化は，患者の家族にとっても同様の困難を感じさせることとなる。

退院指導や療養上の生活指導において重要なことは，患者が自分自身で生活上の工夫をしながら，健康の維持や健康問題の解決ができるよう，セルフケア行動がとれるように援助することである。患者は退院して，これまでの生活の場に戻り，日々の生活を営むことであらためて，機能の障害や喪失の程度を実感することになる。嚥下困難やむせ込みなく摂取できる食事の工夫や永久気管孔がある場合の入浴の工夫，食事の摂取量や形態変化による便秘・下痢などの排泄の問題などの体験を繰り返し，患者が思い描く生活を送るための生活上の工夫を体得していくこととなる。日々の生活が営めないことで温存されている機能を十分に使えなくなり，さらに生活が困難となる事態は避けなければならない。

家族が患者にとってのよき理解者・支援者として生活していけるよう，患者家族に対するケアも看護における重要な課題である。キーパーソンとなる家族は，患者と一緒にいる時間が長く，患者の問題をまのあたりにすることにより，家族自身も体験したことのない問題に直面し，あらためて患者自身の機能や形態の変化を知ることとなり，苦痛に感じたり負担に感じたりすることとなる。退院後の外来通院時に同居家族が同伴する際は，家族自身の生活の変化や困りごとなどについても，患者へのケアと同様に介入していく必要がある。

2 社会資源活用に向けての支援

患者・家族が安心して日常生活に戻るためには，診断・治療が決定する時期から，退院後の生活状況を見すえたスクリーニングを実践し，退院支援・退院調整を行うことが望まれる。入院前から病気に対する患者の思いを中心に，病気治療による機能や形態の変化をイメージすることにより，患者・家族の心構えをもたせていくことが重要である。超高齢社会となった現代では，高齢者のひとり暮らしや老夫婦・高齢者兄弟で生活を営んでいることは，めずらしいことではない。このような生活環境下でも，安心して住み慣れた生活の場に戻れるように，生活に関する情報を収集し，病院内の社会福祉士と協力して，地域の包括支援センターや訪問看護ステーション，またはほかの医療機関と連携をはかり，ケアを提供できる体制づくりが必要である。また，聴覚障害や発声障害など生涯にわたり代用機能を必要とする場合などには，活用できる社会資源などに関して社会福祉士と協働して情報提供することで，患者が日常生活をする際の不安解消につながる。

外来通院を開始したときから入院・退院・退院後の生活の場を見すえたコーディネーターとしての機能は，看護師の重要な役割であるといえる。

work 復習と課題

❶ 耳鼻咽喉疾患の代表的な症状を取り上げて，身体的問題をまとめてみよう。
❷ 耳鼻咽喉疾患の治療により生じるおそれのある身体的問題をまとめてみよう。
❸ コミュニケーションの障害による心理・社会的問題を考えてみよう。
❹ 身体的な援助を行うにあたっての基本的な問題点や注意点・実施方法などについて，代表的な疾患を取り上げて説明してみよう。

第 2 章

耳鼻咽喉および頸部の構造と機能

本章の目標

- □ 本章では，耳・鼻・咽頭・喉頭および頸部の基本的な構造と機能の理解を深め，それらを臨床面と結びつけることを目的とする。
- □ 耳鼻咽喉および頸部の構造上の共通点と，それぞれの機能の特徴を理解する。

A 耳の構造と機能

1 耳の構造

耳は，その構造を大きく分けると，**外耳**，**中耳**，**内耳**からなる(▶図2-1)。

1 外耳

外耳を外側から見ると，まず**耳介**があり，その奥に**外耳道**が続く。耳介は軟骨と皮膚からなる構造物で，最外側に隆起している外枠のような部分を耳輪(じりん)という(▶図2-2)。耳たぶ(耳朶)は，医学的には耳垂(じすい)とよばれる。そのほかに対耳輪(ついじりん)，耳珠(じしゅ)，舟状窩(しゅうじょうか)などの部位がある。

入口の外耳道孔から鼓膜までの管腔を外耳道といい，成人では約30 mmの長さがある。外耳道は，外耳道孔から全長の1/3は軟骨で，残りの2/3は

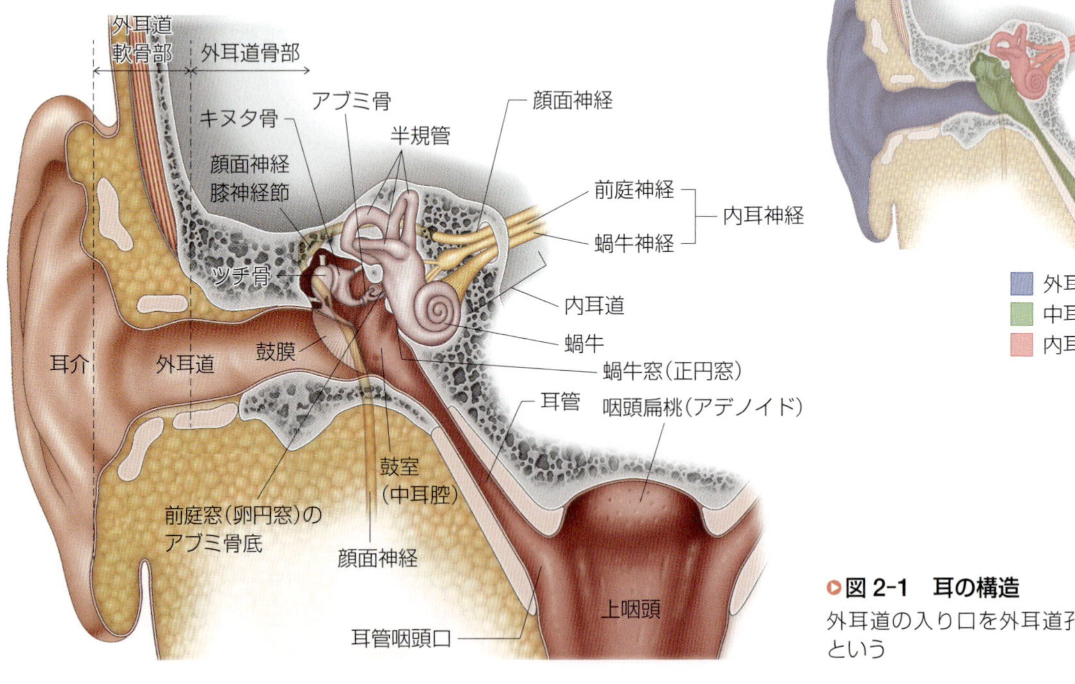

▶**図2-1　耳の構造**
外耳道の入り口を外耳道孔という

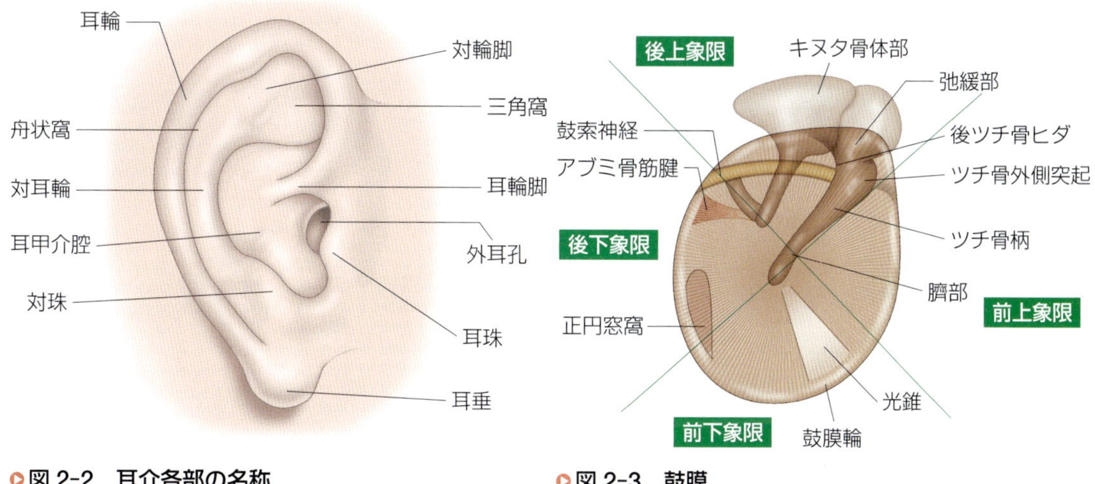

図 2-2 耳介各部の名称

図 2-3 鼓膜

骨で構成されている。軟骨部分を外耳道軟骨部とよび，骨部分を外耳道骨部とよぶ。軟骨部には耳垢腺と皮脂腺，毛包があるが，骨部分には存在しない。外耳道は，まっすぐな管腔ではなく，外耳孔から入ってすぐに前方向へ彎曲(わんきょく)し，そこから少し後上方へ曲がったあとに前下方向へのびて，鼓膜へ到達する。鼓膜を観察するときには，この構造を理解したうえで，耳介を後上にひっぱっると外耳道および鼓膜の観察がしやすくなる。

外耳道の感覚は，下顎神経，迷走神経の耳介枝に主に支配されている。耳処置をすると患者に咳嗽(がいそう)発作が見られることがあるが，これは迷走神経の耳介枝を介した反射である。また，栄養血管は，外頸動脈(がいけいどうみゃく)の浅側頭動脈と後耳介動脈である。

2 中耳

中耳は複雑な構造をしており，鼓室，耳管，乳突洞，乳突腔などからなる。鼓膜が外耳道との境目になっている。また，耳管を経由して鼻咽腔とつながっている。

鼓膜は，太鼓の皮のような役目をしている膜である❶。三層構造になっており，外耳道側から皮膚層，固有層，粘膜層という構成である。大きさは長径約 10 mm，短径約 9 mm，楕円形(だえんけい)で中央が少しだけ凹んでいる。鼓膜よりも内部には，**鼓室**という空間がひろがり，そこには，音を伝えるための 3 つの小さな骨が連鎖しながら存在している。この骨を**耳小骨**という。鼓膜からは耳小骨の 1 つであるツチ骨の一部が透見される(図 2-3)。鼓膜は，臍部を上下の境界，ツチ骨柄を前後の境界として，4 つの部位(前下象限，後下象限，前上象限，後上象限)に分けて考える。また，正常な鼓膜の場合には，光錘という光る場所をみることができる。

鼓膜に直接接しているのが**ツチ骨** malleus，ツチ骨につながっているのが**キヌタ骨** incus，キヌタ骨と内耳とをつないでいるのが**アブミ骨** stapes である(図 2-4)。耳小骨は音を鼓膜から内耳へ伝える役割をもつ。内耳との境

NOTE

❶鼓膜は，医学用語では tympanic membrane という単語が用いられるが，一般的には eardrum と表現される。

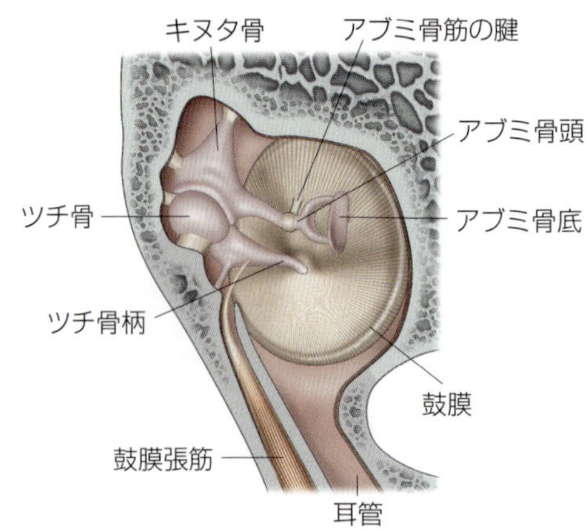

▶図 2-4　耳小骨

には**蝸牛窓**(正円窓)，**前庭窓**(卵円窓)があり，アブミ骨は前庭窓に連なる。

中耳は顔面神経が走行する空間でもある。顔面神経乳突部から出る鼓索神経は，鼓膜の裏側を走行し，味覚をつかさどっている。

鼓室には耳管鼓室口が開口し，全長約 30 mm の**耳管**が上咽頭へとつながっていく。鼓室側の 1/3 は骨性の管腔，上咽頭側の 2/3 は軟骨と膜様組織で構成されている。軟骨部は，安静時は閉鎖しているが，嚥下(えんげ)の際に開いて，咽頭と鼓室の気圧を調整をする役割をもつ。乳突洞は，鼓室の上方からつながる空洞であり，さらに蜂巣(ほうそう)状の乳突蜂巣へと続く。

3 内耳

内耳は**迷路**ともいわれ，複雑な形状をしている(▶図 2-5)。厚さ 2 mm 程度の骨で形づくられており，この骨でつくられた空間を**骨迷路**とよぶ。骨迷路の中には，骨迷路とは接しない状態で**膜迷路**とよばれる構造が入っている。骨迷路と膜迷路の間は，**外リンパ**という液体で満たされている。外リンパの組成は，細胞外液に似ており，カリウム濃度が低くナトリウム濃度が高い。一方，膜迷路の中には**内リンパ**という液体が入っている。内リンパの組成は，外リンパとは異なり，カリウム濃度が高くなっている。

カタツムリのような形のほうを，**蝸牛**(かぎゅう)という。半円形の構造は**半規管**といい，3つの半規管が互いに直角に位置している。両者をつなぐ部分を**前庭**とよぶ。

ヒトの蝸牛は，2回転半の渦をまいている構造物である。内耳には**前庭階**という部分と**鼓室階**という部分があり，その間に中央階という構造が存在する。中央階には，音をきくための重要な構造物であるラセン器(コルチ器)が存在する(▶図 2-6)。ラセン器の基底板の上には内側に1列の内有毛細胞があり，外側には3列の外有毛細胞がある。また，外有毛細胞の上部にある不動毛に接するように蓋膜がある。これらの構造は内耳窓から入ってきた音声信号の波を，電気信号にかえて聴神経❶へ伝える役割を担っている。

半規管と**前庭**は，平衡機能を担うものである(▶図 2-7)。半規管は前半規

NOTE

❶聴神経は，解剖学的には蝸牛神経と前庭神経の2つの神経から構成される。内耳神経・前庭蝸牛神経ともいう。

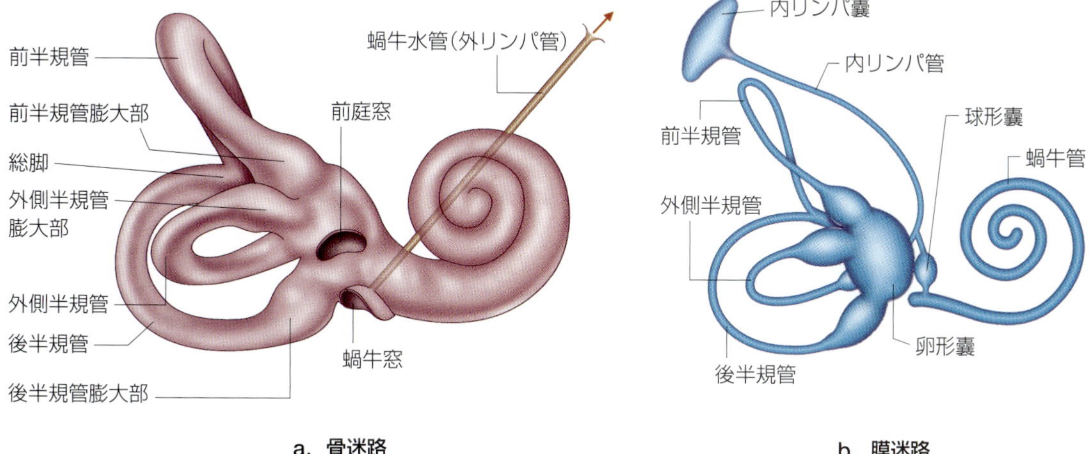

図 2-5　内耳

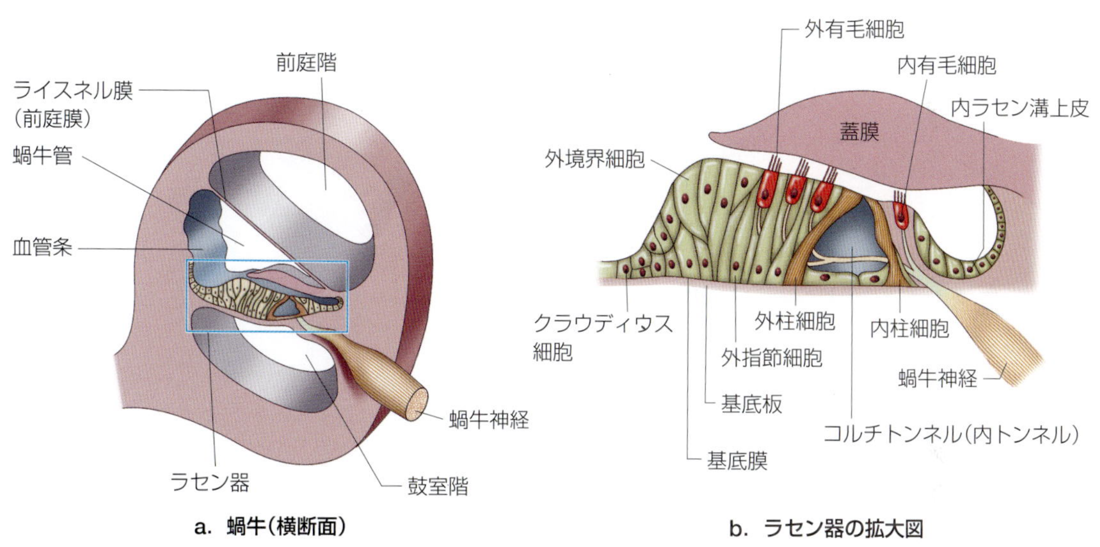

図 2-6　ラセン器

管(上半規管)，外側半規管(水平半規管)，後半規管の 3 つからなっており，互いに直角の関係にある。上半規管の後脚と後半規管の内側の脚は，前庭へ連なる手前で合わさり，膨大部をなす。膨大部には，感覚毛の上にゼラチン状のクプラがのった有毛細胞が存在し，**回転加速度**を感知する(図 2-8)。前庭には，**卵形嚢**と**球形嚢**という 2 つの耳石器があり，この 2 つは合流して前庭水管につながる。前庭は，**重力**と**直線加速度**を感知しており，球形嚢では垂直方向，卵形嚢では水平方向の加速度を感知している。

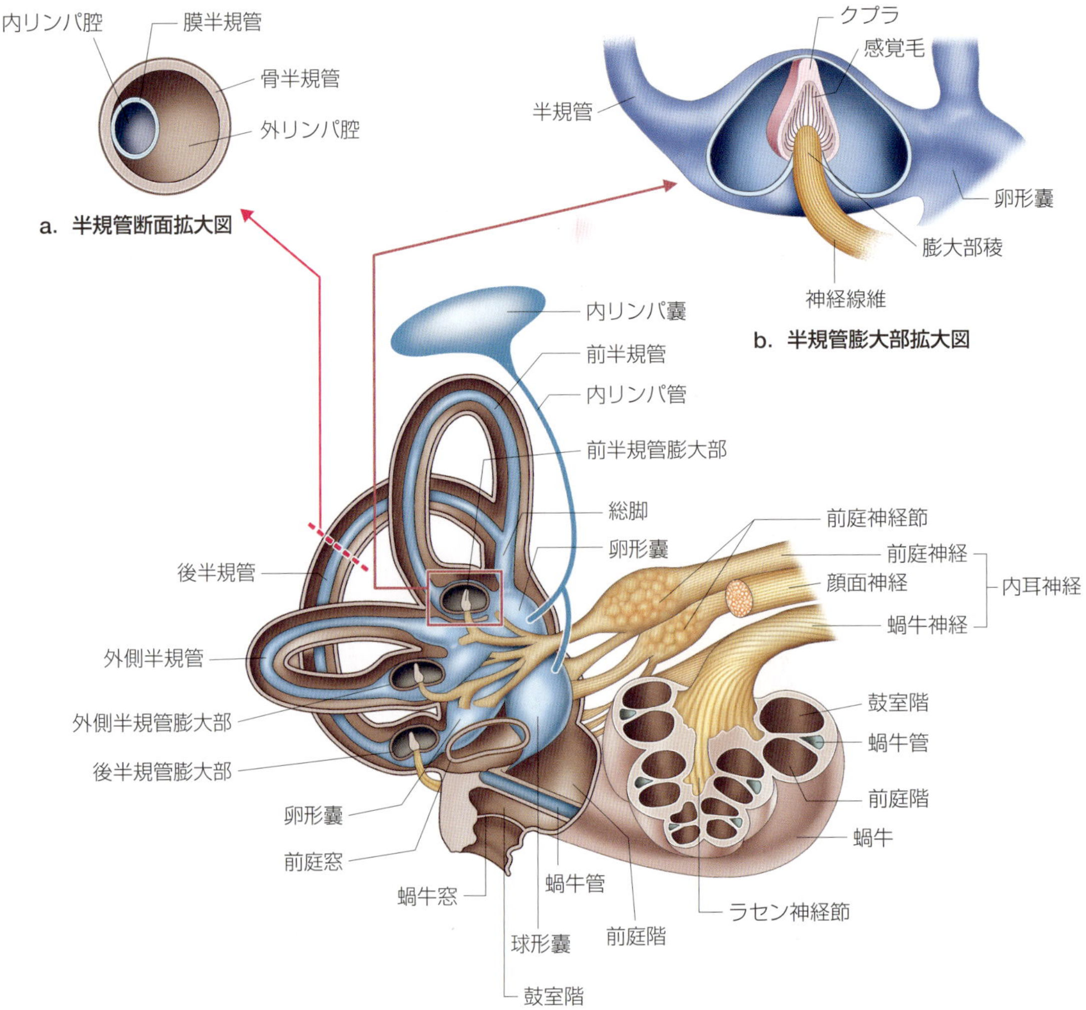

内リンパ腔
膜半規管
骨半規管
外リンパ腔
a. 半規管断面拡大図
クプラ
感覚毛
半規管
卵形囊
膨大部稜
神経線維
b. 半規管膨大部拡大図
内リンパ囊
前半規管
内リンパ管
前半規管膨大部
総脚
卵形囊
前庭神経節
前庭神経
顔面神経
内耳神経
蝸牛神経
後半規管
外側半規管
外側半規管膨大部
後半規管膨大部
卵形囊
前庭窓
蝸牛窓
蝸牛管
球形囊
前庭階
鼓室階
鼓室階
蝸牛管
前庭階
蝸牛
ラセン神経節

図 2-7 半規管と蝸牛の内部構造

静止時
クプラ
感覚毛
有毛細胞
神経線維
支持細胞
回転時
内リンパの流れ

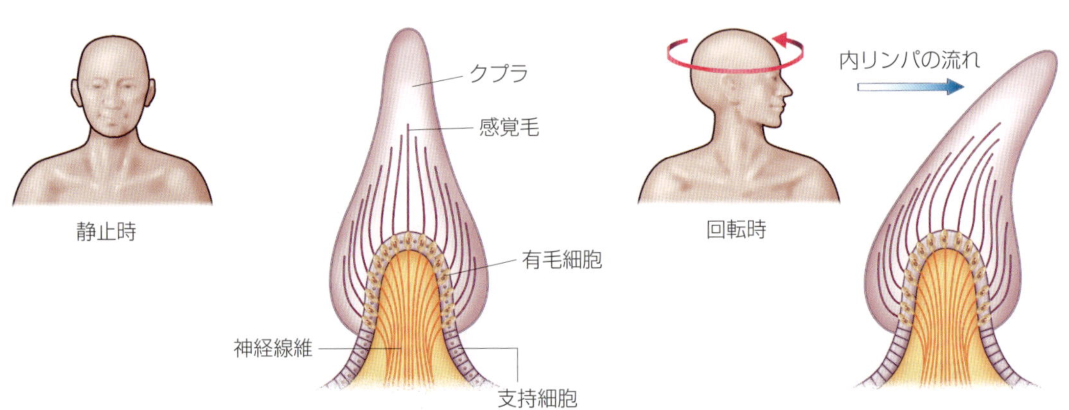

図 2-8 半規管膨大部における回転運動の感知

2 耳の機能

耳には，音を感じる機能(聴覚)と，平衡感覚を感じる機能(平衡覚)がある。

1 聴覚

音の伝わり方には，骨導と気導の2種類がある。頭蓋骨の機械的振動によって，音が内耳に伝えられることを**骨導**という。

一方，外界からの音が外耳孔から外耳道へ入り，外耳道の空気を通して鼓膜を振動させ，中耳を経由して内耳に伝えられることを**気導**という。鼓膜から3つの耳小骨を伝わり，3番目の耳小骨であるアブミ骨の底骨から内耳の前庭窓に音が伝わる。鼓膜と前庭窓の面積の比は，約17：1であり，鼓膜に伝わった音の力は内耳へ到達した際には17倍になっている。また，耳小骨を音が伝わる際には，てこの原理で音が増幅され，1.3倍の力になる。このようにして，音の力は増幅されて蝸牛へ伝わる。蝸牛内では，まず前庭窓から音振動が伝わり，外リンパを振動させる。そのことで，コルチ器が刺激され，有毛細胞により音の刺激が電気信号となって，蝸牛神経を経由し，大脳の聴覚中枢まで伝わっていく。これを**聴覚伝導路**という(▶図2-9)。

2 平衡覚

ヒトの平衡機能は，視覚からの情報，筋肉や腱からの深部知覚，そして内耳で感じる前庭感覚など，いろいろな要素に支えられている。内耳のうち平衡機能にかかわるのは，半規管と前庭である。

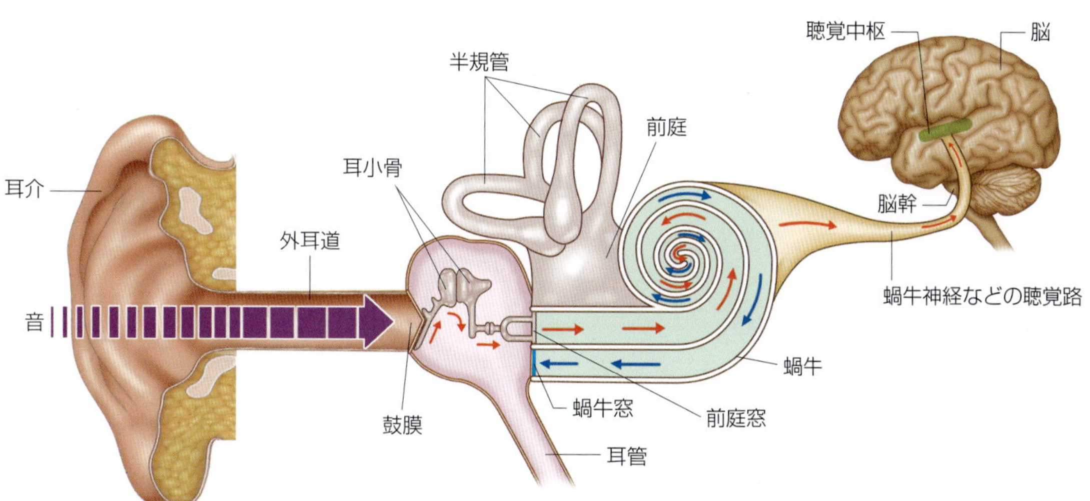

▶**図2-9 聴覚伝導路**

B 鼻の構造と機能

鼻は，**外鼻**，**鼻腔**，**副鼻腔**からなる。

1 鼻の構造

1 外鼻

外鼻とは，外から見える鼻のことである。顔面の中央に三角錐型に隆起している（▶図2-10）。外鼻には骨部と軟骨部があり，骨部は鼻骨・前頭骨・上顎骨前頭突起からなり，軟骨部は大鼻翼軟骨などからなる。

2 鼻腔

鼻腔は，上方を頭蓋，外側を眼窩，下方を口腔に囲まれた空間である。鼻中隔によって左右に分かれており，**鼻前庭**という入り口の部分と，**固有鼻腔**という空気の通り道の部分がある。表面は呼吸上皮におおわれる。

鼻前庭は，鼻翼の内側にあたり，鼻毛，皮脂腺が存在する。

鼻中隔は，鼻中隔軟骨，篩骨垂直板，鋤骨が主体となった構造である。垂直方向にまっすぐなことはまずなく，なんらかの彎曲がみられる。鼻中隔の手前のほうには，**キーゼルバッハ部位**という，鼻出血の好発部位がある（▶44ページ，図3-3）。鼻中隔と鼻腔外側壁との間を，**総鼻道**という。

固有鼻腔の外側壁には内側下方に向かう**鼻甲介**という隆起した構造がある。それぞれ上から**上鼻甲介**，**中鼻甲介**，**下鼻甲介**という（▶図2-11）。各鼻甲介と固有鼻腔の外側壁との間には，上鼻道，中鼻道，下鼻道という鼻道が存在する。

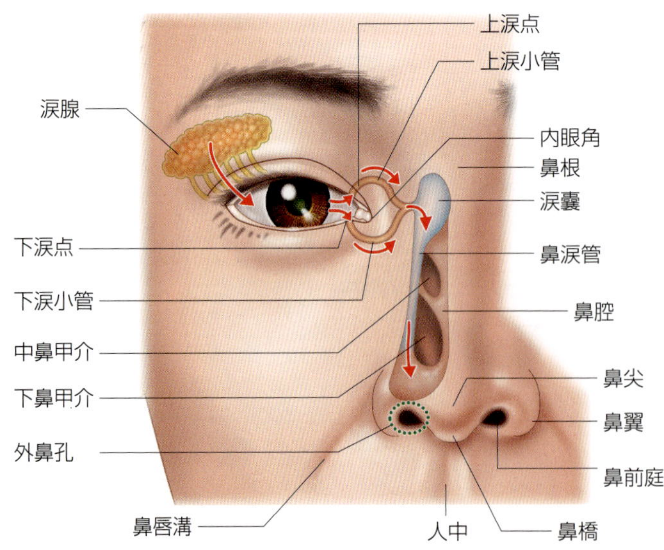

▶**図2-10　外鼻**
涙腺は眼窩の上外側に位置する。涙液は涙腺から分泌され，涙点，涙小管，涙囊，鼻涙管を経て鼻腔へと入る。

鼻中隔と上中鼻甲介との間の一部は**嗅裂**とよばれ，嗅細胞が分布する嗅上皮が存在する。嗅上皮から連なる嗅神経は天井の篩骨篩板を通って，嗅覚(きゅうかく)中枢へとにおいを伝える嗅球につながる(▶図 2-12)。

3 副鼻腔

副鼻腔は，鼻腔のそばにある空間で，上顎洞，篩骨洞，前頭洞，蝶形骨洞の4つからなる(▶図 2-13)。それぞれが鼻腔とつながっており，表面は鼻腔と同様に呼吸上皮に覆われている。上顎洞と篩骨洞は左右別々に独立して存在している。一方，前頭洞と蝶形骨洞は隔壁によって左右に分けられている。

● 上顎洞　両頬の位置にあり，副鼻腔のうち最大の容積である。上顎洞の上壁は眼窩の下壁であり，底部は歯槽突起である❶。

NOTE

❶齲歯(うし)などの歯科領域の疾患は上顎洞に波及することがある。

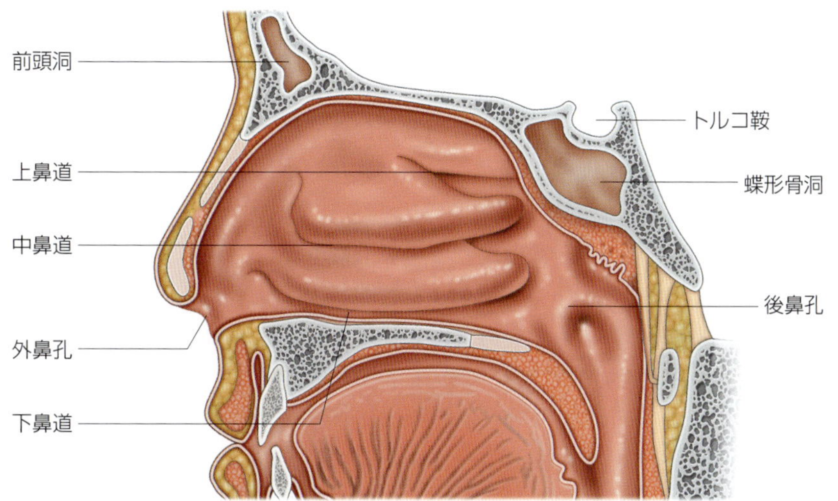

▶図 2-11　鼻腔の構造

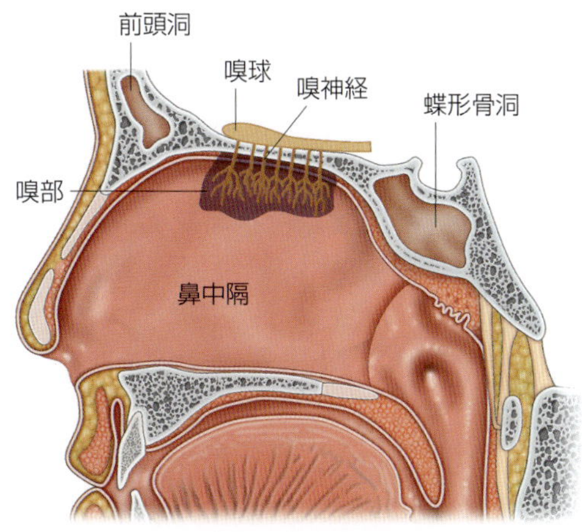

a. 左鼻腔から鼻中隔をみる

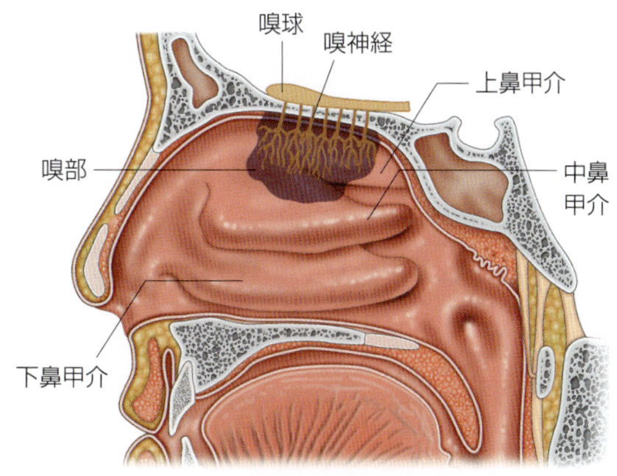

b. 右鼻腔の外側壁をみる

▶図 2-12　嗅部と呼吸部の位置関係

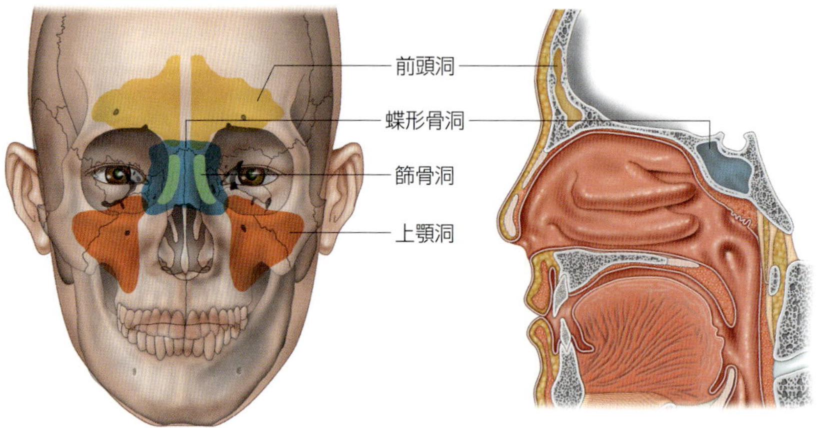

図 2-13　副鼻腔の位置

● **篩骨洞**　篩骨蜂巣という左右それぞれに数個〜十数個の小さな空洞が集まった，ハチの巣のような構造の副鼻腔である。中鼻甲介基板という部分によって前篩骨洞と後篩骨洞に分けられる。篩骨洞の外側壁は眼窩内側壁で眼窩紙様板とよばれる。眼窩紙様板は非常に薄い骨で，炎症や外力が波及しやすい。

● **前頭洞**　額部，つまりおでこに位置している。鼻前頭管で中鼻道につながっており，隔壁で左右がしきられている。

● **蝶形骨洞**　蝶形骨内に発育する副鼻腔で，最も頭蓋の深部に位置する副鼻腔である。下垂体がおさまるトルコ鞍に近接しており，洞内に視神経管隆起を見ることができる。

2　鼻の機能

鼻のおもな機能は，①嗅覚，②吸気の加湿・加温・除塵，③共鳴である。

鼻腔内で嗅覚を担うのは嗅上皮であり，嗅裂に存在する。内視鏡で観察するとやや黄色に見える。鼻は気道としての役割もあり，吸気が鼻腔を通過する際に，加湿と加温，除塵を行っている。また，発声時の共鳴腔としてのはたらきもある。鼻が詰っていると共鳴がうまくいかずに**鼻声**となる。

C　口腔の構造と機能

1　口腔の構造

口腔は消化管の一部で，食物が最初に体内に入る部位である。また，呼吸にも関わっており，吸った空気はそのまま気管まで送り込まれる。

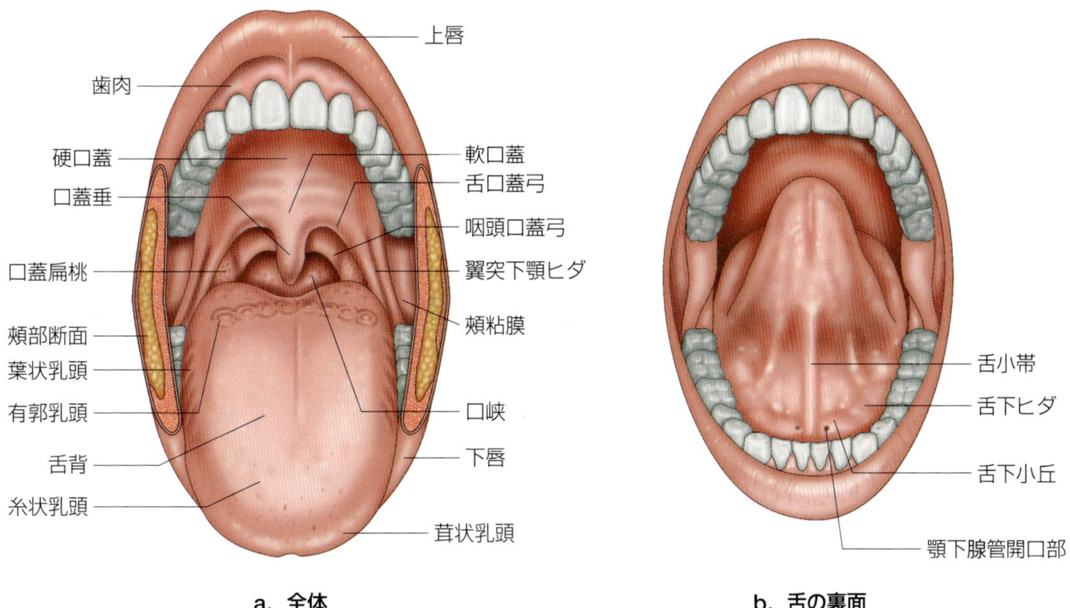

図 2-14 口腔の構造

口腔とは，前方は口唇，後方は硬口蓋と軟口蓋の移行部までの部位をいい，舌や歯列などを含む(図 2-14)。側面は頰の裏側で**頰粘膜**といわれ，左右の**耳下腺**からの耳下腺管(ステノン管)がここに開口する。口腔の底部には，左右の顎下腺(がっかせん)から唾液(だえき)が流れる顎下腺管(ワルトン管)が前歯列の内側の，舌下小丘に開口する。上壁は硬口蓋である。

2 口腔の機能

口腔は，咀嚼(そしゃく)・嚥下(えんげ)，構音，味覚，呼吸に関与する。

1 咀嚼

咀嚼とは，口腔に入った食物を嚥下しやすいようにかみ砕くことをいう。口腔内には食物を咀嚼しやすいよう，唾液腺(だえきせん)から唾液が分泌される。また，唾液に含まれるおもな消化酵素であるアミラーゼは，炭水化物に作用して，炭水化物を分解する。

2 構音

口腔は音声が共鳴する空間の1つである。口腔は発声の際に声が出てくる部位であり，軟口蓋や口唇の開きぐあい，舌の運動などによって口腔の形状を変化させることでさまざまな音声を発することができる。

3 味覚

味覚は，口腔の重要なはたらきである。味を感知する器官である味蕾(みらい)は，舌乳頭におもに存在している。また，咽頭後壁や喉頭蓋，軟口蓋にも少数の味蕾があり味を感知する。味覚を伝える神経は，舌咽神経(舌の後ろ 1/3)，鼓索神経(舌の前 2/3)である。

4 呼吸

呼吸はおもに鼻から行うが，口腔も経路となる。とくに鼻が詰まると口で呼吸をしはじめる。

D 唾液腺の構造と機能

唾液腺(だえき)には，大唾液腺と小唾液腺がある。

大唾液腺は，耳下腺，顎下腺，舌下腺の3つで，左右で対をなしている(図 2-15)。小唾液腺は口腔(こうくう)粘膜下に散在している。

1 唾液腺の構造

1 耳下腺

左右の耳下周囲に存在する。頬粘膜へ耳下腺管(ステノン管)を通して唾液が分泌しており，唾液中のアミラーゼをおもに産生する。浅葉と深葉とに分けられ，その間を顔面神経が走行する。

2 顎下腺

下顎骨内側の，顎下三角にある。顎下腺で産生された唾液は，顎下腺管

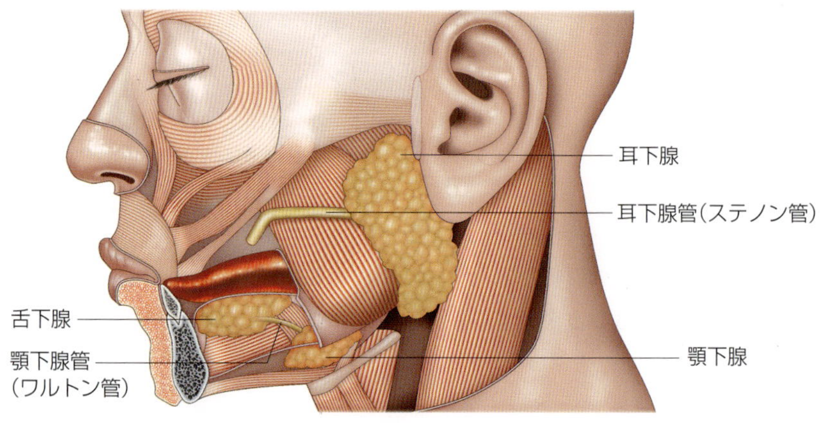

図 2-15　唾液腺の構造

(ワルトン管)から口腔内に分泌される。顎下腺管は舌下小丘に開口している(▶図 2-14-b)。

3 舌下腺

上縁は舌下ヒダを形成している。多数の小葉からなり，産生された唾液は，多数の小舌下腺管や，顎下腺管に開口する大舌下腺管を通って口腔内へ分泌される。

2 唾液腺の機能

唾液腺は，唾液を産生・分泌している。1日の唾液分泌量は約1Lであり，このうち，大唾液腺が95%，残りの5%を小唾液腺が担っている。耳下腺からは漿液性の唾液が，顎下腺と舌下腺からは漿液性と粘液性唾液が分泌される。

唾液は，口腔内粘膜の潤滑や粘膜保護，清浄などの作用があり，口腔内の衛生のために重要なはたらきをしている。唾液は，消化酵素であるアミラーゼを含み，でんぷんの消化を行う。そのほかに，リゾチームなども含む。また，唾液には分泌型IgAが含まれ，抗ウイルス作用や抗細菌作用を有する。

E 咽頭の構造と機能

1 咽頭の構造

咽頭は，口腔や鼻腔と，喉頭や食道をつなぐ管腔である。上・中・下咽頭に分類される(▶図 2-16)。咽頭のリンパ器官は発達していて，咽頭扁桃(へんとう)・口蓋扁桃・舌扁桃・咽頭側索・咽頭後壁のリンパ濾胞(ろほう)が咽頭入り口部を取り囲んでまもるように存在しており，**ワルダイエル咽頭輪**という(▶図 2-16-b)。

1 上咽頭

鼻腔(後鼻孔)の後方の空間で，頭蓋底の高さから軟口蓋の高さまでをいう。後壁上部の粘膜にリンパ組織が集まり，**咽頭扁桃**をつくる。小児ではリンパ組織が発達しており，咽頭扁桃の肥大(アデノイド)を生じることがある。上咽頭の側壁には中耳腔へとつながる耳管が開口しており，**耳管咽頭口**とよばれる。耳管咽頭口上部は耳管隆起となっており，この隆起と上咽頭後壁との間の陥凹を**咽頭陥凹**(いんとうかんおう)(ローゼンミュラー窩)という。上咽頭下部の軟口蓋の高さで，嚥下(えんげ)をする時に隆起が生じ，食物の口腔から鼻腔への逆流を防いでいる。この出現する隆起をパッサーバン隆起という。

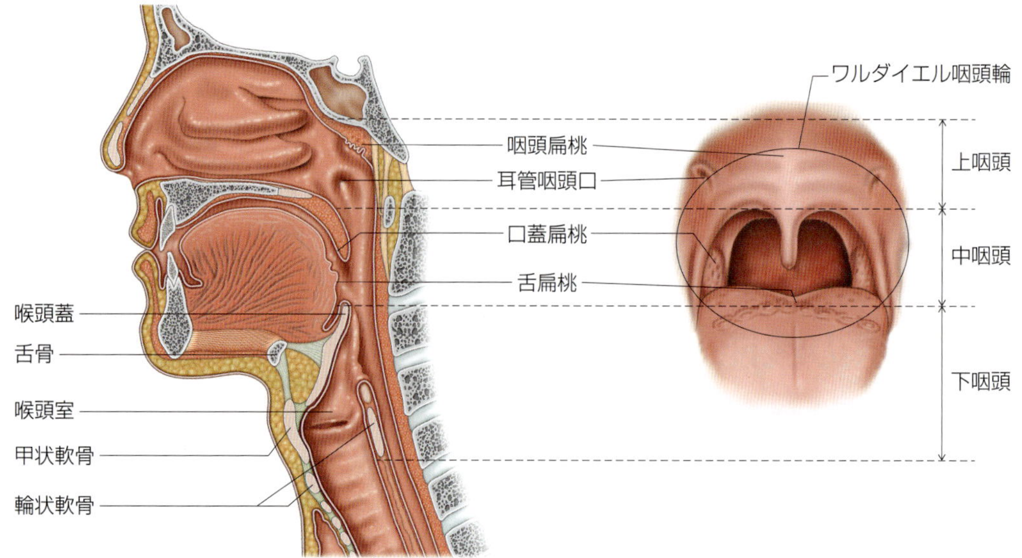

図 2-16　咽頭の構造

2 中咽頭

硬口蓋と軟口蓋の移行部から，舌骨上縁の高さにある喉頭蓋谷底部の範囲の空間のことである。口峡は，中央に口蓋垂という突出部を有する。側方は前口蓋弓(口蓋舌弓)と後口蓋弓(口蓋咽頭弓)があり，この間に口蓋扁桃が存在する。舌根部には，舌扁桃がある。

3 下咽頭

喉頭蓋谷底部から食道入り口部までの範囲の管腔である。喉頭の両側で梨状陥凹をつくり，食道へ続く。

2 咽頭の機能

咽頭は，防御能，食物の通過，呼吸の経路などの機能をもつ。

1 防御能(ワルダイエル咽頭輪)

呼吸器や消化器の入り口をまもる関門として機能している。前述したように咽頭扁桃・口蓋扁桃・舌扁桃・咽頭側索・咽頭後壁のリンパ濾胞(ろほう)が咽頭の入り口を取り囲んでまもるように存在している。咽頭扁桃(へんとう)と口蓋扁桃はおもに小児で発達しており，それぞれ5歳前後，7歳前後でその大きさが最大となったあとは，徐々に縮小する。

2 嚥下

口腔内で飲み込みやすい形状になった食物塊は，咽頭を経て食道へ送り込まれる。食物塊が逆流しないように，口蓋の挙上とパッサーバン隆起により上咽頭と中咽頭が遮断される。また，喉頭蓋が挙上して後屈することにより，気管の入り口が閉鎖されて気道への食物塊の流入も防ぐ。これを嚥下運動といい，これらの運動は不随意運動である。

2 呼吸

咽頭は鼻腔および口腔とつながって吸気と呼気の通過する管腔である。この部位の閉塞は呼吸苦につながる。

F 喉頭の構造と機能

1 喉頭の構造

喉頭は，おもに軟骨と筋肉，靱帯が組み合わさって構成されている。上方は咽頭(下咽頭)，下方は気管と接しており，食道と気道が分かれる位置にある(▶図2-17-a)。前頸部の中央に位置し，体表から一部触知可能である。

喉頭の枠組みは，舌骨・甲状軟骨・輪状軟骨・披裂軟骨などの骨や軟骨で形成されている(▶図2-17-b，c)。**舌骨**は，喉頭の最上部に位置し，舌根の下にある。舌骨と下顎骨などをつなぐ舌骨上筋群と，舌骨と体幹の骨格などをつなぐ舌骨下筋群に舌骨はつながっており，開口や嚥下にかかわる。**甲状軟骨**は，舌骨の尾側にある。中央は隆起して**喉頭隆起**[1]とよばれる突起を形成する。とくに男性はこの突起が大きく，外部からも認識できる。**輪状軟骨**は，甲状軟骨の下方にあり，甲状軟骨との間に輪状甲状膜を有する。**披裂軟骨**は，輪状軟骨の上にある左右一対の軟骨のことをいう。基底部は輪状軟骨と関節で結合しており，声帯の内転・外転運動にかかわる。

NOTE

[1] この隆起は一般的に，のどぼとけ・アダムのリンゴなどとよばれる。

喉頭の筋肉は，外喉頭筋と内喉頭筋に分けられる。**外喉頭筋**は喉頭の挙上や下制にはたらき，**内喉頭筋**は声帯運動にかかわる。外喉頭筋には，舌骨上筋群(オトガイ舌骨筋，顎舌骨筋，舌骨舌筋，顎二腹筋，茎乳舌骨筋からなる)，と舌骨下筋群(胸骨舌骨筋，胸骨甲状筋，肩甲舌骨筋，甲状舌骨筋からなる)が，内喉頭筋には，声門閉鎖筋(外側輪状披裂筋，甲状披裂筋，披裂筋からなる)，声門を開大する後輪状披裂筋，声帯の緊張にかかわる輪状甲状筋と甲状披裂筋がある。

喉頭を支配する神経は迷走神経由来の上喉頭神経，下喉頭神経である(▶図2-17-d)。**上喉頭神経**は輪状甲状筋を支配する。反回神経の終枝である**下喉頭神経**は，輪状甲状筋以外の喉頭筋に分布する。反回神経は，左右で走行が異なる。左側は大動脈弓を迂回し，右側は鎖骨下動脈を迂回して気管と食

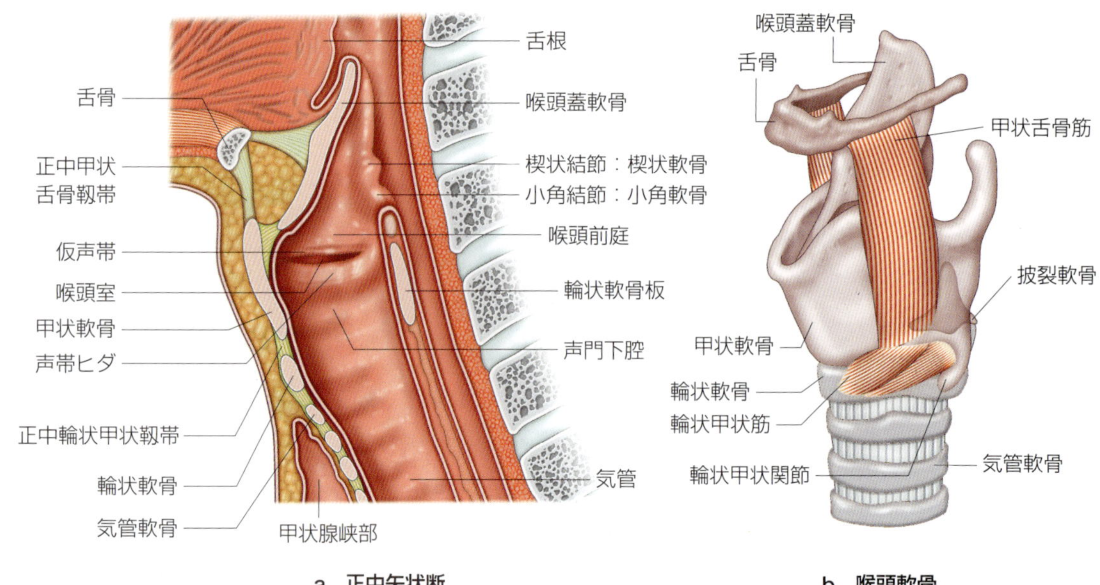

a. 正中矢状断　　b. 喉頭軟骨

c. 後方から見た冠状断　　d. 喉頭の神経

図 2-17　喉頭の構造

道の間を走行する。左右とも上行して喉頭筋に分布する。

喉頭の空間は，**喉頭腔**とよばれる。声帯を境に，声門上部と声門下部に分かれ，その中間に声門部がある。喉頭内部の 2 つの隆起は，上が**仮声帯**，下が**声帯**であり，この空間を**声門**という。仮声帯と声帯の間の陥入した部分は**喉頭室**という。声帯は上皮，粘膜固有層，筋層からなる。

2 喉頭の機能

喉頭は呼吸，発声，嚥下(えんげ)にかかわっており，QOL 維持のうえで重要な臓器である。

1 呼吸

喉頭は，上気道の最も下部に位置する。喉頭にある声門は，発声以外に気道を開閉する役割をもつ。

喉頭周囲を食物塊が通過する際には，気道への誤流入を防ぐために喉頭蓋の倒れこみと声門閉鎖がおこる。

2 発声

発声は，肺からの呼気が声帯間を通過する際に，声門の高速で周期的な開閉運動によって断続的な気流，すなわち音波が形成されることにより生じる。この音波は**喉頭原音**とよばれる。喉頭原音が声帯よりも上方の共鳴腔でさまざまな影響をうけ，音色をもつ声が形成される。

声の高さは，声帯の振動する頻度によって変化する。1 秒間に振動する回数が多いと高い音になる。また，喉頭筋群のはたらきによって調整される声帯の長さ，声帯の振動の大きさ，声帯の緊張状態によっても，声の高低は影響を受ける。新生児は声帯が短くて薄く，泣き声はおよそ 440 Hz であるが，年齢とともに声の高さは変化する。成人男性の声は平均 130 Hz，女性は平均 233 Hz である。

3 嚥下

嚥下運動における喉頭の役割は，嚥下咽頭期に通過する食物塊が，気管に誤って流入するのを防ぐことと，食道へと食物塊が流入しやすくなるようにすることである。嚥下咽頭期の喉頭は，喉頭蓋を後屈させて喉頭入口部分を閉鎖し，両側声帯が内転して声門閉鎖を生じる。また，舌骨上筋群のはたらきで，喉頭が前上方へと挙上し，下咽頭の空間が広くなることで，食物塊が食道へ流入しやすくなる。

G 気管・食道の構造と機能

1 気管・食道の構造

1 気管

気管は輪状軟骨に連続して，その下部に連なる軟骨と膜様の部分からなる

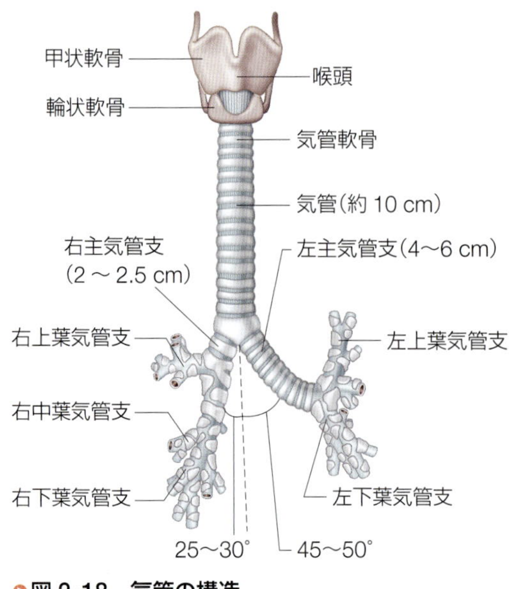

図 2-18 気管の構造

管腔である。輪状軟骨の直下からほぼ垂直に食道の前を下降して縦隔に入り，気管分岐部にいたる(図 2-18)。

成人男性で全長約 10 cm，内径約 12 mm であるが，実際には個人差が大きい。気管の前壁と側壁には馬蹄型の約 18 個の気管軟骨があり，軟骨間は輪状靱帯で連結している。気管の後壁は食道前壁と接している。この部位は軟骨を欠き，平滑筋と膜性壁からなり，**気管膜様部**という。

2 食道

食道は，咽頭と胃をつなぐ管腔の臓器である。下咽頭接合部から気管の後方と頸椎前方の間をほぼ垂直に下行して胸腔へ入る。胸腔内では胸椎前面を走行し，第 10 胸椎の高さで横隔膜を通過して胃と接合する。各種疾患の取り扱いに際しては，頸部(けいぶ)食道，胸部食道，腹部食道に区分される。食道壁は 4～5 mm の厚さがあり，上部 1/3 の筋層は横紋筋からなり，下部 1/3 は平滑筋，その中間は両者が混在する。食道の温度感覚は，脊髄神経または迷走神経により中枢へと伝達される。

2 気管・食道の機能

1 気管

気管は，喉頭からの吸気，および気管支からの呼気の通路である。気管軟骨で枠組みがつくられており，気道が虚脱しないようになっている。気管を異物などが刺激すると，すぐに咳嗽(がいそう)反射がおこり，異物の排除が行われる。

2 食道

食道は消化管として，食物塊を胃へ流入させる機能をもつ。食物塊は蠕動運動により運搬される。食道壁にある腸管神経系が支配しており，蠕動運動をつかさどっている。

H 頸部(甲状腺含む)の構造と機能

1 頸部の構造

頸部は，狭い領域であるにもかかわらず，呼吸器・消化器など複数領域の臓器が存在し，それに関連する血管系，神経系，筋肉，リンパ管，リンパ節，脂肪なども存在しており，解剖学的に複雑な部位である。頸部の筋膜を**頸筋膜**といい，これは線維性の結合組織の層で，可動性の構造物間を分離している❶。頸部リンパ節は，がんの治療の観点などから区域分類されている。前述した喉頭，気管，食道など以外の頸部の重要臓器に，甲状腺と副甲状腺がある。甲状腺は気管前面にあり，右葉と左葉が峡部を介して連続している(▶図 2-19)。甲状腺は外頸動脈分枝の上甲状腺動脈と，鎖骨下動脈の分枝の下甲状腺動脈の支配を受けている。上甲状腺動脈はまれに総頸動脈から分枝することもある。反回神経は甲状腺裏面を走行しているため甲状腺疾患の影響を受けることがある。

NOTE

❶頸部の炎症や膿瘍は筋膜間を伝わって拡大する傾向にあるため，病変の広がりを考える際に重要である。

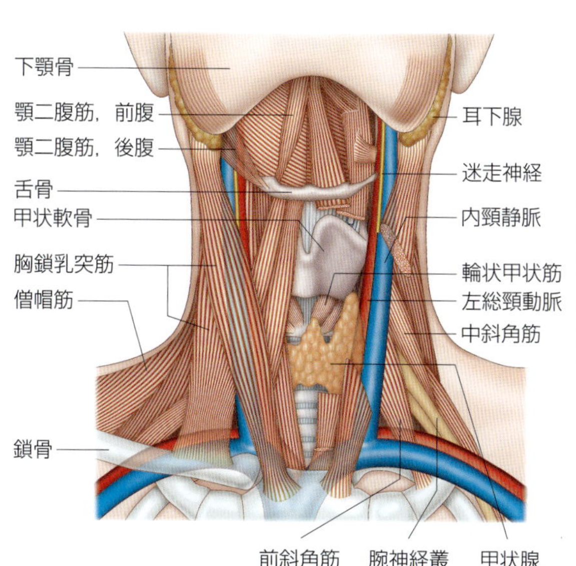

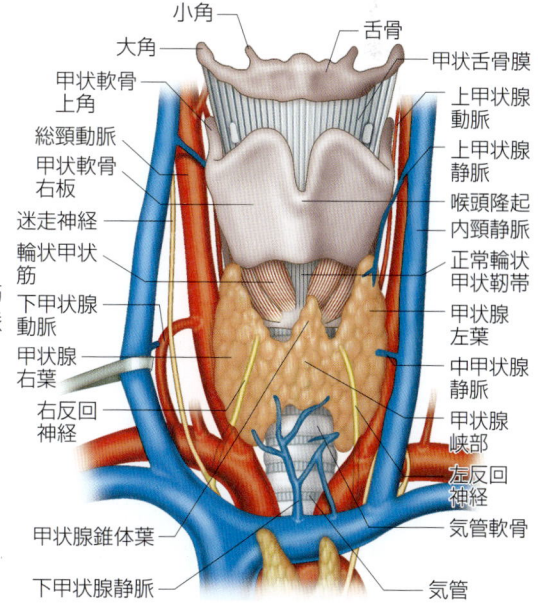

▶図 2-19　頸部の構造

2 頸部の機能

1 甲状腺

甲状腺は，甲状腺ホルモンを産生，分泌する。甲状腺ホルモンには，トリヨードサイロニン triiodothyronine(T_3)とサイロキシン thyroxine(T_4)❶がある。ホルモンの調整は下垂体から分泌される甲状腺刺激ホルモン thyroid stimulating hormone(TSH)による。

NOTE
❶チロキシンともいう。

2 副甲状腺

副甲状腺は，甲状腺の背面にあり，通常4個ある。上皮小体ともいわれる。副甲状腺ホルモン(PTH)を分泌し，血中のカルシウム，リンの濃度調整などにかかわる。

work 復習と課題

❶ 耳・鼻・口腔・咽頭・喉頭・気管・食道・甲状腺について，それぞれどのような機能があるのかをまとめてみよう。

❷ 耳・鼻・口腔・咽頭・喉頭・気管・食道・甲状腺のもつそれぞれの機能とそれぞれの構造がどのように関係しているか考えてみよう。

第 3 章

症状とその病態生理

本章の目標

- □ 各症状の病態生理を耳鼻咽喉の構造と機能に関連付けて理解を深めることができる。
- □ 耳鼻咽喉疾患に伴うおもな症状の発生原因や病態生理を学び，各疾患との関連を理解することで，第6章「患者の看護」へつながる基礎知識を得る。

A 耳の症状と病態生理

1 難聴

難聴とは，音を聞く力が弱まり聞こえにくくなっている状態をいう。音の大きさ(**音圧**)と高低(**周波数**)の両方が聞こえにくくなっている場合が多い。

音の主観的な高低は周波数(音波の振動数)により決定される。周波数の単位は **Hz**(**ヘルツ**)であらわされ，1 Hz は1秒間に1回振動していることをあらわし，100 Hz であれば1秒間に100回の振動が生じている音であることをあらわしている。Hz の数値が小さいほど低い音(ゆっくりとした振動)，数値が大きいほど高い音(高速の振動)であり，人間の可聴音域の周波数は約 20 Hz〜20,000 Hz である。臨床検査の純音聴力検査で使用する純音は，正弦波の音で，ただ1つの周波数であらわすことができる音である。音の大きさは，臨床検査では音圧 **dB**(**デシベル**)で表現される。

難聴は，聴覚伝導路のどの部位に支障が起きても生じうる(▶図3-1)。それぞれの病態生理により，伝音難聴，感音難聴，混合性難聴に大別される。

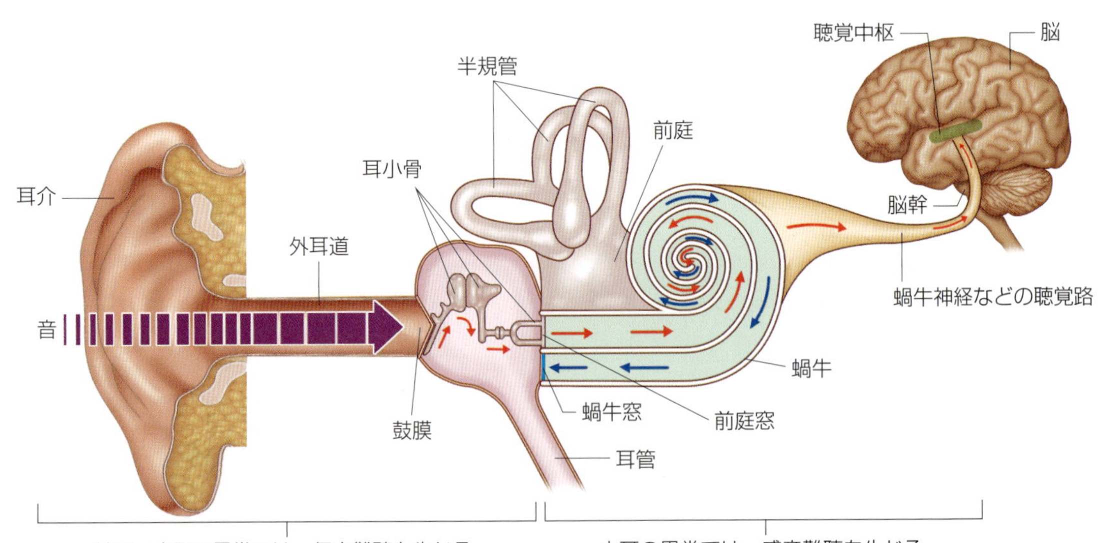

▶図3-1 聴覚伝導路と難聴の種類

1 伝音難聴

聴覚伝導路のうち，外耳，中耳の異常により生じる難聴を**伝音難聴**という。気導聴力は異常だが，骨導聴力は正常である。外耳の異常には耳垢塞栓，外耳炎，耳漏など，外耳と中耳の間を隔てている鼓膜の異常には鼓膜穿孔や鼓膜炎などがあげられる。中耳の異常では，炎症による滲出液貯留，耳小骨の形態異常などがあげられる。いずれも処置や投薬，手術などで聴力が改善できる可能性がある。

2 感音難聴

音は，外耳，中耳を経由して内耳(蝸牛)へ到達する。蝸牛には内耳神経がつながっており，音はこの聴神経を伝わって聴覚中枢へ到達し，聴覚中枢で音の聞き分けが行われる。言葉を判別したり，なんの音なのか判断したりする。この内耳(蝸牛)と内耳よりも中枢側の内耳神経から聴覚中枢の経路に障害がおこることでも，音の聞こえがわるくなる。これを**感音難聴**とよぶ。内耳に障害がある場合を**内耳性難聴**，内耳神経から聴覚中枢までの異常でおこる難聴を**後迷路性難聴**という。純音聴力検査では，気導聴力と骨導聴力の閾値❶が同じ程度に上昇する所見となる。

NOTE

❶聴力検査において，音をだんだん強くして，聞こえはじめた最小の点を閾値という。

3 混合性難聴

伝音難聴と感音難聴の両方の所見が認められる難聴を**混合性難聴**という。気導と骨導の閾値上昇をみとめ，さらに気導閾値が骨導閾値よりもわるい気骨導差所見をみとめる。外耳や中耳の疾患に，内耳や内耳神経，聴覚中枢の異常を合併した状態である。たとえば，老人性難聴と鼓膜穿孔を合併している場合や，慢性中耳炎と内耳障害を合併している場合などには，混合性難聴を呈する。

2 耳鳴

身体の外には何も音がしていないのに，音を感じる現象を**耳鳴**という。耳鳴には患者本人だけに聞こえる**自覚的耳鳴**と，体内に音源があり何らかの方法で他者も聞くことができる**他覚的耳鳴**がある。また，急に生じて短期間で消失する耳鳴と，3か月以上持続する**慢性耳鳴**がある。

自覚的耳鳴は，聴覚伝導路のいずれの場所の障害でも発生しうると考えられている。耳鳴の発生機序に関しては諸説があるが，現在主流となっているのは中枢発生説である。蝸牛障害や蝸牛神経障害があると音を中枢へ伝えることができなくなり，求心性信号が消失する。これらは聴覚中枢に対し抑制系のはたらきをもっているが，それが減弱することで聴覚中枢に過剰興奮がおき，それが耳鳴として感じられるという説である。耳鳴が発生しても，多くの場合は順応変化により認識しなくなるが，その過程で不安や緊張などの情動的反応が関連すると耳鳴を持続的に認知するようになる。また自律神経反応も関与してくる。こういった悪循環から持続的な耳鳴の症状が発生しているというのが，**中枢発生説**である。多くは難聴に伴った症状であるが，なかには**無難聴性耳鳴**もある。音の種類はさまざまで，キーン，ジー，ザー，ピー，ゴーなどという表現が比較的多い。

他覚的耳鳴は，**拍動性耳鳴**と**非拍動性耳鳴**に分類できる。実際に体内で音が発生していて，オトスコープなどを用いると第三者も聴取できる。耳周囲の筋の律動的な収縮でおこる。代表的なものに軟口蓋ミオクローヌスがある。拍動性耳鳴は耳周囲の血流の過流によって生じているもので，動脈系，静脈系，どちらの異常でも聴取される。

3 耳閉感(耳閉塞感)

詰まり感，圧迫感，ふたをされた感じ，膜がはったような，水が入ったような，などと患者が表現する症状である。状況として，山に登ったとき，エレベーターで降りたとき，飛行機に乗ったときなどと同じ感覚だと表現する場合もある。

実際に外耳道に耳垢や異物がつまっていたり，外耳道の皮膚が炎症で腫脹して外耳道自体が狭くなっていたりすることがある。これらの場合，原因を治療することにより症状は改善する。

外耳に異常がない場合，中耳腔の気圧変化により鼓膜のはりぐあいが変化すると，耳閉感を感じることがある。気圧変化の原因としては，エレベーター，トンネル，飛行機など実際の外気圧の変化に中耳腔の気圧調整が順応できなかった場合がある。また，鼻炎や咽頭炎から波及した耳管自体の炎症によって耳管に機能障害が生じたり，耳管咽頭口付近を腫瘍性病変が閉塞したりすることなどによっても耳管機能障害が生じ，耳閉感の原因となる。

また，耳閉感は難聴の症状の1つとしてあらわれる場合もある。おもに低音域の急な障害で耳閉感を感じることが多いが，どの周波数の難聴であっても原因となりうる。

4 めまい(眩暈)

からだの平衡は，前庭眼反射，前庭脊髄反射，中枢機能，視覚，深部知覚などが総合的に機能して保たれていて，そのどこかに異常が生じると，平衡機能障害がおこる。ひとくちにめまい眩暈(げんうん)と言っても，症状もさまざまなものがあり，回転性，浮遊感，ふらつき，立ちくらみなど，色々なめまい感がある(▶図3-2)。多くの機能がかかわっているために，めまいを生じる疾患の種類は多いが，末梢性めまい，中枢性めまい，そのほかのめまい感，に分けて考えるとわかりやすい。

末梢性めまいは，内耳機能障害によっておこる。前庭機能のみの障害であれば，めまいだけの症状だが，同時に蝸牛の障害もあると，めまいのほかに難聴や耳鳴の症状をみとめる。めまいの性状はさまざまであり，ぐるぐる回

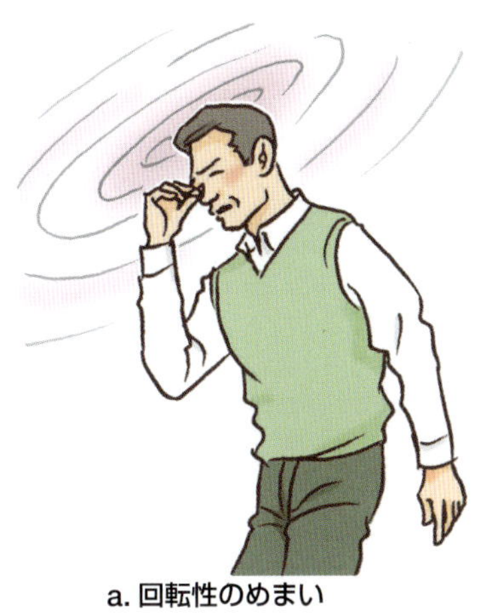

a. 回転性のめまい

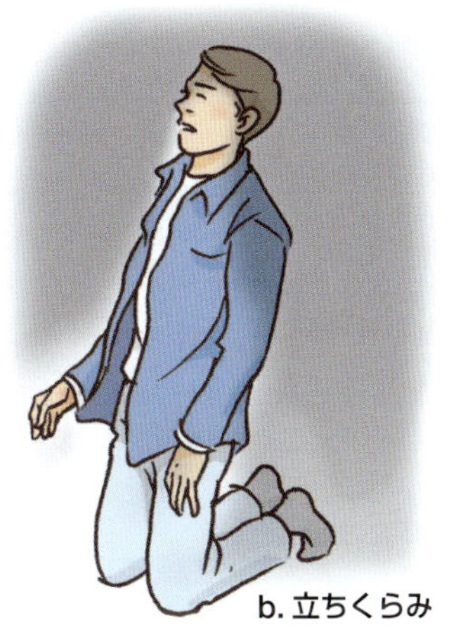

b. 立ちくらみ

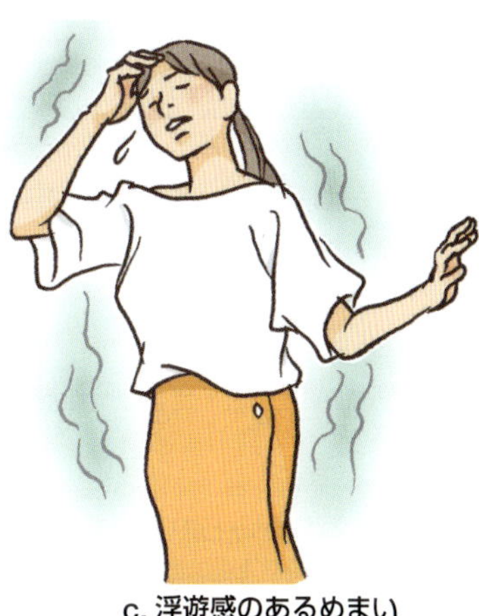

c. 浮遊感のあるめまい

図 3-2　めまいの性状

転性のめまい，ふらつき，ふわふわする浮遊感などがある。

中枢性めまいでは，めまい以外に脳神経症状を伴っていることがある。めまいの患者を診察する場合には，必ず神経所見も確認する。たとえば，意識消失，痙攣，構語障害，複視，嚥下障害，四肢の動かしにくさ，頭痛などが伴う場合には，脳出血，脳梗塞，脳腫瘍など中枢疾患を鑑別と考えて診療を行うことが重要である。

めまいの訴えのなかには，立ちくらみ，動悸などの循環器系疾患による症状や，心因性のふらつき感など精神疾患がもととなってめまいを感じているケースが含まれている。これらの鑑別には，めまいの性状や経過，そのほかの症状などの詳細な問診が役だつ。

5　耳漏

耳漏とは外耳道内の分泌物全般をさす。おもなものとして，膿，血液，分泌物があげられる。耳漏の発生部位としては，外耳道由来，中耳由来，それ以外に分類される(表 3-1)。外耳道からのものは，外耳道炎や外耳道湿疹によるものが多い。軽症の場合は漿液性の滲出液としてみとめられることが多いが，感染が伴うと膿性になる。細菌感染のほかに真菌に感染することもあり，視診上，特徴的な耳漏をみとめる。血性の耳漏の場合は外耳道がんなどの悪性疾患の場合や，外耳道外傷などによる。中耳由来の耳漏は，各種中耳炎に伴う症状である。そのほかの部位からの耳漏として，耳性髄液漏がある。無色透明で拍動性の耳漏をみとめ，外傷や手術の既往を問診などで確認することが重要である。このほか，耳垢がやわらかい体質であると，耳漏と間違えて来院するケースがある。

表 3-1　耳漏がみられるおもな疾患の例

発生部位	外耳道	中耳	そのほか
疾患	• 外耳炎 • 外耳湿疹 • 外耳道真珠腫 • 外耳道真菌症 • 外耳道がん	• 鼓膜炎 • 急性中耳炎 • 慢性中耳炎 • 中耳真珠腫 • 特殊な中耳炎(結核，好酸球性，ANCA関連疾患など)	• 耳性髄液漏

表 3-2　耳痛がみられるおもな疾患の例

発生部位	外耳道・中耳	咽頭・口腔など
疾患	• 外耳炎 • 先天性耳瘻孔の感染 • 外耳道炎，悪性外耳道炎 • 外耳道がん • 急性中耳炎，乳様突起炎 • 耳性帯状疱疹	• 急性咽頭炎 • 急性扁桃炎 • 扁桃周囲膿瘍 • 中咽頭がん • 顎関節症 • 智歯周囲炎

6　耳痛

外耳や中耳の感覚神経は，おもに三叉神経，迷走神経，顔面神経，頸神経叢である。また，舌咽神経はその走行から耳痛に関連する。耳痛には，外耳や中耳などの耳科疾患に由来するもの，顎関節や耳下腺などの耳周囲の臓器に由来するもの，耳とじかに接していないが耳の痛みとして感じる放散痛・関連痛(咽頭，口腔などから)がある。外耳や中耳の疾患は，視診である程度診断がつくことが多い。耳痛で最もよく遭遇する疾患は急性中耳炎，外耳道炎である。帯状疱疹が外耳道内や耳周囲に発生することもあり，強い痛みを伴う。耳に異常をみとめない場合，放散痛や関連痛の可能性があり，頸部，上咽頭，中咽頭，下咽頭，顎関節，口蓋扁桃，口腔内(歯，舌など)をよく診察するようにする(表3-2)。

7　耳周囲の炎症(乳様突起炎，耳下腺炎など)

耳の中ではなく，耳の周囲に発赤や腫脹，痛みを生じることがある。耳下部とその周辺の腫脹の場合，耳下腺疾患の可能性がある。耳下腺ではなく周囲のリンパ節が腫脹している場合もあるので，鑑別がつかない場合は，超音波検査などを行うとよい。耳後部が腫脹している場合，急性中耳炎が重症化して乳様突起に炎症が及んでいる可能性があり，**乳様突起炎**という。腫脹のため，耳介が前下方に押し出される。強い痛みを伴うことが多い。

そのほかに，皮膚の炎症からくる蜂巣炎(ほうそうえん)(蜂窩織炎(ほうかしきえん))，位置が多少下方になるが智歯周囲炎に伴う頬部腫脹なども鑑別疾患となりうる。

8 顔面神経麻痺

顔面神経麻痺とは，顔の動きが麻痺(まひ)する症状である。初診時の訴えでは，眼が渇く(閉眼ができなくなるため)，含嗽(がんそう)をすると水が口からこぼれる(口角に力が入らないため)，顔の違和感，というのが多い。神経の障害部位により，**末梢性顔面神経麻痺**と，**中枢性の顔面神経麻痺**に分類できる。末梢性顔面神経麻痺で多いのは**ベル麻痺**である。水痘・帯状疱疹ウイルスによるラムゼイ-ハント Ramsay Hunt 症候群では，耳周囲や頭皮，顔面に水疱を伴う皮疹が出現し，口腔粘膜疹，耳痛を訴えるなどの症状がみられる。また，顔面神経麻痺は，中耳真珠(しんじゅ)腫や重症の中耳炎など中耳疾患が原因となっていることもあるので，耳内は必ず確認する。頻度は少ないが顔面神経鞘腫という良性腫瘍が原因のこともある。そのほか，顔面神経の走行経路にある耳下腺の疾患や耳下腺手術後にも，顔面神経麻痺がおこる可能性がある。脳梗塞などの中枢疾患が原因の可能性もあるため，脳神経症状の随伴の有無を確認するのも重要である。

B 鼻の症状と病態生理

1 くしゃみ

くしゃみは鼻疾患の代表的な症状の1つである。機械的な刺激，温度の変化，物理化学的刺激，種々のアレルゲンによる刺激によって，鼻腔内の感覚神経である三叉神経の求心線維が刺激を受けて中枢へ情報を伝達する。それと同時に神経末端からは神経物質が放出される。遠心性の刺激は顔面表情筋や呼吸筋(迷走神経，横隔神経)に伝達され，くしゃみとなる。くしゃみがみられるおもな疾患に，急性鼻炎，アレルギー性鼻炎，血管運動性鼻炎などがあり，いずれも鼻粘膜の透過性が亢進している状態で，同時に水様性鼻汁を伴うことも多い。

2 鼻漏

鼻汁が異常な状態となり，症状として自覚されることを**鼻漏**という。鼻汁は，鼻粘膜を保護し，異物の排除や吸息の加湿などのはたらきももつ。通常は鼻汁の存在は自覚されないが，種々の原因により量が過多となったり質的に変化をおこしたりした場合に，鼻漏として意識される。鼻漏は，流れ出る方向により前鼻漏と後鼻漏に分類される。また，鼻漏の性状によって，漿液性，粘液性，膿性，血性などに分類される。

前鼻漏の多くは鼻粘膜の炎症が原因である(▶表3-3)。感染性の炎症の代

表 3-3　鼻漏の原因となる疾患の例

性質	炎症性	腫瘍性	そのほか
疾患	• ウイルス感染 • 細菌感染 • 慢性副鼻腔炎 • アレルギー性鼻炎 • 真菌感染 • 多発血管炎性肉芽腫症 外耳炎	• 鼻副鼻腔腫瘍(良性，悪性) • 上咽頭腫瘍(良性，悪性)	• 髄液鼻漏 • 鼻腔異物

表的なものはウイルスによる感冒である。鼻汁の性状は，罹患初期は漿液性であるが，徐々に粘性となる。細菌性や真菌性の鼻炎もあり，鼻漏の性状は膿性であることが多い。非感染性の炎症の代表的なものはアレルギー性鼻炎である。アレルギーの原因物質により季節性や通年性のものがある。性状は漿液性(水様性)のことが多い。慢性的に鼻漏をみとめる場合に，膿性の鼻漏では慢性副鼻腔炎によるものも多い。血性の鼻漏をみとめる場合には，悪性腫瘍，多発血管炎性肉芽腫症などの可能性を考慮する。漿液性鼻漏では，髄液鼻漏などの可能性もあり注意する。

後鼻漏とは，鼻副鼻腔粘膜での鼻汁産生亢進，粘液線毛輸送機能の低下，上咽頭の炎症による分泌物過多などが原因となって，鼻の奥から咽頭にかけて鼻漏が貯留している感覚を生じる症状のことである。実際に鼻漏が後鼻孔に貯留して咽頭へ流れている場合もあるが，内視鏡所見では鼻漏をみとめない場合もある。原因として，慢性副鼻腔炎，アレルギー性鼻炎，上咽頭炎，逆流性食道炎，鼻咽腔腫瘍などがある。

3 鼻閉

鼻の入口部から上咽頭にかけて吸息・呼息の流れがとどこおっている状態を**鼻閉**とよぶ。原因は多岐にわたり，鼻中隔の彎曲による構造上の問題，鼻粘膜の腫脹，鼻漏の貯留，鼻腔腫瘤，上咽頭腫瘤，鼻腔内異物などがあげられる。

鼻粘膜の腫脹や鼻漏の貯留は，各種鼻炎で生じる。おもなものに慢性副鼻腔炎，アレルギー性鼻炎などがある。鼻腔腫瘤には，鼻ポリープ，鼻腔乳頭腫瘍，鼻腔がんなどがある。アデノイド増殖症などで上咽頭が狭くなっていても鼻閉を感じる。片側の鼻腔のみに鼻閉を感じる場合，アレルギー性鼻炎での交代性鼻閉のほかに，片側の鼻副鼻腔のみに生じる疾患の可能性を考えなければならない。歯性上顎洞炎，副鼻腔真菌症，鼻咽腔腫瘍などを鑑別する。鼻腔異物は小児に多い傾向にある。幼児の場合，異物が入ったことを説明できないことも多いため，なにがどちら側の鼻腔に入っているのかを内視鏡などを使用しながら慎重に診察を行う。

鼻閉は，鼻症状のなかでも日常生活での支障が大きいものの1つである。鼻閉が高度だと倦怠感，頭重感が伴うことが多い。睡眠時のいびきや無呼吸を伴う場合もあり，日中の傾眠傾向が生じると仕事や学業に支障をきたす。鼻閉は自覚症状の1つであり，患者自身の鼻閉の感じ方が強くても，検査上は鼻腔の閉塞がない場合もある。乾燥などが鼻閉感の原因となることもある。また，鼻科手術後や萎縮(いしゅく)性鼻炎などにより鼻腔が拡張していると鼻腔を通る気流が異常となり，閉塞感を訴える。

鼻閉の状況を評価するためには，前鼻鏡や鼻咽腔内視鏡を用いて，鼻腔内を観察し，閉塞している部位や原因を同定する。鼻腔通気度検査では閉塞の程度を評価できる。慢性副鼻腔炎，腫瘍性病変などの鑑別が必要であれば，積極的にCT検査を行う。

4　嗅覚障害

においを感じる感覚(嗅覚)に異常が生じている状態を，**嗅覚障害**という。においを感じにくくなることを**嗅覚低下**，まったくにおいを感じなくなることを**嗅覚脱失**といい，これらは**量的嗅覚障害**といわれる。また，においを以前とは違うように感じたり，何もないはずなのに，においがするように感じたりする症状やにおいを強く感じすぎるというような症状を，**質的嗅覚障害**という。

嗅覚は，鼻腔から嗅覚中枢までのどの部位が障害されてもおこりうる。障害部位によって分類がある(▶表3-4)。**気導性嗅覚障害**は，におい成分が嗅粘膜の嗅神経に届かないために生じるもので，鼻副鼻腔疾患が原因となる。嗅神経自体が障害されていなければ，鼻副鼻腔疾患が治癒することで嗅覚障害も改善する。**嗅神経性嗅覚障害**は，嗅細胞の障害によりおこる症状である。多いのはウイルス感染による感冒後の嗅覚障害である。近年ではCOVID-19の後遺症として注目されている。また，薬物や有毒ガスによるものもある。**中枢性嗅覚障害**は，嗅球から中枢側の嗅覚伝導路の障害により生じるものである。頭部外傷後にしばしばみられ，とくに前頭部や後頭部の打撲でみられることが多い。アルツハイマー病やレビー小体型認知症などの神経変性疾患の合併症としてもみられることがある。嗅覚は加齢変化に伴い，嗅神経細胞の加齢変化や中枢の認知機能低下などが影響することでも低下す

▶**表3-4　嗅覚障害の分類とおもな疾患**

分類	障害部位	おもな疾患
気導性嗅覚障害	鼻副鼻腔	アレルギー性鼻炎 慢性副鼻腔炎，鼻茸　など
嗅神経性嗅覚障害	嗅粘膜(嗅細胞)	ウイルス性の急性鼻炎(感冒) 薬物性嗅覚障害　など
中枢性嗅覚障害	嗅球～大脳	頭部外傷 神経変性疾患(アルツハイマー病，レビー小体型認知症) 脳血管障害 脳腫瘍　など

る。

5 鼻声

鼻声には，開鼻声と閉鼻声がある。発音において，鼻腔の閉鎖が必要な発音の場合に，口蓋裂や軟口蓋挙上障害があると，口腔と鼻腔の交通路がうまく閉鎖されずに，鼻から空気が抜けるような発音となる。これを**開鼻声**という。乳幼児で開鼻声をみとめる場合には，口蓋裂，粘膜下口蓋裂がないか確認する。成人に開鼻声をみとめる場合には，軟口蓋挙上不全をおこす重症筋無力症や脳血管疾患，神経変性疾患を念頭において診察を進める。また，口腔や鼻副鼻腔の手術後に鼻咽腔閉鎖不全を生じた場合にも開鼻声をみとめる。逆に，鼻副鼻腔疾患により鼻腔内が粘膜腫脹や鼻漏，ポリープなどで閉塞されていると鼻腔内を空気が通りにくくなり鼻声となる。これを**閉鼻声**という。

6 鼻出血

鼻腔に分布する血管には，内頸動脈系と外頸動脈系がある。鼻腔の上部の血管は，内頸動脈系の前篩骨(しこつ)洞脈，後篩骨動脈から分布している。残りの多くの部位に外頸動脈系からの血管が分布しており，顎動脈からの蝶口蓋(ちょうこうがい)動脈，大口蓋動脈，上口唇動脈である。これらの血管は鼻腔内で吻合を形成する。鼻中隔の前方は毛細血管叢となっており，**キーゼルバッハ** Kiesselbach **部位**という鼻出血の好発部位である(▶図3-3)。

出血部位は鼻腔とは限らず，副鼻腔からの出血，上咽頭からの出血も含めて**鼻出血**と総称される。原因は出血点の局所的な要因と，易出血性疾患などの全身的要因とがあり，両者がかかわっている場合もある。局所的要因では，

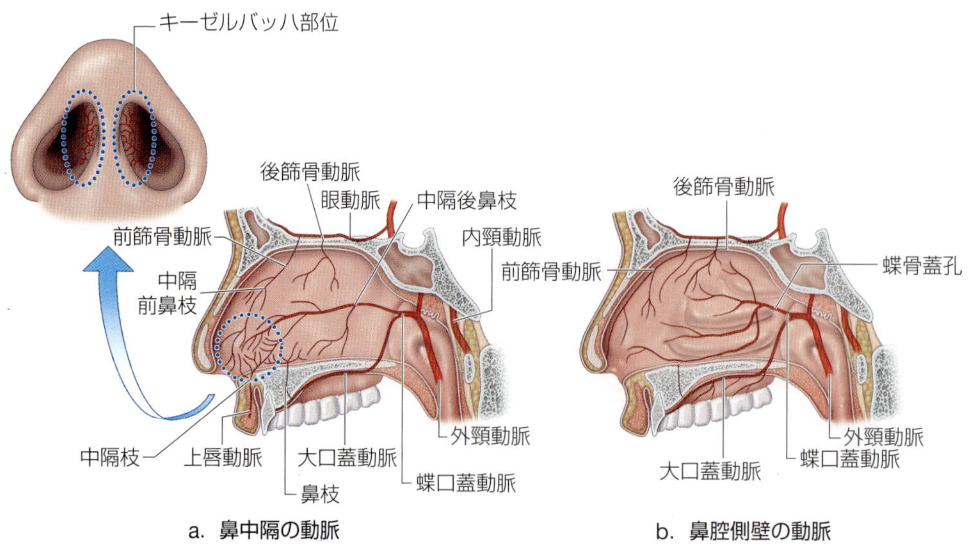

▶図3-3　鼻腔に分布する血管

鼻のかゆみや違和感などで鼻を頻繁にさわることや，鼻炎などがあり鼻かみを頻回に行っているなどの機械的な刺激，感冒やアレルギー性鼻炎などの粘膜の炎症が多い。なかには，血瘤腫，悪性腫瘍などが原因の場合もあるため，鼻腔内を内視鏡で観察する。全身的要因としては，高血圧のような血管への負担がかかっている疾患や，凝固系の異常をきたす血液疾患や肝・腎疾患，抗凝固薬の服用などが，出血の誘因や原因となっている場合もある。そのため，病歴，服薬状況などの問診は鼻出血患者を診察するうえで重要である。

鼻出血は可及的すみやかに止血処置を行うべき疾患であるが，患者を診察するにあたっては，すみやかなバイタルサインの確認も同時並行で行うことが重要である。無自覚のまま持続的に出血をしていて合計するとかなりの量の出血となっているケースがあり，その場合は，ショックバイタルであることがある。鼻処置中に意識消失をきたすこともあるため，患者の様子を見ながら，処置の前に末梢血管確保を行い，血液検査を至急で提出しておくとよい。

十分な診察によっても出血点が確定しない場合がある。その場合には原因精査のために鼻 CT などの精査も考慮する。

7 疼痛（鼻，顔面，歯，頭部）

鼻やその関連部位に痛みを感じることがある。鼻腔の知覚は，三叉神経第1枝である眼神経と，第2枝である上顎神経が支配している。

鼻副鼻腔疾患では，鼻の痛みだけでなく，関連する部位での疼痛症状を生じることがある。たとえば，副鼻腔炎では，上顎洞に炎症が生じると頬痛を感じ，同時に，上顎歯の痛みも生じる場合がある。鼻閉による頭重感と頭痛のほか，前頭洞の炎症では前額部痛も生じうる。急性の炎症や外傷では痛みが強い。また持続する痛みの場合，悪性疾患の可能性も念頭におく。痛みの原因が明らかでない場合，三叉神経痛についても考慮する。

8 鼻乾燥感

鼻粘膜は鼻汁や粘液におおわれて湿度を保っているが，なんらかの原因によりその機能が低下すると，乾燥してくる。また，実際には乾燥していなくても，炎症がおき，ひりひりとした感覚があると，乾燥感を訴える場合もある。

鼻の乾燥所見は，加齢変化，萎縮性鼻炎，多発血管炎性肉芽腫症などで見られることが多い。萎縮性鼻炎，多発血管炎性肉芽腫症では，鼻粘膜の広範囲に痂皮(かひ)が付着する。痂皮に関しては鼻洗浄や鼻処置で対応し，乾燥しすぎないようにマスク着用などを指導する。

9 鼻疾患に関連する症状

鼻疾患の症状のなかで，鼻以外に起因するものもある。疼痛の項目でも述べたが，顔面痛，眼痛，頭痛，歯痛などは，鼻副鼻腔疾患にしばしば合併する。

眼球運動障害や視力・視野障害は，眼窩壁骨折，副鼻腔炎の波及などが原因で生じる場合がある。複視や視野・視力障害が合併していないか確認する。頬部腫脹，眼周囲腫脹も副鼻腔の疾患で生じることがある。後鼻漏は慢性咳嗽の原因の１つであるため，長引く咳嗽の原因が不明の場合は，慢性副鼻腔炎の可能性があることも考慮する。

C　口腔・唾液腺・咽頭の症状と病態生理

1　咽頭痛

「のどが痛い」という症状で耳鼻咽喉科を受診する患者は多い。急性に発症している場合には，急性咽頭炎，急性扁桃炎などが原因となる。多くの場合，咽頭炎の原因はウイルスや細菌であるが，魚骨がのどに刺さったことによる魚骨異物やアフタ性口内炎なども咽頭炎の原因となることがある。痛みがかなり強い場合には，扁桃周囲膿瘍，急性喉頭蓋炎の可能性がある。炎症が強い場合には喉頭浮腫をおこしている場合があり，程度によっては窒息のおそれがあるため，咽頭痛を訴える場合，耳鼻咽喉科では喉頭所見もあわせて確認する。

慢性的な咽頭痛や，改善に乏しい痛みの場合は，ベーチェット病，難治性口腔咽頭潰瘍，悪性腫瘍などを念頭において診察を行う。咽頭に異常所見がない場合，舌咽神経痛，茎状突起過長症，心臓や大動脈などの胸部疾患の放散痛の可能性もあることにも注意する。

2　疼痛

咽頭痛以外の口腔・唾液腺の疼痛は種々ある。口腔内では，口内炎，舌炎，歯や歯肉の痛み，口腔底の炎症，舌・歯肉・頬粘膜・口腔底の腫瘍，舌咽神経痛などがある。また。口腔・咽頭の疾患の放散痛により，耳の痛みを感じる場合があり，**放散性耳痛**とよぶ。

唾液腺に痛みを生じる場合，流行性耳下腺炎(おたふくかぜ)，急性耳下腺炎，唾石症，耳下腺悪性腫瘍などが鑑別にあがる。唾石症の痛みは，食事時に腫脹と痛みが強くなり，食後しばらくすると症状が軽快するという特徴がある。

3　味覚障害

味覚は，甘味，塩味，酸味，苦味，うま味の５種類の味を基本味覚として

表 3-5 味覚障害の原因とおもな疾患

原因	おもな疾患
受容器障害	亜鉛欠乏，口腔疾患(舌炎，ドライマウスなど)，薬剤性
末梢神経の障害	末梢性顔面神経麻痺，中耳真珠腫，中耳手術後，口蓋扁桃術後
中枢伝導路障害	脳血管障害，脳腫瘍など
そのほか	心因性，特発性

いる。味覚をつかさどる神経は，舌の後方3分の1が舌咽神経，舌の前3分の2が鼓索神経(顔面神経の分枝)，軟口蓋では大錐体神経(顔面神経の分枝)である。末梢の受容器として舌乳頭に存在する味蕾が味覚を感知している。受容器，末梢神経，味覚伝導路および味覚中枢のいずれかに障害があると，味覚に異常をきたす(表3-5)。また，亜鉛はタンパク質や核酸の合成に必須な物質であるが，種々の原因により亜鉛不足の状態になると味細胞の再生がとどこおり，味覚障害を生じる。このほか，薬剤性の味覚障害も少なくない。亜鉛とキレートを形成するために亜鉛の吸収を阻害し，その結果，味覚障害を引きおこす薬剤や，唾液分泌を抑制する作用があり口腔内が乾燥して味物質が味蕾へ輸送されにくくなるもの，薬剤自体が口腔内で苦味を引きおこすもの，などがある。味覚障害を診察する際には，服薬歴の確認は重要である。

味覚の末梢伝導路障害による味覚障害では，末梢性顔面神経麻痺があげられる。麻痺側の大錐体神経，鼓索神経が顔面神経由来であるためである。また，同じ理由で真珠腫性中耳炎，中耳手術後にも，味覚障害をみとめることがある。そのほか，心因性，特発性の味覚障害もある。

4 嚥下障害

嚥下とは，口腔に入ったものを胃まで運送する一連の動作のことである。食物塊の流れにそって，①先行期(認知期)，②準備期，③口腔期，④咽頭期，⑤食道期の5期に分類される(242ページ，特論図1)。準備期で口腔内に入った食物塊を咀嚼(そしゃく)して唾液とまぜて嚥下しやすい大きさにし，口腔期で咽頭へ舌などの運動によって送りこむ。咽頭期では食物の鼻咽腔や喉頭への誤流入を防ぎながら食道へ食物塊を移送する。そうやって食道へ流れ込んだ食物塊は，食道の蠕動(ぜんどう)運動によって胃まで搬送する。準備期および口腔期は随意運動，咽頭期は不随意運動(反射)，食道期は蠕動運動である。これらの一連の嚥下動作の途中で障害があると，嚥下運動が円滑に進まなくなり，**嚥下障害**をきたす。

疼痛，腫瘍，運動障害など口腔・咽頭の疾患による症状も嚥下障害の原因となりうる。咽頭や口蓋扁桃の腫脹，腫瘍性病変，急性炎症などで嚥下時に疼痛がある場合には，スムーズに嚥下運動が進まない。また，誤嚥を予防するためには，軟口蓋，喉頭，声門，喉頭蓋の動きが重要であるが，咽喉頭腫瘍の存在や，脳血管疾患，脳腫瘍による脳神経麻痺症状によって，これらの運動がうまくいかず，嚥下障害を引きおこすことがある。食道期では，食道腫瘍などの通過障害があると，嚥下の障害がおきる。

5 閉塞性呼吸障害，いびき

いびきとは，睡眠中に発せられる異常な呼吸音のことである。呼吸経路のいずれかの場所の上気道狭窄によって惹起（じゃっき）され，肥満，小さい顎，アデノイド肥大，口蓋扁桃肥大，鼻閉などが原因となる。上気道の狭窄によって睡眠時無呼吸をみとめる場合は**閉塞性睡眠時無呼吸** obstructive sleep apnea (OSA) と分類され，無呼吸がない場合は**単純性いびき症**とよばれる。

D 喉頭の症状と病態生理

1 音声障害

喉頭は，呼吸，発声，嚥下にかかわる臓器である。声帯で原音がつくられる過程では，声門の適度な閉鎖，下気道からの呼息が正常に声門を通過すること，声帯の適度な緊張，声帯粘膜の状態，左右の声帯の形状や動きなど，多くの要素がかかわっており，すべてが正常に機能することで正常な音声が発せられる。これらの部位に異常が生じると正常な音声が作成されず，声質が変化する。

嗄声（させい）とは，かすれて聞こえる音声のことをいい，音声障害のなかで最も多い（▶表3-6）。声帯自体の異常では，声帯の炎症や腫瘤が原因で嗄声を生じる。声帯運動の障害では，反回神経麻痺が代表的なものとなる。反回神経が麻痺する原因として，走行領域の手術操作，神経への悪性腫瘍の圧迫や浸潤，神経へのウイルス感染などがあげられる。声帯自体や声帯運動に異常をみとめないが，声門の閉鎖が強すぎたり弱すぎたりして，正常の音声を発声できない場合を**機能性発声障害**という。声門閉鎖が強すぎてしまう場合は，声がとぎれとぎれでふるえるような声質となり，**痙攣性発声障害**とよばれる。逆

▶表3-6　嗄声の原因とおもな疾患

病態	おもな疾患
声帯の病変	声帯ポリープ，声帯結節，声帯炎，喉頭結核，喉頭がん，声帯溝症
声帯の運動障害	反回神経麻痺（甲状腺腫瘍，肺がん，食道がん，などの悪性腫瘍の浸潤，反回神経走行領域の手術操作，大動脈瘤による反回神経の圧迫，上気道炎に伴う神経炎など），披裂軟骨脱臼，など
声門閉鎖の調節障害	痙攣性発声障害，心因性発声障害

に声門発声が弱すぎる場合は**心因性発声障害**のことが多く，うまく声を出せない状態となる。

嗄声には，評価のための重症度分類(Grade)があり，塑像性(ガラガラ声，R)，気息性(息もれあり，B)，無力性(弱弱しい声，A)，努力性(力み声，S)，それぞれの頭文字をとって，**GRBAS尺度**とよばれる。

2 気道狭窄に伴う呼吸障害

1 呼吸困難

救急処置のABC❶のAにあたるairwayは直接喉頭にかかわっている。喉頭が狭窄すると生命にかかわる状態になることもしばしばで，その経過は急であることも多く，迅速な気道確保の判断が重要である。呼吸困難自体は喉頭以外の領域でもおこる。

喉頭での気道閉塞は，腫脹，腫瘤，声帯運動障害などで生じる。腫脹は，喉頭浮腫ともよばれるもので，緊急性が高い。披裂部や喉頭蓋自体への感染や，周辺臓器の炎症が強いために二次的に浮腫をおこしているケースもある。急性喉頭蓋炎，喉頭炎，扁桃周囲膿瘍，口腔底蜂窩織炎，仮性クループ，外傷などがあげられる。腫瘤性病変は，気道を閉塞するようなサイズになると呼吸困難の原因となり，喉頭がん，声帯の巨大ポリープなどがある。声帯運動障害は，嗄声の項目でも述べたが，反回神経麻痺が呼吸困難をおこすことがある。とくに両側反回神経麻痺で，正中位で声帯が固定した場合には，気道狭窄が著しくなるため気管切開を考慮する。乳幼児で見られる気道異物も呼吸困難の原因となる。

NOTE

❶救急処置のABC

一次救命処置(BLS)の手順を頭文字で示したもの。(A)気道確保airway，(B)呼吸確認と人工呼吸breathing機能の維持，(C)循環確保のための胸骨圧迫circulation機能の維持の3項目をさす。ただし，心肺蘇生の一次救命処置ではC→A→Bの順で行う。

2 喘鳴

呼吸時に聴取される異常な呼吸音のことを**喘鳴**(ぜんめい)という。気道が狭窄しているときには，ゼーゼー，ヒューヒューなどの気道狭窄音として聞かれる。原因は，前述の呼吸困難と同じである。

このほか，乳幼児で，生下時より喘鳴が聞かれることがある。原因として喉頭軟化症，仮性クループ，先天性声帯麻痺などがある。

3 誤嚥

嚥下の過程で唾液・食物塊など嚥下しようとしていたものが気道に誤って入ることを**誤嚥**という。加齢による筋力低下，脳血管障害，鎮静作用のある薬剤の服用などがリスク因子となる。慢性的な誤嚥により誤嚥性肺炎を発症することもある。誤嚥したものが気道異物となっている場合は，可及的すみやかに異物除去術を行う。

4 咳(咳嗽)，痰

咳(**咳嗽**)は，気道に入り込んだ異物や病原体を除去するための反応である。このほかに，咳の受容体は，下部食道，胸膜，心外膜，外耳などにも存在し，それらの臓器への刺激から咳発作を生じることがある。咳の原因をさがす際，呼吸器系疾患に異常が見つからない場合には，ほかの臓器の疾患の可能性を検討する。咳の原因となる呼吸器疾患には，下気道のほか，耳鼻咽喉科領域である咽頭・喉頭・鼻副鼻腔疾患が含まれる。急性咽頭喉頭炎や下咽頭・喉頭腫瘍は咳の原因となる。また，前項で解説した誤嚥は咳を伴うことが多い。後鼻漏は，慢性咳嗽の三大原因の1つとなっている。アナフィラキシー反応や，咽頭喉頭アレルギーなどのアレルギー症状での咳も鑑別疾患として重要である。

痰は，口から吐き出される気道分泌物の塊のことである。痰を吐き出すことを**喀痰**という。肺や気管支など下気道病変からの痰と，鼻副鼻腔や上咽頭からの分泌物が口腔へ降りてくる後鼻漏が喀出されることによる痰がある。口腔内の唾液そのものを痰と訴えるケースもある。無色透明な場合や，膿性の場合などがある。多くは炎症に伴うものであり，原因を検索していく。中には血性の痰(**血痰**)を喀出している場合がある。出血点は，鼻副鼻腔，口腔，喉頭，下咽頭など，耳鼻咽喉科外来での内視鏡を用いれば比較的見つけやすい場合もあるが，肺結核や気管支炎，肺がん，食道からの出血の場合もあるので，出血点が確定できない場合には，それらの部位の検索も必要となる。

5 咽喉頭異常感

咽喉頭異常感は，耳鼻咽喉科外来で，しばしば遭遇する主訴の1つである。なんらかの疾患が原因となっている場合と，主訴に見合った原因が見つからない場合がある。「のどに何かがある，詰まる感じ，異物感，ひっかかる感じ，狭い感じ，はれているような感覚」などさまざまな症状がある。

原因となりうる疾患として，咽喉頭疾患，頸部食道疾患，甲状腺疾患，頸部リンパ節に関連する疾患などがあり，これらを鑑別していく。茎状突起過長症やフォレスティア Forestier 病などの咽喉頭周辺の骨の異常によるものもある。現代は胃食道逆流が原因となっている場合が多い。甲状腺疾患もおもな原因の1つであり，咽喉頭の器質的疾患の鑑別のためにも，頸部エコー検査と血液検査は有用である。また，咽喉頭のアレルギーも鑑別疾患の1つである。軽微な違和感であっても持続し改善しないものは，悪性疾患の症状である可能性も念頭におく。

さまざまな精査を行っても原因が明らかとならない場合には，心因的なものが原因と考えられる。そのなかには，がんなどの大きな病気に対する必要以上の不安感が症状を惹起していることもあり，ていねいな診察と結果の説明によって，異常感が改善することも少なくない。

E 気管・食道の症状と病態生理

1 胸焼け・呑酸

胸焼け・呑酸（どんさん）とは，胃酸が逆流して生じる症状であり，前胸部中央付近からみぞおち付近にかけて，ムカムカするような不快感，胃酸によるひりひり感などを自覚する。上部消化管疾患が原因となる。逆流が咽頭・喉頭まで及ぶと，咽喉頭異常感の原因ともなる。逆に，咽喉頭異常感がある患者には，胸焼けの症状があるかを確認することで，胃食道逆流の存在の有無を予想できる。

2 つかえ感

食道のつかえ感では，つねに前胸部中央付近に異物感を感じるという場合や，食事など嚥下を行った際に食物塊が胃へ落ちていかない感覚などがある。どちらの場合も，症状がある部位に閉塞や圧迫をきたす疾患がないかの精査を行う。原因として考えられるものは，胃食道逆流や胃潰瘍など胃酸過多で食道へ胃酸が逆流する可能性がある疾患，食道腫瘍による異物感，縦隔疾患による食道の圧迫などが挙げられる。気管のつかえ感を訴える場合には，呼吸のしづらさを表現している可能性がある。呼吸困難の有無を確認し，症状に応じて精査していく。

F 頸部（甲状腺含む）の症状と病態生理

1 腫瘤

成人の頸部腫瘤は，甲状腺とそれ以外の部位で分けて考えることが多い。甲状腺を除くと，成人の頸部腫瘤の80％が腫瘍性病変であり，そのうち80％が悪性疾患，そのなかの80％が転移性で，さらにその80％が頭頸部がんの転移であるとした**eighty の法則** rule of eighty[1]が，現在もおおむね支持されている（▶図3-4）。このデータから，成人における頸部腫瘤は悪性疾患の可能性が高く，対応に留意すべきである。そのほかには，甲状腺に由来する腫脹，良性腫瘍，頸部嚢胞，炎症によるリンパ節腫脹，感染に起因する膿瘍などがあげられる。炎症性のリンパ節腫脹では，結核性リンパ節炎など特殊な感染症が原因のこともあり，画像検査や血液検査もあわせて診断をして

1）Skandalakis. J. E. et al.：Tumors of the neck. *Surgery*,（48）：375-384, 1960.

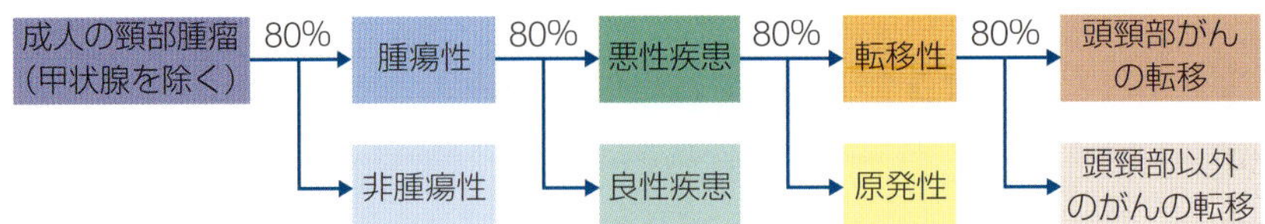

図 3-4　eighty の法則

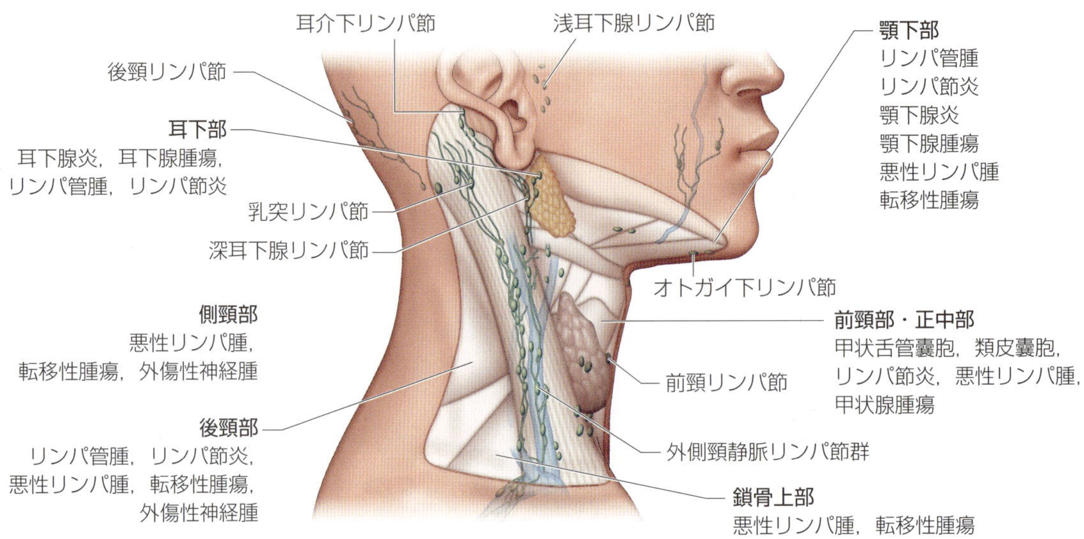

図 3-5　頸部疼痛を生じる疾患例

いく。まれであるが，頸部の動脈瘤や静脈の拡張などによる腫瘤の場合もある。

2　疼痛

頸部に発生する疾患は多様であり，疼痛の原因もさまざまである。痛みを生じうる部位は，皮膚，頸部リンパ節，唾液腺(耳下腺，顎下腺)，甲状腺，頸部の筋群などであり，また，嚢胞への感染や，腫瘍による疼痛もあげられる(図3-5)。口蓋扁桃や咽喉頭の痛みが強いと，頸部の痛みとして感じる場合もある。

3　腫脹

頸部腫脹の多くは，前述の頸部腫瘤に該当する。一方，臓器に限定せず広範囲に腫脹している場合には，炎症が強く皮下組織に波及して蜂巣炎を併発している可能性を考える。外傷の既往などがあれば，血腫や皮下気腫なども考えられる。高度な皮下気腫では，喉頭，気管，肺などの損傷も考えられる。腫脹が強い場合，気道を閉塞する可能性があるため，緊急気道確保も念頭において診察が行われる。

参考文献

1. 小島博己ほか編：標準耳鼻咽喉科・頭頸部外科学，第 4 版．p.393，医学書院，2022.
2. 岸本誠司：頭頸部腫瘤とその臨床像．JOHNS, 24(4)：563-567，2008.
3. 日本聴覚医学会編：耳鳴診療ガイドライン 2019 年版．金原出版，2019.
4. 日本めまい平衡医学会編：メニエール病・遅発性内リンパ水腫診療ガイドライン 2021 年版．金原出版，2020.
5. 日本めまい平衡医学会編：前庭神経炎診療ガイドライン 2021 年版．金原出版，2021.

work 復習と課題

❶ 耳・鼻・咽頭・喉頭の構造と機能，症状を関連づけてみよう。

❷ 本章で述べた主症状以外にも，耳鼻咽喉科では，頬部腫脹，頭痛，舌の痛み・運動障害，味覚障害，開口障害，口内乾燥，血痰，言語障害，言葉の遅れ，頸部腫脹，耳下腺腫脹など，多岐にわたる症状を鑑別診断する必要がある。それぞれを調べてみよう。

第 4 章

検査と治療

本章の目標
- □ 耳鼻咽喉疾患に対する診察と診断の流れを理解する。
- □ 耳鼻咽喉疾患の診断に用いられるおもな検査方法とその特色を理解する。
- □ 耳鼻咽喉疾患における一般的な治療法を理解する。

A 診察と診断の流れ

耳鼻咽喉科における診察では，まず問診を行い，続けて視診，触診を行う。それから検査などの予定を組み，所見を総合して診断を行う。

1 おもな器材・器具

● **診療用ユニット** 耳鼻咽喉科では，患部に対して，じかにまたは内視鏡や顕微鏡を用いて視診を行う。このほか，分泌物などを吸引する処置や鼻出血の止血処置などがすぐにその場で行えるように，診察・処置を行うための器具が一台にまとまっている診療用ユニットが，ほとんどすべての耳鼻咽喉科に設置されている（▶図4-1）。

診療用ユニットには，吸引器，電灯，局所麻酔薬，血管収縮薬などの噴霧器，薬品台，機械台，通気装置，診察用顕微鏡，内視鏡の光源，顕微鏡や内視鏡所見を映すモニターなどが一台にまとめられている。その横に，患者が座る診察用椅子を置く。診察用の椅子は，高さ調節，回転，枕の位置の変更，座位から仰臥位への体位変換が可能であり，所見がとりやすい体位で診察ができる。

● **額帯鏡・ヘッドライト** 額帯鏡・ヘッドライトは，鼻内，口腔内を照らして観察するための器具である（▶図4-2）。額帯鏡は，鏡部分に電灯からの光をあてて反射させて目的の部位を照らす。ヘッドライトは充電池により，

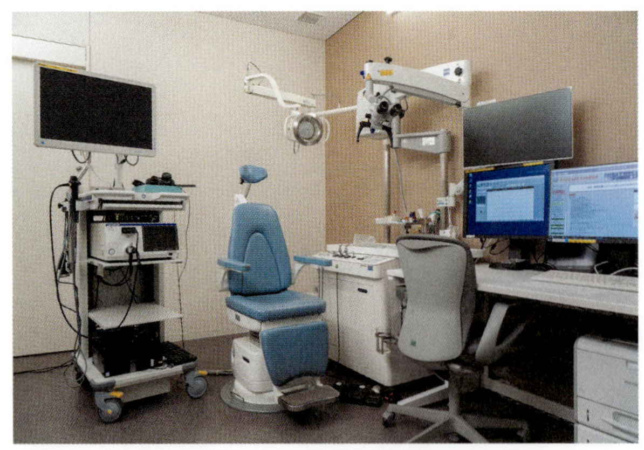

▶図4-1 診療用ユニットを含む診察室の様子

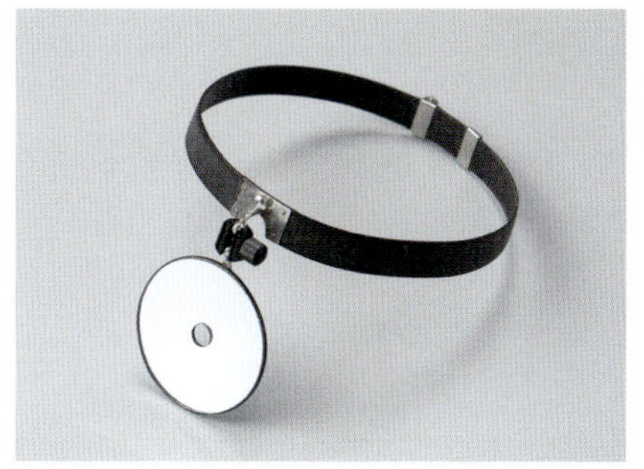
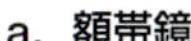
a. 額帯鏡

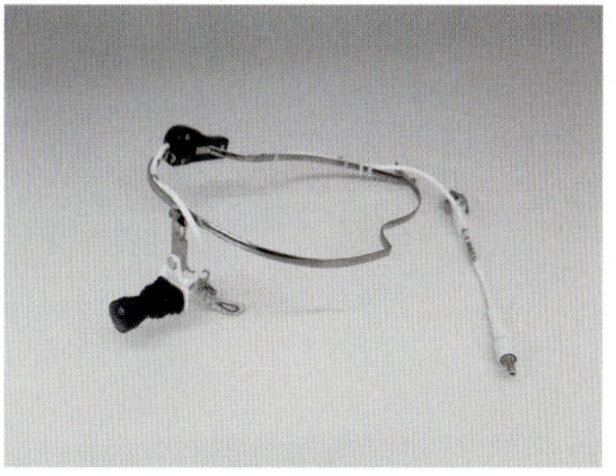
b. ヘッドライト

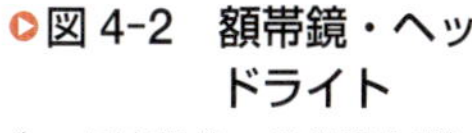
図 4-2　額帯鏡・ヘッドライト
（b. 写真提供：近藤研究所）

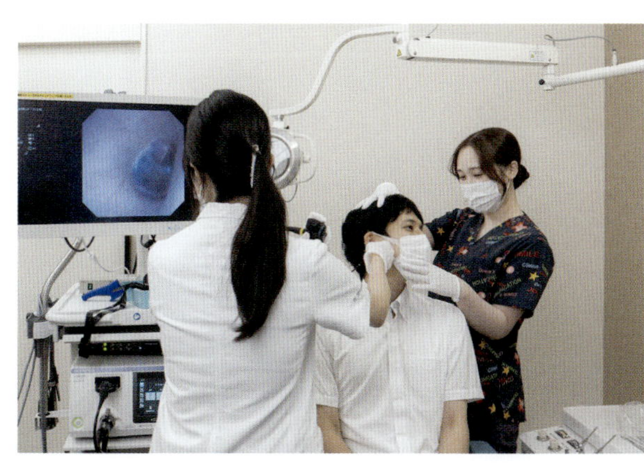

図 4-3　耳の診察の様子
軟性内視鏡で鼓膜の様子を見る。

MOVIE

みずから光を発して目的の部位を照らすことができる。約 3 倍に拡大できるレンズを付属させることも可能で，顕微鏡を用いなくてもある程度細かい処置が可能となることなどから，近年では，ヘッドライトが多く用いられるようになった。

2　耳の診察

耳の診察では，まず耳介，耳介周囲の観察を行う（図 4-3）。発赤，腫脹，疼痛，皮疹の有無，瘻孔の有無などを確認し，次に外耳道入り口部に異常がないか確認する。

外耳道内や鼓膜は，外部から自然に見ることはむずかしいので，耳鏡や内視鏡を用いた視診を行う。**耳鏡**はラッパのような形をした円筒状の器具である（図 4-4）。細くなっているほうを外耳道内へ挿入することで，拡大耳鏡や顕微鏡の光を鼓膜まで届けることができる。耳鏡を挿入する際には，耳介をやや後上方向へ牽引すると挿入しやすくなる。

正常な鼓膜は，半透明な膜で，中耳腔が透けて観察できる（図 4-5）。鼓膜をみる際には，色調の異常，腫脹，混濁，陥凹，穴があいていないか（**鼓膜穿孔**）など，異常所見の有無を確認する（表 4-1）。

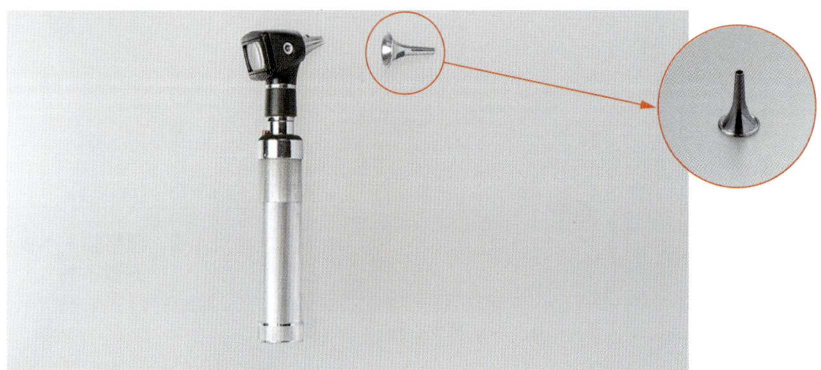

図 4-4　耳鏡，拡大耳鏡

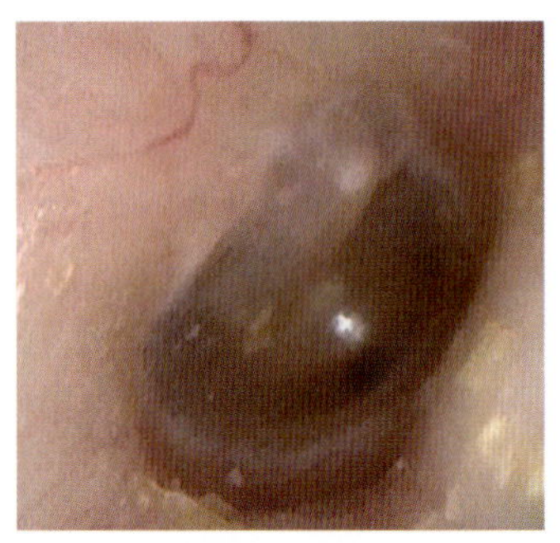

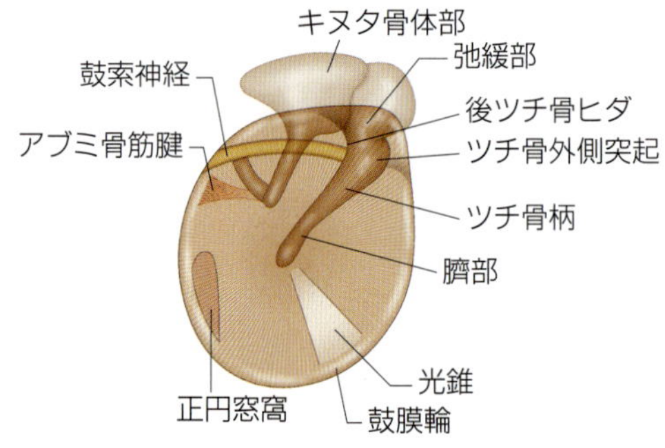

図 4-5　正常な鼓膜と模式図

表 4-1　鼓膜の異常所見例

形状の異常	穿孔，陥凹，膨隆，耳漏流出，
色調の異常	発赤（急性炎症），混濁（滲出液の存在）， 青色鼓膜（コレステリン肉芽腫，頸静脈），白色（石灰沈着など） 水泡透見（滲出液の存在）

3　鼻・上咽頭の診察

● 鼻鏡による診察　鼻の診察の基本は，前鼻鏡を用いた視診である（図 4-6）。鼻内は外鼻孔の径と比較して広がりと奥行きがある。患者の頭位をやや後屈の位置に固定し，診察者が鼻腔下部と鼻腔上部の両方を観察しやすいようにする。外鼻孔付近をよく観察したのちに，鼻腔下方の観察では，下鼻甲介，総鼻道，鼻中隔下方を視診する。鼻腔上方の診察では，中鼻道，中鼻甲介，嗅裂，鼻中隔上方を観察する。鼻出血の好発部位であるキーゼルバッハ部位は前鼻鏡で十分に観察できる。かつては後鼻鏡という実際に鏡がついた器具を用いて，口腔から上咽頭や後鼻孔を観察していたが，現在は鼻咽腔内視鏡が耳鼻咽喉科に常備されるようになり，これらの部位は内視鏡で観察

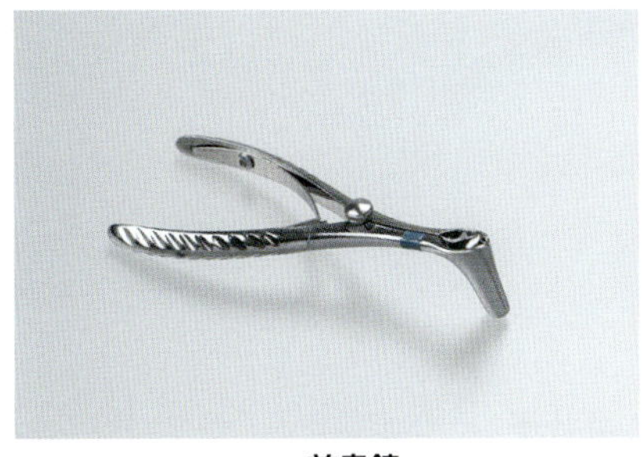

a. 前鼻鏡

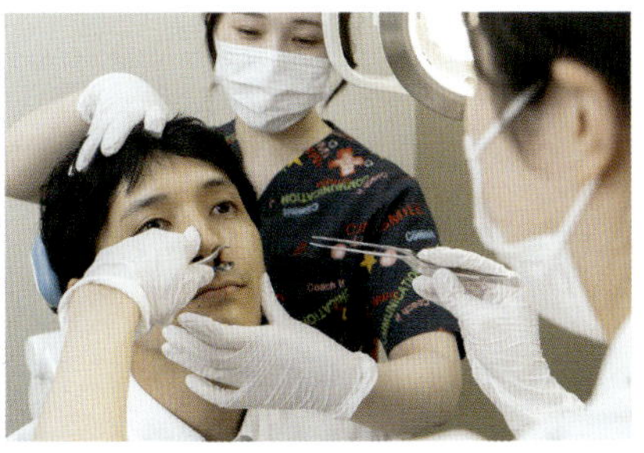

b. 診察の様子

図 4-6　前鼻鏡と前鼻鏡を用いた診察の様子

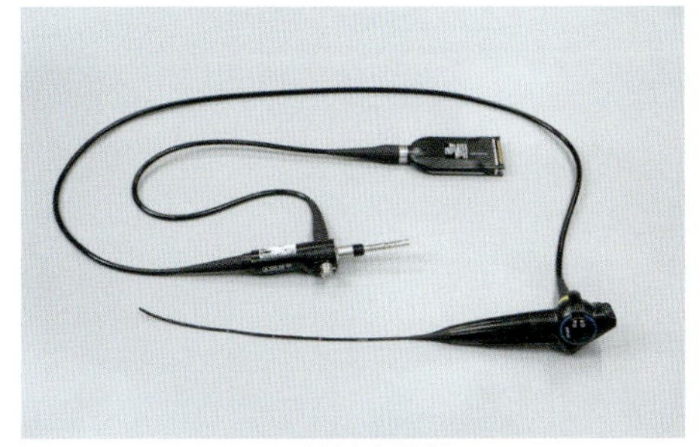

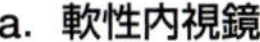

a. 軟性内視鏡

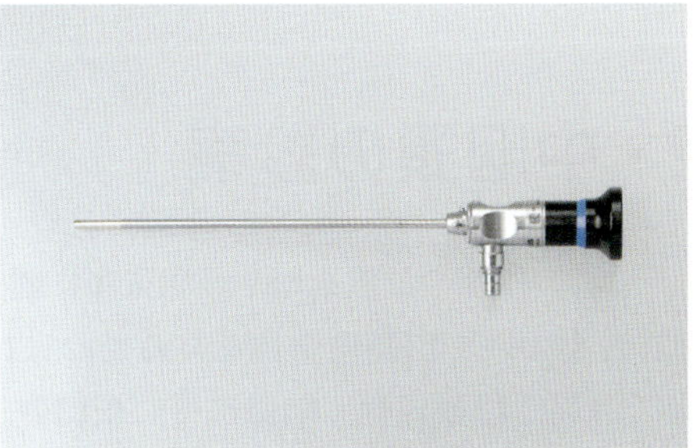

b. 硬性内視鏡

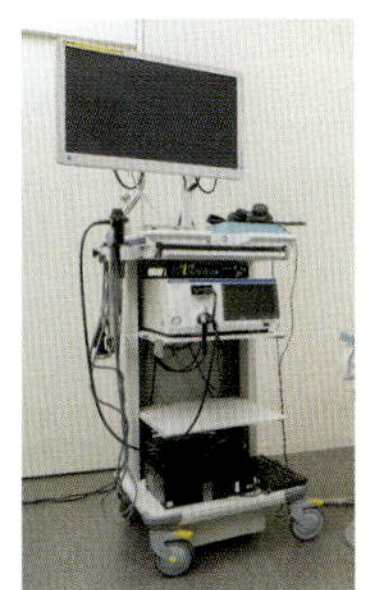

c. モニターとプロセッサー

図 4-7　内視鏡

するのが一般的になっている。

● **内視鏡を用いた診察**　前鼻鏡での診察のみでは，総鼻道の奥や，嗅裂，下鼻道，耳管咽頭口，上咽頭の診察はむずかしい。これらの診察には内視鏡が有用であり，現代において内視鏡での診察は欠かせないものとなっている。**内視鏡**(**ファイバースコープ**)には**軟性内視鏡**(**フレキシブルファイバースコープ**)と**硬性内視鏡**がある(図 4-7)。細かいところまで観察する場合には軟性内視鏡が使用しやすい。一方，鼻出血の止血や生検などの処置を行うには，視野が片手で固定できる硬性内視鏡が有用である。

内視鏡を挿入する前には，カメラの表面によごれがついて観察が不十分にならないよう，鼻腔内の分泌物などを清掃する。また，内視鏡を挿入する際に粘膜に器具が触れて患者が痛みを感じると，長時間の観察がむずかしくなるため，前処置として外用のリドカインなど局所麻酔薬を塗布したり，鼻腔を広げるために外用アドレナリンといった血管収縮薬を塗布したりすることもある。短時間の診察であれば薬剤の塗布は不要なことも多い。

内視鏡にて，総鼻道，中鼻道，上鼻道，下鼻道，鼻中隔の後端までをよく観察する。鼻中隔彎曲(わんきょく)が強いと内視鏡を奥に進めにくいが，そういう場合には必要に応じて局所麻酔薬の塗布を十分に行いながら慎重に奥まで進めていく。総鼻道のつきあたりまで内視鏡を進め，後鼻孔，上咽頭，耳管咽頭口の観察を行う。

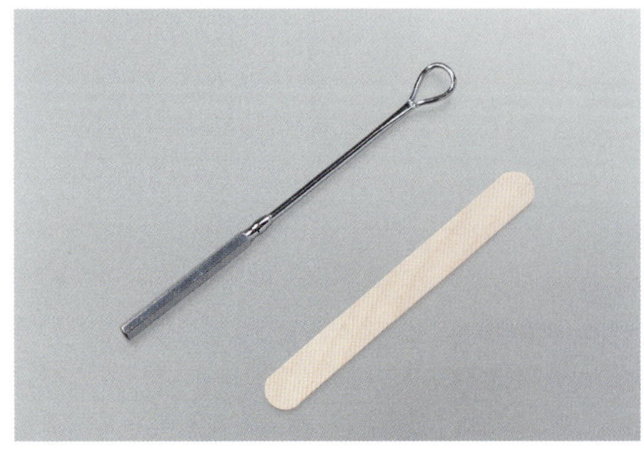

図 4-8　舌圧子
チェルマック式舌圧子(写真左)とディスポーザブルの木製舌圧子(写真右)

4 口腔・中咽頭の診察

口腔の診察では，患者の頭部の位置をやや後屈気味に固定し，開口させた状態で観察を行う。舌をよけて口腔内全体を見るためには**舌圧子**を用いる(図 4-8)。まずは舌表面，口蓋扁桃，咽頭後壁，軟口蓋，口蓋垂，下顎歯，下歯肉を観察する。次に頭部を後屈してもらい，診察者も見上げるような角度から，硬口蓋，上歯肉，上歯列の観察をする。続いて，今度は舌圧子で舌を上方へよけながら口腔底の観察をする。舌の前後左右の動き，左右の頬粘膜を観察する。

口腔の診察では，所見に左右差がないか，発赤，腫脹，触ると痛みを訴える箇所の確認，分泌物，潰瘍形成，膿栓の付着，腫瘤形成，出血の有無などを調べる。開口が十分に行えているか，開口障害の有無も確認する

視診を終えたら，口腔内の触診を行う。触診では，硬結などがないかを調べる。そのほかに，顎下腺の唾石症が疑われる場合には，ワルトン管の触診，顎下腺の双手診を行い管内唾石の有無を確認する。また，小児で開鼻声がある場合には，粘膜下口蓋裂が隠れている場合があるので，硬口蓋の触診を行う。頬部痛の訴えがあり歯性上顎洞炎を考えるときには，疑わしい歯の叩打痛を舌圧子で確認する。

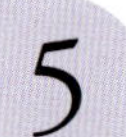

5 下咽頭・喉頭の診察

下咽頭や喉頭は口腔内から直視できない。簡便な視診方法として，間接喉頭鏡を用いる方法がある(図 4-9)。間接喉頭鏡を使う際には，患者に背中を少し丸めて顎を少し前方へ突き出してもらい，舌を前方に出してもらう。診察者はガーゼなどで舌をつかんで，さらに前方へ引っぱる。間接喉頭鏡は曇らないようにあらかじめあたためておき，患者に「えー」と発声してもらいながら，間接喉頭鏡を舌の奥へかざして，舌根，喉頭，下咽頭を目視する(図 4-10)。途中，吸息してもらいながら，何回か所見をとる。舌を引っぱりすぎたり，器具が周辺の粘膜に接すると，咽頭反射がおこる可能性がある

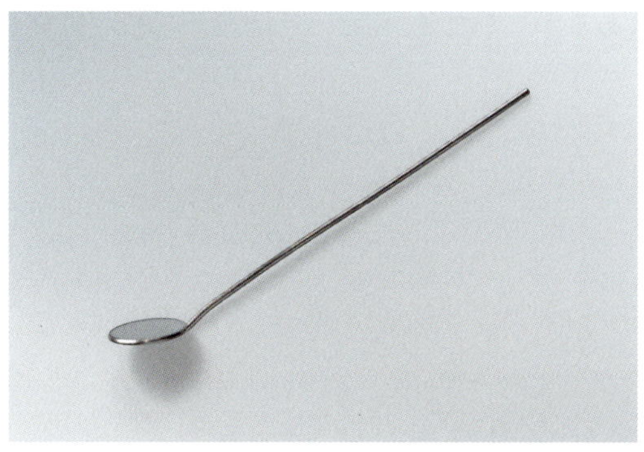

図 4-9　間接喉頭鏡

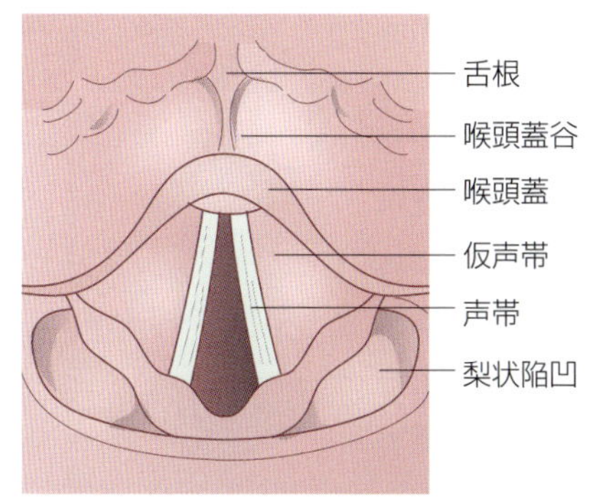

図 4-10　声帯周辺の概念図

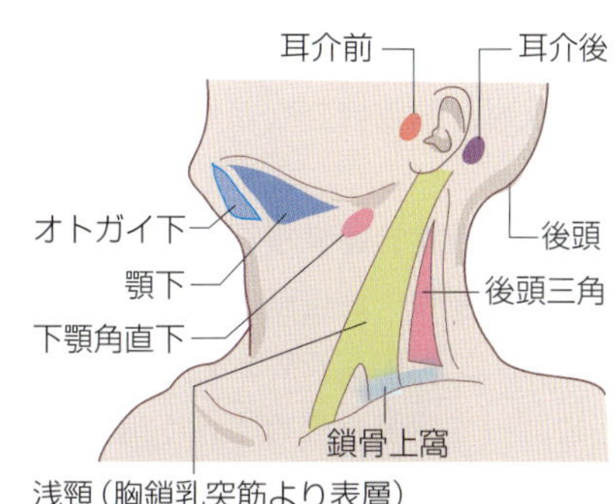

図 4-11　頸部リンパ節の分布

ので，刺激はなるべく少なくなるように努める。

実際は，近年は下咽頭喉頭の診察は内視鏡で行うのが一般的である。軟性内視鏡を鼻腔から挿入し，鼻腔内，上咽頭，下咽頭，喉頭，舌根を観察する。間接喉頭鏡を比べ咽頭反射もおこりにくく，モニターでの画像確認により，詳細な所見がとれるため，主流である。

6　頸部（唾液腺・甲状腺を含む）の診察

頸部の視診では，左右差の有無，正中部位の異常，発赤，腫脹，皮疹，瘻孔，外傷，出血，拍動などを観察する。

次に耳下腺，顎下腺，甲状腺，喉頭の触診を行う。頸部はその範囲に多くの臓器があるため，上部から系統的に触診していくとよい。腫脹や圧痛，浮腫の有無，腫瘤性病変があれば可動性，かたさ，色調，表面の平滑さを確認する。甲状腺の触診では，腫瘤，硬結，圧痛の有無を確認する。まず視診を行ってから，安静時での触診を右葉，左葉，峡部に関して行う。その後，触診しながら嚥下をしてもらう。頸部リンパ節はまんべんなく触診するために，部位別に意識しながら触診する（図 4-11）。耳介前後，後頭，顎下，オトガイ下，下顎角直下，浅頸，深頸，後頸三角，鎖骨上，の流れで触診する。リンパ節腫脹をみとめる場合には，触れる個数，部位，大きさ（径○ mm），形状，集簇(しゅうぞく)しているかどうか，可動性はどうか，圧痛はあるか，かたさ，表面の平滑さ，をチェックする。

B 検査

1 耳の検査

a 聴覚機能検査

聴覚機能検査には，どれくらいの音量が聞こえるか調べる聴力検査や，インピーダンスの検査，耳音響放射，脳波検査などがある。また，乳幼児用に工夫された幼児聴力検査もある。

聴力検査は，**自覚的聴覚検査**と**他覚的聴覚検査**に分けられる。自覚的聴覚検査には純音聴力検査，語音聴力検査，幼児聴力検査，音叉による検査などがある。自覚的検査は，「音が聞こえたらボタンを押す，返事をする，ふり返る」など，被検者の反応によって閾値(いきち)を決めていく検査である。そのため，被検者が非協力的であると正確な閾値を求めることができない。また，意識障害や認知機能障害のある患者，乳幼児などの場合には，他覚的聴力検査も行い，総合的に聴力を判断する。他覚的聴力検査には，インピーダンス検査，耳音響放射，聴性脳幹反応検査などがある。これらは，被検者の状況によらず，聴覚伝導路の状態を反映する検査である。自覚的聴覚検査，他覚的聴覚検査を組み合わせ，聴力の状態を診断する。

耳の検査を行う前には必ず耳内を確認し，耳垢，耳漏などがあれば可能な限り清掃をしておく。

1 音叉

音叉(おんさ)は，U字型の部位とその中心の直線部位からなる全体としてはY字型の器具である(▶図4-12)。金属でできており，振動させると純音を発する。振動部位の長さによって，いくつかの周波数を発せさせることが可能である。楽器の調律で使用するものであるが，診療でも使用しており，医療では128 Hz，256 Hzの低周波数のものを用いることが多い。その場で簡便に行うことができ，純音聴力検査ができない救急外来などでの難聴の有無のスクリーニングなどに有用である。また，伝音難聴と感音難聴を鑑別するうえで参考となる。

● **ウェーバー法**　音叉を振動させ，前額部または頭頂部のいずれも正中に音叉の基部を置くと，骨導を介して振動音を聴取することができる。左右聴力に差がない場合は左右同程度の音量で聴取される。伝音難聴がある場合は患側に大きく聞こえる。感音難聴がある場合には健側で大きく聞こえる。

● **リンネ法**　音叉を振動させ，乳突部にその基部をあてる。最初は骨導に

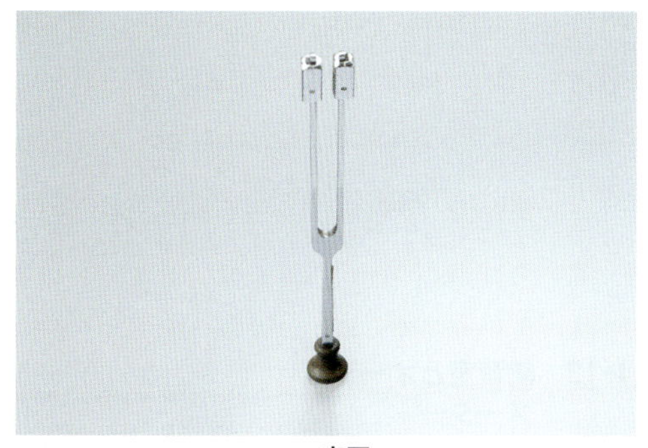
a. 音叉

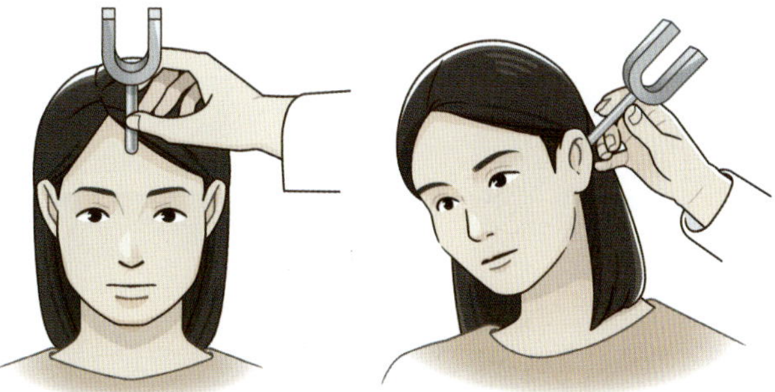
b. 使用方法

図 4-12　音叉

て音を聴取できるが，徐々に振動が減弱し，聞こえなくなる。聞こえなくなったら，音叉のU字部(振動部)をすぐさま外耳道入り口部に近づける(気導聴力)。その時点でまだ音が聴取できる場合はリンネ陽性(正常，または感音難聴)，音が聞こえなければリンネ陰性(伝音難聴)と考えられる。ただし，音叉の振動ぐあい，乳突部への当て方，周囲の環境音の干渉などがあり，正確に測定できていないこともあるので，総合的な判断が必要である。

2 純音聴力検査

純音オージオメーターで行う検査のなかでも基本的なもので，聴力検査というとこの**純音聴力検査**をさすことも多い。健康診断では簡易的に2周波数の気導聴力を測定し，診療の場では7～9つの周波数に関して，気導聴力と骨導聴力を測定する。本体，気導検査用ヘッドフォン，骨導受話器，応答用ボタンからなる。防音室に設置される(図 4-13)。

● 純音聴力検査　純音聴力検査では，気導聴力の閾値，骨導聴力の閾値を求める(図 4-14)。検査結果は**オージオグラム**と言われるグラフであらわす(図 4-15)。

気導聴力閾値は，右　−○−，左　・・・×・・・　とあらわす。骨導聴力閾値は，「右　[」「左　]」であらわす。提示した音圧では聞えない場合は，スケールアウトという表記をし，各記号の下方に下向き矢印を付ける。

難聴の程度は，測定した気導聴力閾値のレベルによって分類される(表 4-2)

● 気導聴力検査　気導受話器(ヘッドフォン)を装着し，外耳道から音を入れてどれくらいの音量で聞こえるか検査をする。左右それぞれの閾値を調べる。一般的な測定方法では，中音域の1,000 Hzから検査を開始する。まず，必ず聞こえそうな音量(60 dBくらい)を提示し，そこから音量を小さくしていき，おおよその閾値を推測する。今度は，閾値付近の音量から提示していき，聞こえはじめる音圧を調べる(**閾値**)。一般的には1,000 Hz，2,000 Hz，4,000 Hz，8,000 Hz，とまずは高周波数の閾値を測定して，次に，一度1,000 Hzに戻って再度閾値を確認したのち，500 Hz，250 Hz，125 Hzを順に提示して低周波数域の閾値を調べる。左右ともに行う。

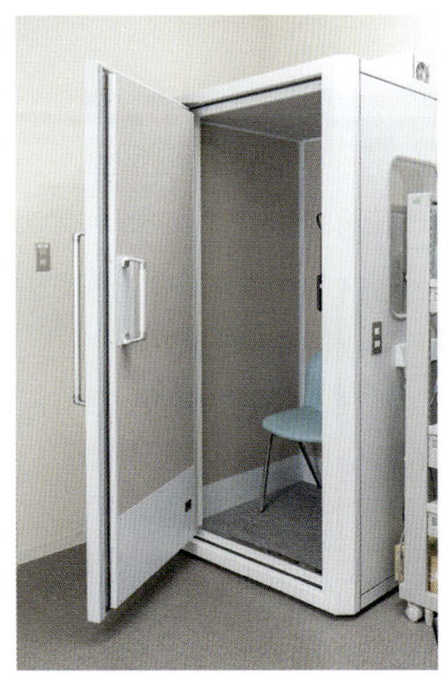

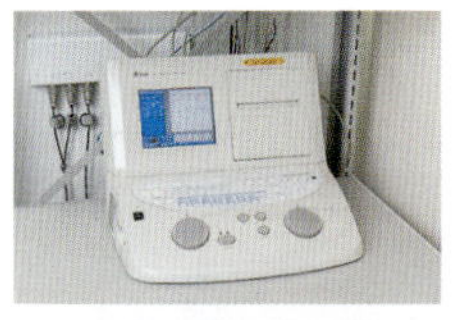

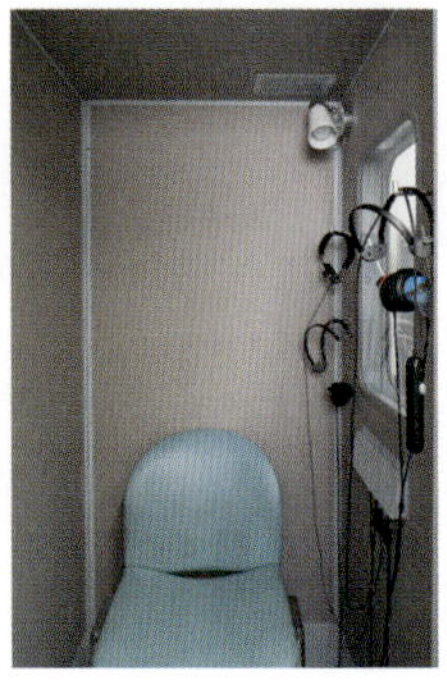

図 4-13　防音室とオージオメーター

防音室(写真左)の側面にはオージオメーター(写真右上)が設置されている。防音室の中には患者が座るいすのほか，気導受話器と骨導受話器が設置されている。

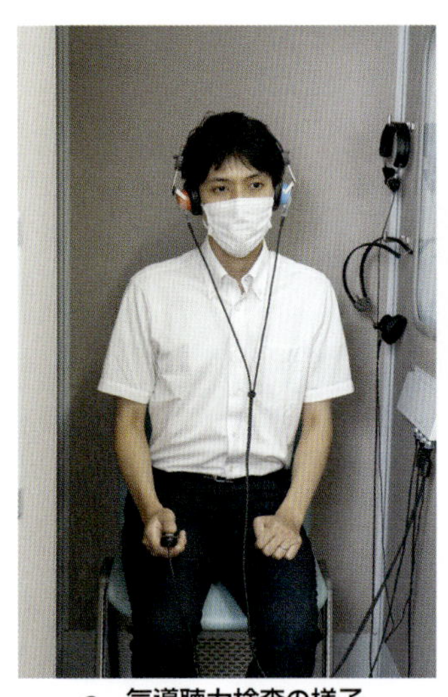

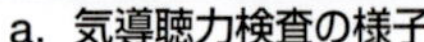

a. 気導聴力検査の様子

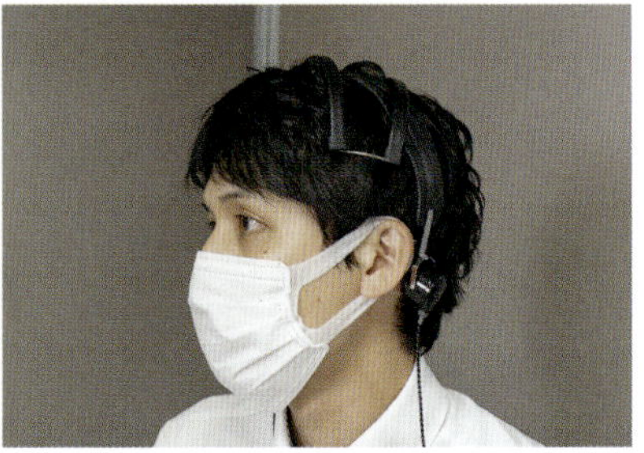

b. 骨導聴力検査の様子

図 4-14　純音聴力検査

純音聴力検査では，2 種類のヘッドホンを用いて検査を行う。気導受話器は耳を覆うように装着するが，骨導受話器は耳介のうしろにある乳突部に装着する。

MOVIE

左右の聴力の差が大きい場合，患側に大きな音圧の音を提示すると，反対側の健側まで聞こえてしまうことがある。これを**陰影聴取**または**交叉聴取**という。この現象により，患側の聴力閾値が正確に測定できない場合がある。対側へは約 50 dB 減弱して音が伝わると言われている。これを防ぐには，**マスキング**という手法を用いる。マスキングでは，健側にノイズを聞かせて，反対側の患側で鳴っている検査音が聞こえなくなるようにする。

● 骨導聴力検査　骨導受話器はヘッドバンド型の機器で，片側の先端についている骨導端子を測定する側の耳の後ろにじかにあてる。反対側にはイヤホンがついており，測定側と反対側の耳に装着する。刺激音が直接，耳後部の頭蓋骨を経由して蝸牛へ到達するので，蝸牛における聴力閾値を測定することができる。この方法で求めた聴力閾値を，**骨導閾値**という。頭蓋骨を直接振動させて閾値を求める関係上，検査耳と反対側の耳にもじかにほぼ減衰

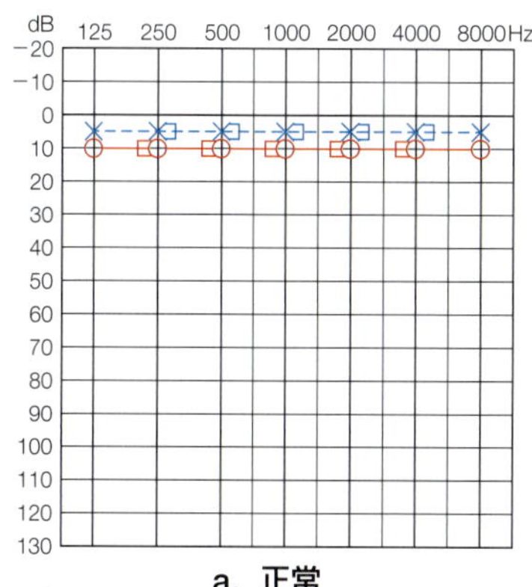

a. 正常

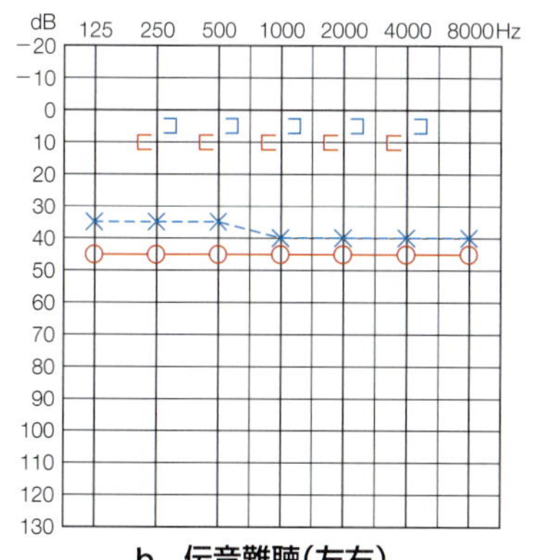

b. 伝音難聴(左右)

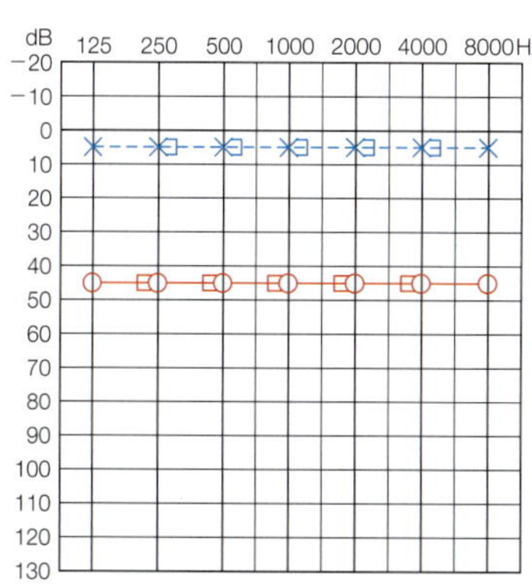

c. 感音難聴(右側)

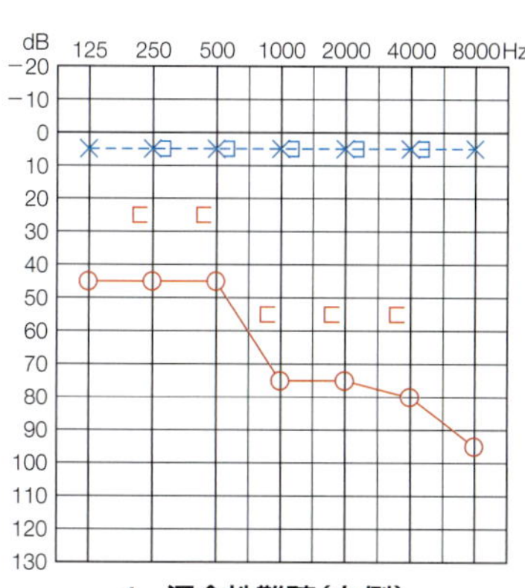

d. 混合性難聴(右側)

図 4-15　純音聴力検査の検査結果例

表 4-2　難聴の程度

難聴の程度	平均聴力レベル(4 分法)
軽度難聴	25-40 dB
中等度難聴	40-70 dB
高度難聴	70-90 dB
重度難聴	90 dB 以上

※平均聴力レベルが 4 分法にて両側ともに 70 dB 以上の場合は，身体障害者福祉法による聴覚障害に該当する。

せずに音刺激が伝わり，反対側耳でも検査音が聴取できてしまう。そのため，骨導閾値を測定する際には，必ずマスキングを行う。

● **気骨導差(ABgap)**　測定した気導閾値と骨導閾値に差がない場合は，正常聴力(図 4-15-a)または感音難聴(図 4-15-c)である。

一方で，気導閾値のほうが骨導閾値よりも高く，気導閾値と骨導閾値に差がある場合，外耳道から中耳までの経路のどこかに異常があり，音がうまく伝わっていないと考えられる。この所見を**気骨導差** Air Bone gap(ABgap)があると言う。骨導閾値が正常範囲の場合を伝音難聴(図 4-15-b)，骨導閾値も異常で，さらに気導閾値が骨導閾値よりも高い場合を混合性難聴(▶図4-15-d)という。

3 語音聴力検査

聴力の評価には，言葉の聴取力も重要であるが，言葉の音声は純音ではないため数字および五十音の聞きとりを調べるための検査があり，**語音聴力検査**といわれる。純音聴力検査結果に比べて，語音聴力検査結果が極端にわるい場合には，外耳，中耳，内耳の異常というよりは，聴覚中枢の異常(中枢性難聴)の可能性がある。

語音聴力検査では，語音了解閾値検査と語音弁別能検査を行う(▶図4-16)。**語音了解閾値検査**では，一桁の数字の聴取閾値を測定し，50%正解した閾値(dB)を**語音了解閾値**という。一方，どれくらいまで，語音を聞き分けられるかについては，**語音弁別能検査**にて調べる。語音弁別能検査では，ことばの語表を用いて音圧をかえながら語音を提示していき，正解率を求める(▶図4-17)。最も高い正解率を，**最高語音明瞭度**という。

4 インピーダンス-オージオメトリー

外耳道から進入した音は鼓膜を振動させる。その際に，音波の一部は鼓膜で反射されて外耳道内にかえってくる。この原理を利用した検査が**インピー**

数字語表［語音了解閾値測定用］

5	2	4	3	7	6
7	4	6	5	2	3
2	7	3	6	5	4
3	5	2	4	6	7
6	3	7	2	4	5
4	6	5	7	3	2

ことばの語表［語音弁別検査用］

1表	アキシタニヨジウクス ネハリバオテモワトガ
2表	キタヨウスハバテワガ アシニジクネリオモト
3表	ニアタキシスヨクジウ オネバハリガテトワモ
4表	テネヨアキジハモシウ リワタクバトニスオガ
5表	ネアテヨハキモジリシ ワウバタトクオニガス
6表	ニクリモテアジハトガ ワネウオバスヨシタキ
7表	ワバスタニトリジアキ モネウシヨガハオテク
8表	テキワタガアモシトニ ヨハウバスネジリクオ

▶**図4-16　検査語表の例(67-S語表)**
(日本聴覚医学会編：聴覚検査の実際，改訂5版．p.222，南山堂，2024．)

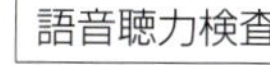

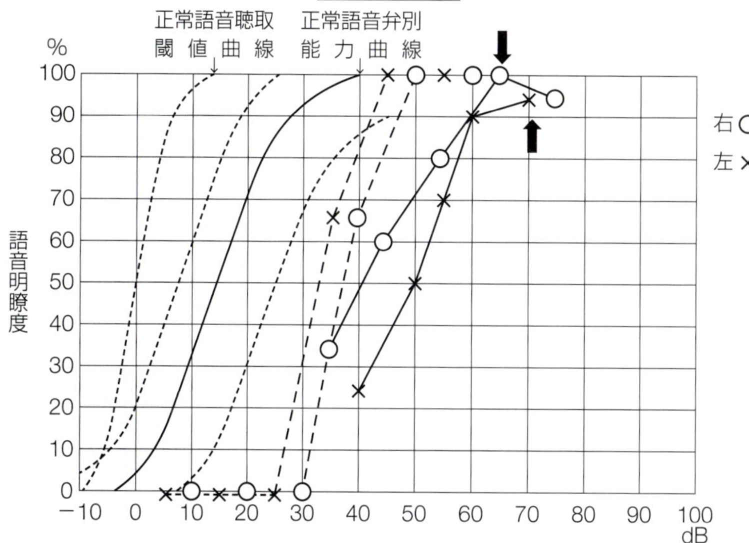

図 4-17　語音聴力検査の結果

この結果の場合，最高語音明瞭度（⬇で示した部分）が，右耳は 100%（65dB）・左耳 95%（70dB）であると読みとることができる。

ダンス-オージオメトリーである。鼓膜が動きやすければ（インピーダンスが小さい）反射音圧は小さく戻り，鼓膜が動きにくければ（インピーダンスが大きい）返ってくる反射音圧は大きくなる。この反射音圧の逆数を鼓膜の動きやすさ（**コンプライアンス**）とする。この原理を臨床的に応用した検査が，**ティンパノメトリー**，**音響性耳小骨筋反射**である。

◆ ティンパノメトリー

外耳道圧を −200 daPa から +200 daPa まで変化させ，鼓膜の動きによる外耳道容積の変化を測定しコンプライアンスを測定する検査を**ティンパノメトリー**といい，結果を表示したグラフを**ティンパノグラム**という（図 4-18）。縦軸がコンプライアンス，横軸が外耳道空気圧をあらわす。グラフの形により，以下の型に分類される（図 4-19）。

● **A 型**　正常，または感音難聴など，中耳のコンプライアンスに明らかな異常がない状態である。外耳道空気圧が −100 daPa〜+100 daPa の間で最大ピークとなる山形のグラフとなる。A 型には Ad 型と As 型がある。ピーク値が異常に高いグラフは Ad 型といい，コンプライアンスが大きい，すなわち中耳の空間的なコンプライアンスは正常範囲だが，鼓膜が動きやすすぎる状態で，耳小骨離断や鼓膜が極端に弛緩した状態などで見られる。ピーク値が異常に低いグラフは As 型という。コンプライアンスが小さい，すなわち中耳の空間的なコンプライアンスは正常範囲だが，鼓膜が動きにくくなっている状態で，耳硬化症のような耳小骨連鎖の異常が考えられる。

● **B 型**　外耳道圧を変化させても，中耳腔のコンプライアンスの変化が見られないために，グラフが山型を描かない状態である。鼓膜がほぼ動かない

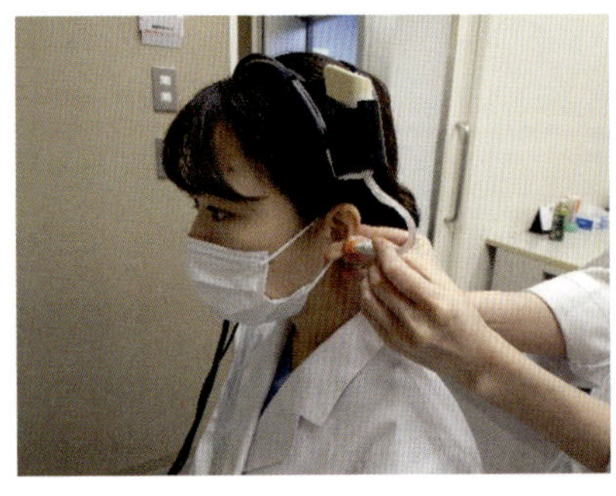

図 4-18　ティンパノメトリーを行っている様子

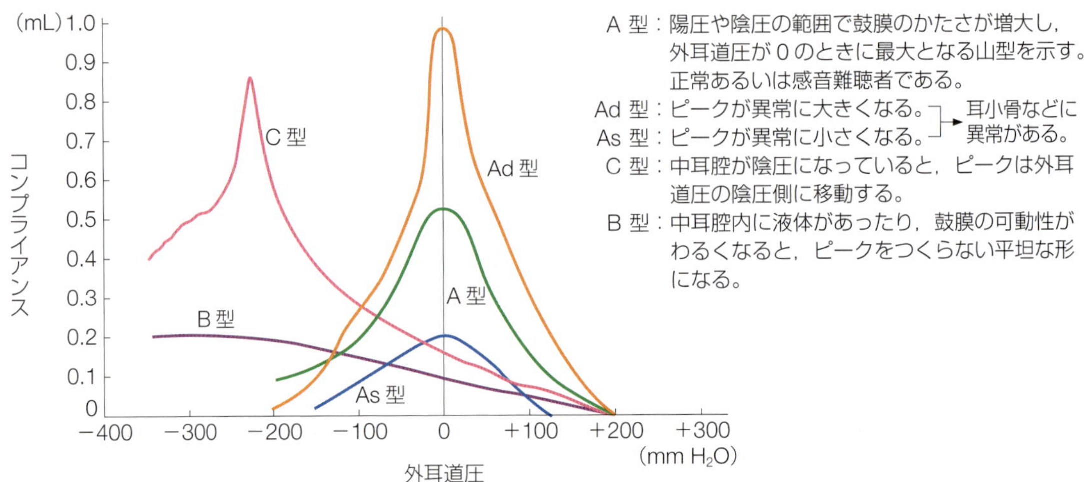
(mL)
1.0
0.9
0.8
0.7
0.6
0.5
0.4
0.3
0.2
0.1
0
コンプライアンス
C 型
Ad 型
A 型
B 型
As 型
−400
−300
−200
−100
0
+100
+200
+300
(mm H_2O)
外耳道圧
A 型：陽圧や陰圧の範囲で鼓膜のかたさが増大し，外耳道圧が 0 のときに最大となる山型を示す。正常あるいは感音難聴者である。
Ad 型：ピークが異常に大きくなる。
As 型：ピークが異常に小さくなる。
耳小骨などに異常がある。
C 型：中耳腔が陰圧になっていると，ピークは外耳道圧の陰圧側に移動する。
B 型：中耳腔内に液体があったり，鼓膜の可動性がわるくなると，ピークをつくらない平坦な形になる。

図 4-19　ティンパノグラム

状態で，中耳腔に滲出液が貯留する滲出性中耳炎や，鼓膜が鼓室に癒着して可動性がほぼ消失する癒着性中耳炎などで見られる。

● C 型　グラフは山型を描くが，ピーク値の位置が－100 daPa 以下を示す状態である。コンプライアンスが最大値となる外耳道圧は中耳腔内圧を示しており，中耳腔内が陰圧となる耳管狭窄の状態などで見られる。滲出液の貯留が少量の場合は滲出性中耳炎でも C 型を示すこともある。

また，近年，ワイドバンド-ティンパノメトリーという検査機器が普及している。この検査は，従来のティンパノメトリーが，おもに 226 Hz の周波数を使用して検査をしていたことと比べ，226～8,000 Hz という幅広い周波数帯を含むクリック音を用いてインピーダンスを測定するもので，滲出性中耳炎や耳小骨病変の診断などにおいて有効性が多く報告されている。検査方法は，ティンパノメトリーと大きくかわりはない。

◆ 音響性耳小骨筋反射検査

耳小骨には鼓膜張筋，アブミ骨筋が付着しており，強大音に対して内耳を保護する役割を担っている。この耳小骨筋による耳小骨可動性変化を，インピーダンス検査にてコンプライアンスの変化として検出するのが，**音響性耳**

小骨筋反射検査である。臨床的に利用されているのは，**アブミ骨筋反射** stapedius reflex（SR）である。

検査時には，先行してティンパノメトリーを施行し，コンプライアンスが最大となる外耳道圧で検査を実施する。刺激音は純音の 250 Hz～4,000 Hz を用いる。

本検査にて，耳小骨の可動性の評価ができるほか，アブミ骨筋反射は遠心路は顔面神経の分枝，求心路は蝸牛神経が支配しているため，顔面神経麻痺の障害部位診断にも用いることができる。また，純音聴力検査で重度難聴であるにもかかわらず本検査で反応が良好の場合は，機能性難聴も考慮する。

5 聴性脳幹反応（ABR）検査

聴覚伝導路の評価を行うことができる脳波検査である。純音聴力検査は自覚的聴力検査のため，被検者の協力が得られにくい場合は正確な診断が困難となる。一方，**聴性脳幹反応** auditory brain response（ABR）検査は本人の意思とは無関係に音が内耳から中枢へ伝わるまでの反応を検出できる。そのため，他覚的聴力検査として臨床現場で応用されている。筋電図などがまざらないように仰臥位で安静にして測定する（図 4-20）。乳幼児では検査中にじっとしていることがむずかしいため，鎮静下で行う。また，ABR は脳死判定にも使用されているが，高度な難聴があると反応が出ないため注意が必要である。

刺激音にはおもにクリック音が使用される。記録電極は耳朶と頭頂部，設置電極は前額部に置く。検出される波形の起源は，Ⅰ波（蝸牛神経），Ⅱ波（蝸牛神経核），Ⅲ波（上オリーブ複合核），Ⅳ波（外側毛帯），Ⅴ波（中脳下丘），Ⅳ波（内側膝状帯）とされる。聴力閾値はⅤ波の検出を確認して判定するが，クリック音は中音域～高音域の複合音であるため，低音域の聴力は反映されていないことに留意する。気導ヘッドフォンでの検査のほかに，骨導端子を用いての検査も可能である。近年は刺激音にチャープ音を用いて検査時間を短縮する方法も開発されている。

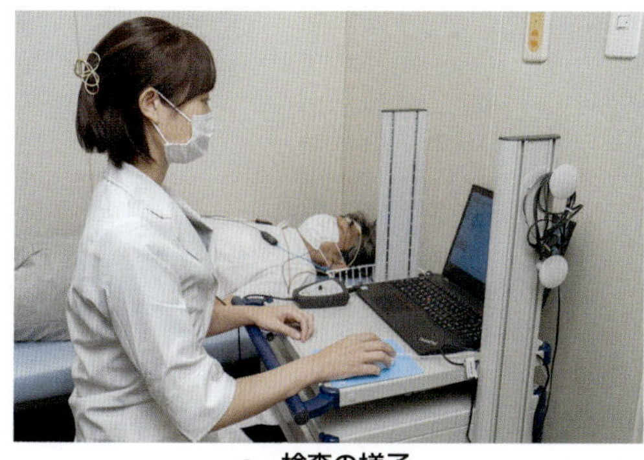
a. 検査の様子

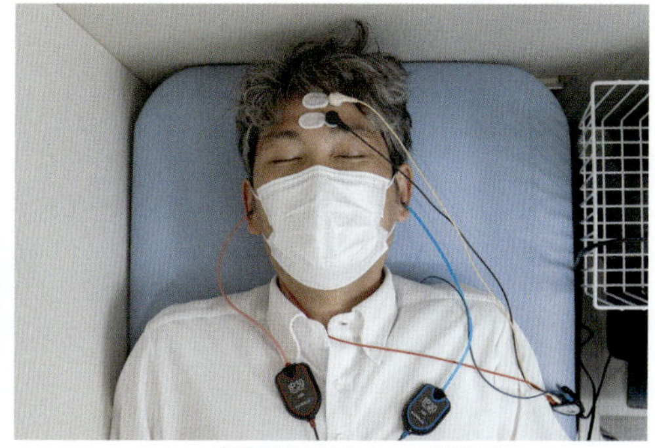
b. 電極を装着している様子

MOVIE

図 4-20 ABR 検査

6 耳音響放射(OAE)検査

音振動が蝸牛に到達すると，外有毛細胞のはたらきにより，さらに増強され，内有毛細胞へ伝えられる。このときに発生した増強された基底板の振動は，外耳道へ放射される。これを**耳音響放射** Otoacoustic emission(OAE)という。外有毛細胞と中耳の機能が正常であれば検出されるため，他覚的聴力検査として応用されている。臨床で使用されるのはおもに歪成分耳音響放射 distortion product otoacoustic emissions(DPOAE)である。

7 乳幼児の聴力検査

乳幼児が聴力検査のやり方や意味を理解することはむずかしい。しかし，環境音，言語などを覚える大事な時期であるため，難聴が疑われる場合には聴力の評価を行わなければならない。乳幼児向けに工夫された検査が，音への反応を見る**聴性行動反応検査** behavioral observation audiometry(BOA)や条件付けを行って周波数毎の聴力閾値を推定する**条件詮索反応聴力検査** conditioned orientation response audiometry(COR)，遊びの要素を入れた**遊戯聴力検査**などである。

BOA は，視界に入らないところから太鼓や鈴，インファントオージオメーターなどから音を発して，驚愕反射，瞬目反射，定頸していれば振り返りの動作などから，音が聞こえているか判断し，オージオグラム上へ閾値を記入していく検査である(▶図4-21)。適応月齢は0～12か月くらいまでである。

COR は，6か月ごろから2歳くらいまでの乳幼児が対象となる。あらかじめ音圧を測定済みのスピーカーから純音を発し，音が鳴っているときにそちらを見たり指差しできたりしたときだけ，玩具や映像を見ることができる，という条件付けをして，音への反応を調べる検査である(▶図4-22)。条件付けをしても，長時間の検査は乳幼児の集中力が切れてむずかしいため，短時

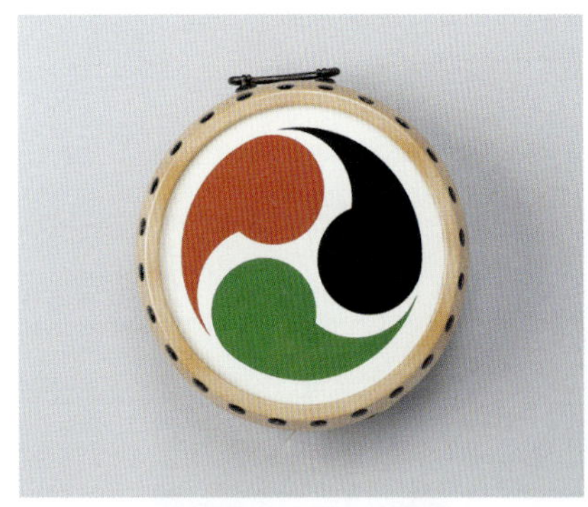

a. BOAに用いる玩具
太鼓や鈴など音の出る玩具を用いる。

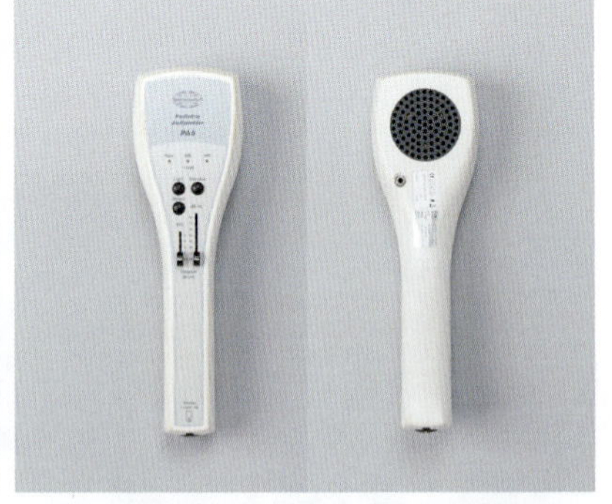

b. インファントオージオメーター
インファントオージオメーターの表(写真左)と裏(写真右)。裏のスピーカー部から音が発せられる。

▶図4-21　聴性行動反応検査(BOA)

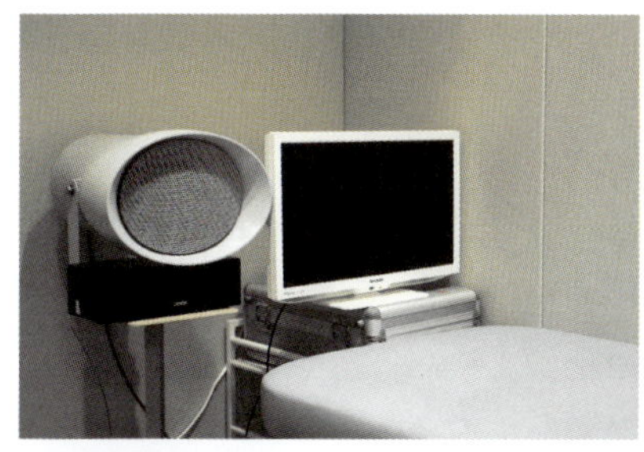
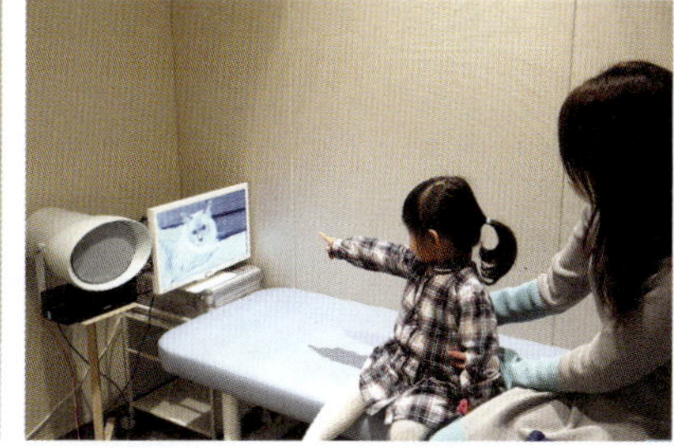
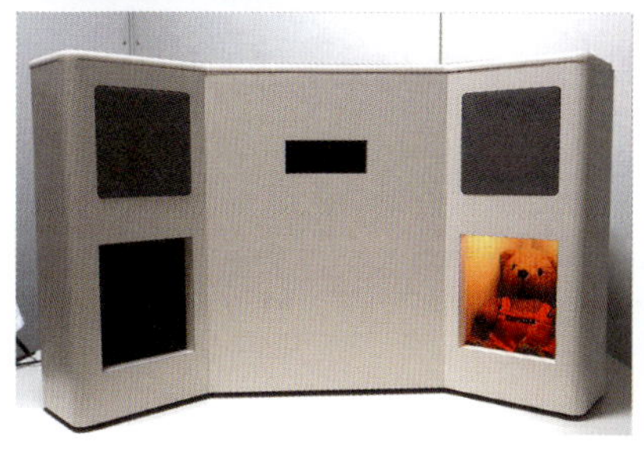
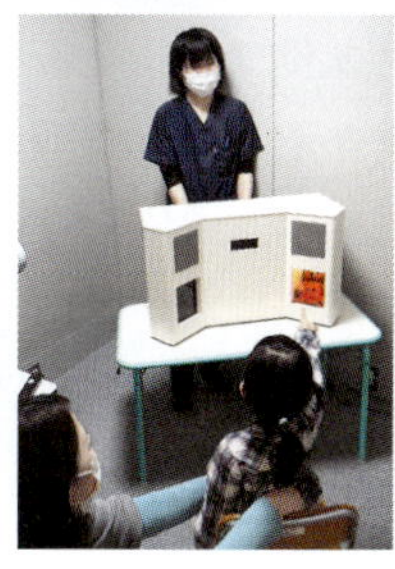
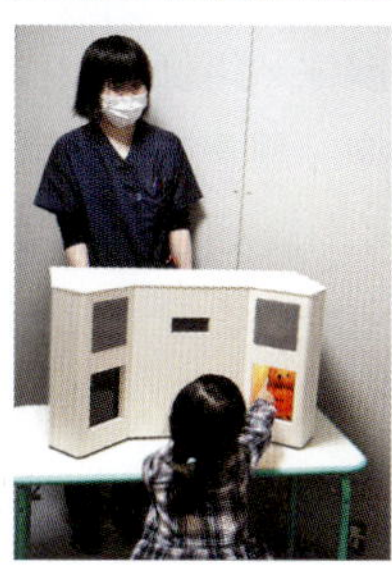

図 4-22 条件詮索反応聴力検査（COR）
スピーカーから純音を発し，小児に反応があった場合に映像や玩具を見ることができる。検査時には保護者が付き添うことも可能であるため，小児の意向を確認して安心した環境で検査が受けられるよう配慮する。

間で行えるようにする。また，患児の体調やきげん，検査技師への人見知りなどがあると正確な閾値が検出できないため，一度で結果を得られない場合は，日をかえて数回行うことも検討する。

遊戯聴力検査は，未就学児対象の検査で，COR の遊び要素に検査音をヘッドフォンやイヤホンからの音刺激を加え，左右別の閾値を測定できる検査である。遊びの要素には，映像のみでなく，ブロックやパズルなどを用い，6 歳くらいまでの幼児があきずにある程度の時間，検査を受けられるような工夫がされている。

これらの BOA，COR などの検査は自覚的聴力検査である。乳幼児の聴力を評価するには，これに，OAE，ABR などの他覚的聴力検査を合わせて，総合的に診断する。検査には乳幼児の聴力検査に慣れている言語聴覚士や臨床検査技師の協力が不可欠である。

b 平衡機能検査

平衡機能には，さまざまな領域が関係している（21 ページ）。眼球運動や偏倚傾向などの生理現象を検出し評価する。

1 眼振検査

めまい症状で受診した患者に対し，初期に行う最も基本的な検査である。眼振とは，自分の意思とは無関係に眼球が律動的に動く現象のことをいう。

◆ 注視眼振検査

指標を定め一点を注視したときに見られる眼振を注視眼振という。注視眼振検査は，ボールペンなどの指標を患者から約 50cm 離して上下左右に動かして提示し，頭部を固定したまま眼球だけを動かして指標を注視する検査である。頭部は正面・左 30°・右 30°・上 30°・下 30° の位置でそれぞれ固定する。患者に30秒以上注視するよう指示し，その際に眼振が見られるかを確認する(▶図4-23)。

◆ 頭位眼振，頭位変換眼振

なにかを注視しているわけでなく，自然な状態で見られる眼振を**自発眼振**という。注視しないということと，眼球運動がよく見えるということから，被検者にフレンツェル眼鏡(▶図4-24)や赤外線CCDゴーグルを装着してもらい，診察を行う。**頭位眼振**は，座位または仰臥位で観察する。仰臥位では，正中，右下，左下，懸垂頭位，懸垂右下，懸垂左下に頭位を動かして眼振出現の有無を確認する(▶図4-25)。**頭位変換眼振**では，頭位を急速に変化させて生じる眼振を観察する。頭位および頭位変換眼振においては，頸椎に障害がある患者で行うと症状を悪化させるおそれがあるため，事前によく確認する。

◆ 電気眼振図検査(ENG)

眼球は電位を帯びているため，眼球が偏移すると角膜と網膜の電位差も変化する。その角膜網膜電位の変化を記録する検査が**電気眼振図検査**であり，その記録を**電気眼振図** electronystagmography (ENG)という。前述の注視眼振，頭位眼振も，ENGで記録できる。眼振の記録方法には，これらのほかに赤外線CCDゴーグルでの所見をビデオにとり解析するビデオ眼振検査 video-oculography (VOG)もある。

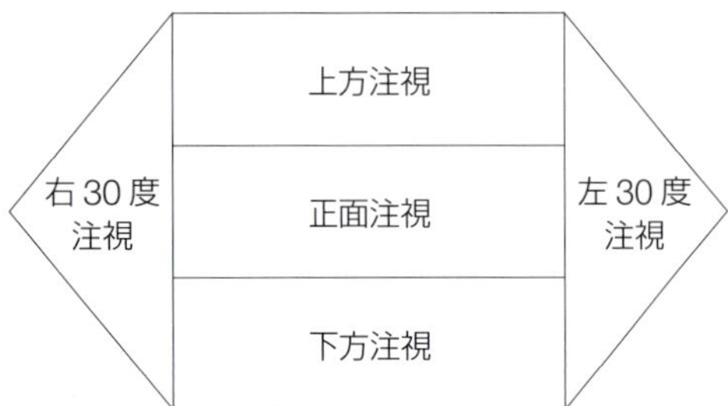

▶図4-23　注視眼振の記載方法

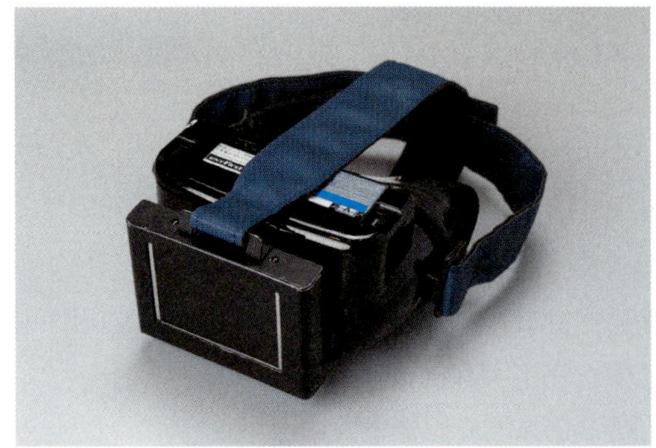

▶図4-24　フレンツェル眼鏡

患者が外部の視覚情報から遮断され，眼球の運動を観察しやすくなる検査器具。写真は，赤外線によって暗所での眼振検査を可能とする「赤外線CCDフレンツェル」という種類の器具である。

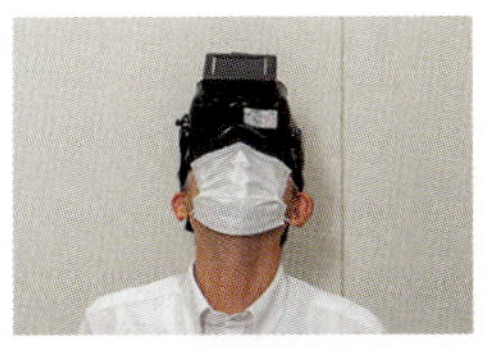

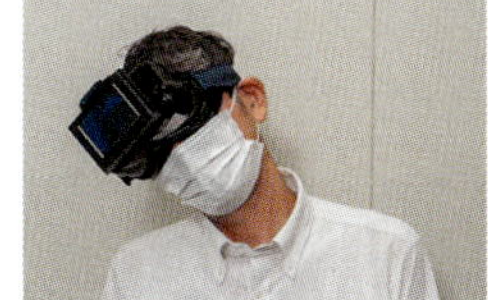

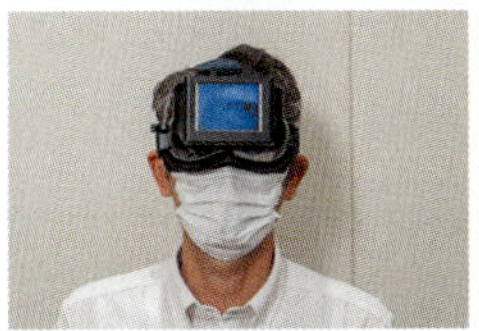

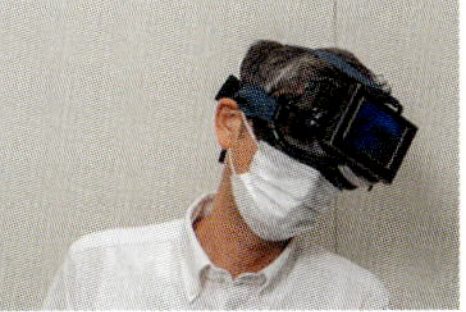

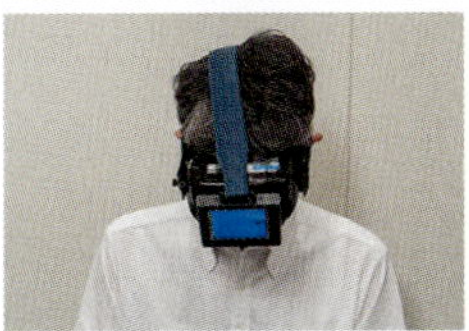

a. 眼振検査（座位）

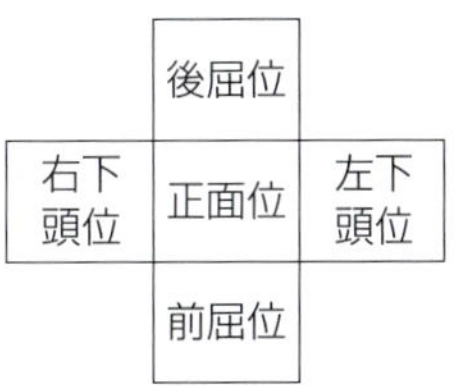

眼振記載法
○眼振なし，⊖疑わしい
水平回旋混合性眼振（左向き）
→水平性眼振（左向き）
回旋性眼振（右向き）

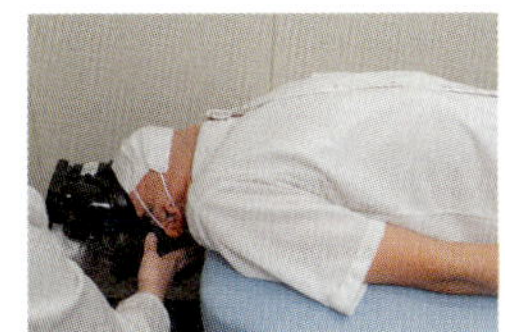

b. 懸垂頭位

図 4-25 頭位眼振検査の様子と結果の記載方法

◆ 温度刺激検査（カロリックテスト）

温度刺激検査（カロリックテスト）は，誘発される眼振を計測することで，外側半規管の機能を評価する検査である。外耳道内に冷水，温水を入れると，外側半規管内のリンパ液が温度差によって対流をおこし，その刺激で眼振が出現する。被検者はめまい感を感じるので，あらかじめ説明をしておく。水ではなく空気を送り込むエアカロリックという手法もあり，鼓膜穿孔で外耳道からの注水が行えない場合でも実施できる。また，わが国では，外耳道内への注水を臨床検査技師が行うことが認められていないため，エアカロリックを行っている施設も多い。

◆ 視運動性眼振検査

目の前にストライプや水玉の模様を水平に一定方向へ移動させて映し出すと，その指標を追うかたちで眼球が同方向へ水平に移動し，限界までくると急速にもとの位置へ戻る。これを**視運動性眼振**という。刺激映像を同じ速度で流して眼振を記録する方法を等速度法（OKN 法）といい，刺激映像を加速したり減速したりしながら流して眼球運動パターンを調べる方法を等加速減速法（OKP 法）という。

2 ヘッドインパルス検査(HIT)

ヘッドインパルス検査 head impulse test(HIT)は急速に頭部を動かした際の眼球運動を調べ，前庭動眼反射をみる検査である。まず，被検者に決まった指標を注視してもらい，被検者の頭部を急速に約10度左右に振る。外側半規管が正常であれば，指標を見つづけられるが，半規管の機能低下があると，指標の固視ができなくなり眼位とのずれが生じる。頸椎に異常がある患者には実施できない。

3 前庭誘発筋電位検査(VEMP)

前庭誘発筋電位 vestibular evoked myogenic potential(VEMP)は，強大音により誘発される耳石由来の反応である。同側の胸鎖乳突筋の反応として記録される cervical VEMP(cVEMP)，反対側の外眼筋から得られる ocular VEMP(oVEMP)がある。cVEMPは，球形嚢-下前庭神経，卵形嚢-上前庭神経の機能検査である

4 体平衡検査

◆ 書字検査

開眼，閉眼，右頭位，左頭位などの状態で，同じ言葉を書いてもらい，文字列のかたよりから，上肢の偏倚傾向の有無を調べる(▶図4-26)。

◆ 直立検査

開眼，閉眼で起立してもらい，動揺状況をみる。

◆ 重心動揺計検査

重心動揺計を使用し，起立時の動揺を測定，記録する検査である。閉足で立ち，開眼，閉眼の順に記録する。簡易に実施でき，自動分析機能もある(▶図4-27)。

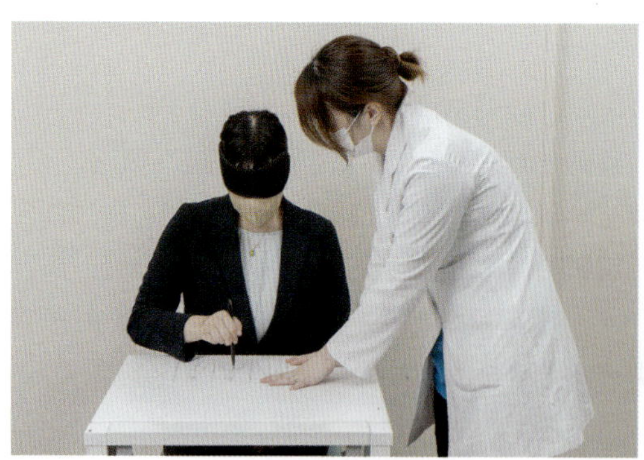

a．検査の様子

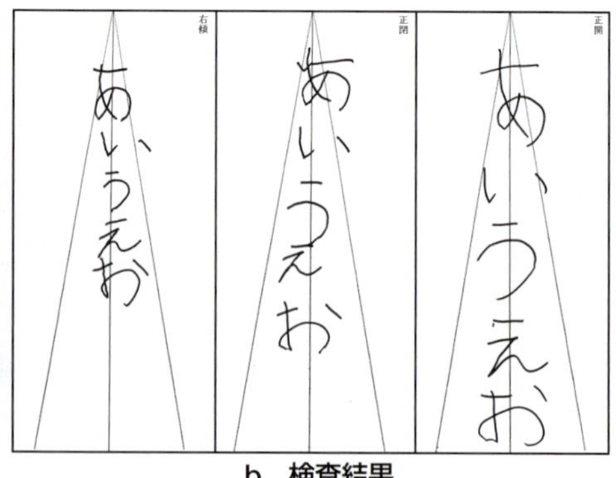

b．検査結果

MOVIE

▶図4-26　書字検査

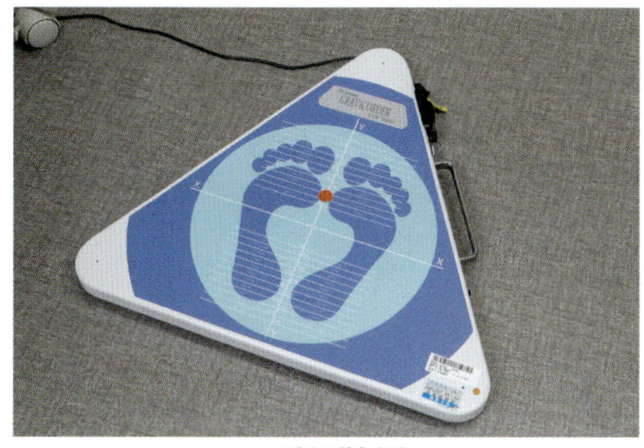

a. 重心動揺計

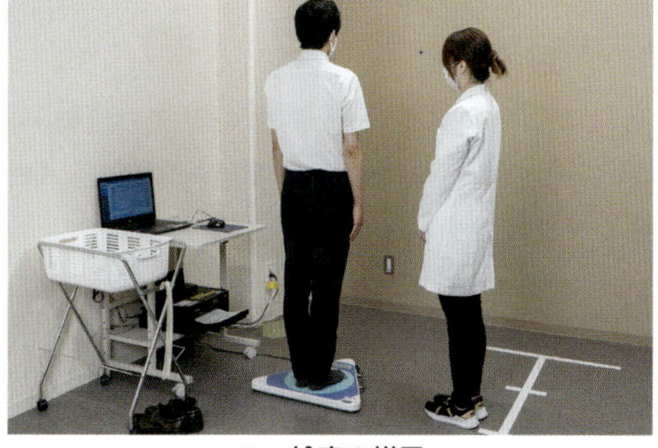

b. 検査の様子

MOVIE

図 4-27　重心動揺計検査

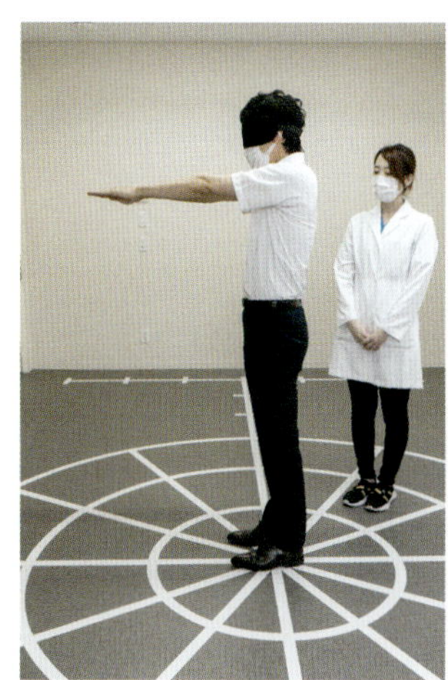

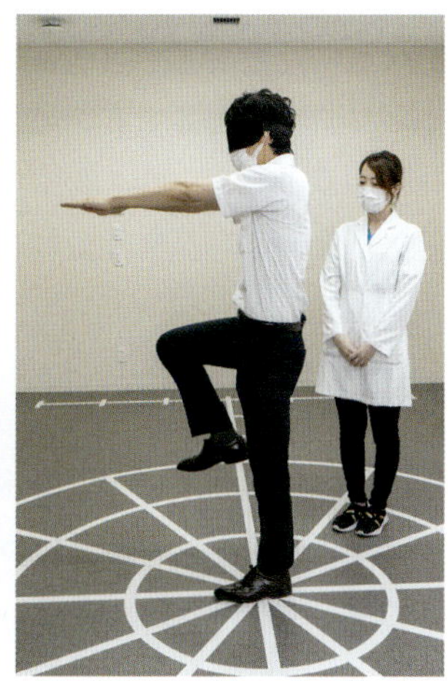

閉眼状態で前方に手を伸ばし，足踏みを行う

MOVIE

図 4-28　足踏み検査

◆ 足踏み検査

同心円の中心で，閉眼にて足踏みを 100 歩行ってもらう。回転や中心からの移動を測定し，偏倚傾向を測定する。回転角度が 91 度以上で異常と判定する。足踏み中の著明な動揺や転倒傾向がないか，移動方向や，足踏み自体がうまくできないなどの異常がないかを評価する（図 4-28）。

5　シェロング試験

起立性調節障害が疑われる場合に行う。仰臥位での血圧と脈拍数から，立位に変化させたときの値の変化を測定する。そのまま起立を保ち，値の変化をさらに測定する。判定基準はさまざまなものが発表されているが，おおよそ起立直後に仰臥位時と比較して，収縮期血圧が 20 mmHg 以上の低下をみとめると異常と判定することが多い。

c 耳管機能検査

耳管機能が障害されると，鼻咽腔と中耳腔の圧の調整がうまくいかずに，中耳腔圧が陰圧となり，鼓膜陥凹，滲出性中耳炎，飛行機に乗っていた場合には航空性中耳炎などを生じる。

1 ティンパノメトリーによる検査法

耳管狭窄の有無に関して，鼓膜のコンプライアンスから中耳腔圧を推測し，診断する。検査の方法は，ティンパノメトリーを参照(▶67ページ)のこと。

2 音響耳管法

外鼻孔に音響プローブをあて，同側の外耳道にマイクロホンを挿入する(▶図4-29)。音響プローブから負荷音を出した状態で，被検者に嚥下をしてもらい，耳管が開放された状態で外耳道音圧がどれくらい上昇するか記録する。まったく上昇しない場合は，耳管狭窄症状があると考えられ，音圧が異常に高く上昇していたり，上昇したままもとに戻らなかったりする場合には，耳管閉鎖不全があると考えられる。

3 耳管通気検査法

鼻咽腔から通気管を耳管咽頭口へ挿入し，実際の空気の通りぐあいを診察医が確認する。近年はほかの機器の進歩や，耳管通気処置が減少していることから，外来診療で実施される頻度は減少している。

d 顔面神経機能検査

顔面神経機能検査の理解には，解剖学の知識が重要となる。顔面神経は，運動神経，副交感神経，感覚神経としてのはたらきをもっている(▶図4-30)。これらの機能を調べるのが，**顔面神経機能検査**である。ここでは，電気生理学的検査とスコア法を解説するが，アブミ骨筋反射検査や電気味覚検査(▶79ページ)も，顔面神経機能検査の1つといえる。

顔面神経のうち，運動枝であり前額部を動かしている神経は，通常は脳内で反対側へ走行する。神経線維の一部は交差せずに同側の顔面神経核に入る。そのため，中枢性の顔面神経麻痺では，前額部の表情筋は麻痺せずに両側が

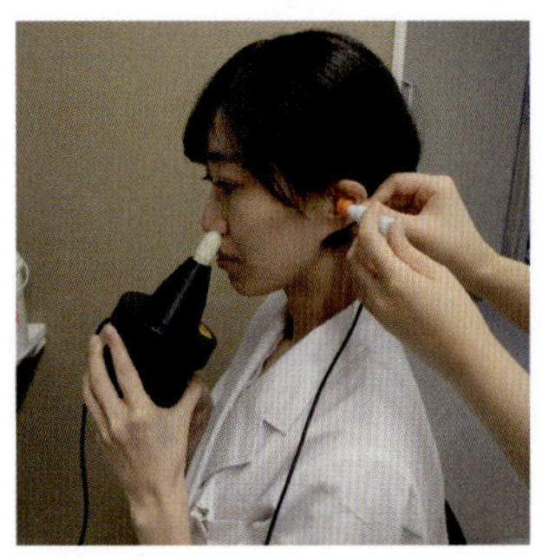

▶図4-29　音響耳管法を行っている様子

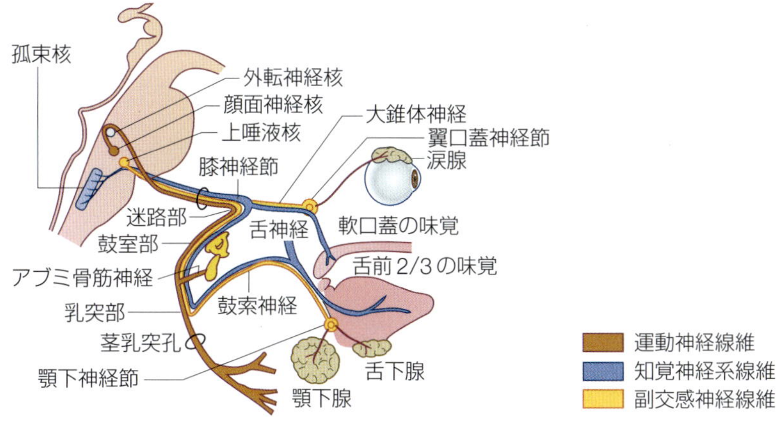

図 4-30 顔面神経の走行と機能

動く。また，感覚神経である顔面神経の枝の鼓索神経は舌前方 2/3 の味覚を支配し，大錐体神経は軟口蓋の味覚をつかさどる。副交感神経としては，涙腺，鼻腺の分泌に関与し，また，顎下腺，舌下腺の唾液分泌にもかかわる。なお，顔面神経は耳下腺内を走行するが耳下腺の唾液分泌には関与しない。

1 神経興奮性検査

神経興奮性検査 nerve excitability test（NET）では，電流を用いて顔面神経を経皮的に刺激し，表情筋が収縮することを観察しながら，その最小の電流の閾値を調べ，顔面神経の変性の程度を評価する。顔面の左右で NET の閾値が 3.5 mA 以上ある場合には，麻痺側の顔面神経は脱神経の状態と診断する。ただし，ワーラー変性が検査部位まで進んでいないと神経変性の状態が正確に評価できないため，顔面神経麻痺発症から数日経過していなければ結果の信頼性に乏しい。

2 誘発筋電図検査

誘発筋電図検査 electroneurography（ENoG）は，NET と同じく経皮的に顔面神経を刺激し，表情筋が攣縮（れんしゅく）する電流閾値を測定する検査である。全神経線維が反応する閾値上最大刺激で評価し，筋電位の患側と健側での振幅比を％で表す。10％で完全脱神経，10～40％で中等度神経脱と診断する。残存する神経線維量と機能が相関するため，信頼性が高く，予後診断にも使用される。ただし NET と同じ理由で，顔面神経麻痺発症から数日経過していなければ結果の信頼性に乏しい。

2 鼻の検査

鼻鏡検査，内視鏡検査は，本章 A 診察「(3) 鼻・上咽頭の診察」に記載したので参照のこと（▶58 ページ）。

a 生理機能検査法

1 鼻腔通気度検査

鼻腔抵抗値を測定し，鼻閉を客観的に評価する検査を**鼻腔通気度検査**という。本検査は，鼻科手術前，手術後評価，鼻閉感の客観的評価，睡眠時無呼吸症候群の評価などで行われる。測定方法にはいくつかあるが，わが国ではノズル-アンテリオール法が普及している。検査は安静座位で行い，気流量と圧測定用ノズルを測定側の鼻孔にあて，対側に後鼻孔圧を測定するノズルを挿入し，計測する。

2 嗅覚検査

基準嗅力検査

基準嗅力検査は，嗅覚検査キット(T & T オルファクトメーター)を用いて行う(▶図 4-31)。検知閾値と認知閾値(どんなにおいか表現できる)を測定する。基準臭は A, B, C, D, E の 5 種類あり，それぞれが 8 段階の強さになっている。検査用のニオイ紙に基準臭液を浸し，その濾紙を被検者の外鼻孔から 1 cm の距離で提示し，検知閾値と認知閾値を測定する。信頼性，正確性ともに高い検査であるが，検査時間が長く，脱臭装置も必要なため，検査体制を整えている施設は限られる。

静脈性嗅覚検査(アリナミンテスト)

静脈性嗅覚検査(アリナミンテスト)は，耳鼻咽喉科で一般的に行われている嗅覚の検査で，アリナミン® 注射液 2 mL を肘正中皮静脈から 20 秒かけて静脈内注射を行い，静注開始からにおいを感じるまでの時間(潜伏時間)と，においを感じてから消失するまでの時間(持続時間)を測定する。正常では潜伏時間が約 8 秒，持続時間は約 70 秒とされ，まったくにおいがしない場合

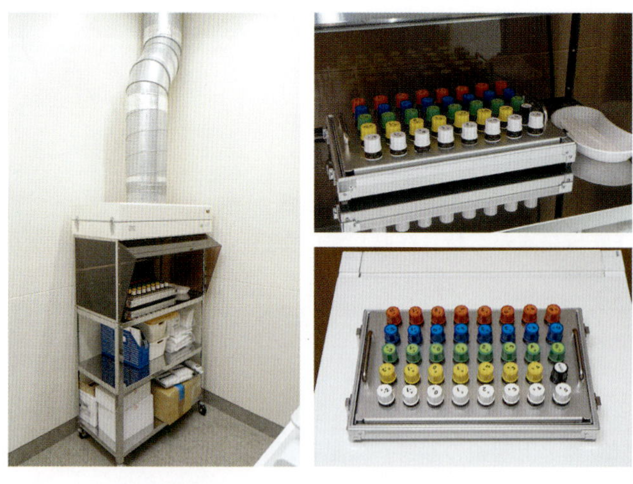

▶4-31　基準嗅覚検査
脱臭装置(写真左)と嗅覚検査キット(写真右)の様子

は嗅覚脱失と判定する。

d アレルギー検査

鼻アレルギーの診断のため検査には，**アレルゲン同定検査**がある。血性中の抗原特異的 IgE を調べる方法と，抗原成分を皮内に注射またはスクラッチする皮膚テストがある。また，鼻汁中の好酸球を調べる鼻汁中好酸球検査，アレルゲンが付着したディスクを下鼻甲介粘膜に付着させ，アレルギー症状の出現の有無を調べる鼻誘発試験があり，種々を組み合わせて診断する。

3 口腔・唾液腺・咽喉頭・頸部の検査

味覚検査

味覚検査には，電気味覚検査，濾紙ディスク検査がある。

電気味覚検査

舌や軟口蓋へ弱電流を流すと，金属的な味を感じることを利用した検査を**電気味覚検査**という(▶図 4-32，4-33)。味を感じる最小電流量を閾値とする。味質による違いは検出できないが，舌や軟口蓋の部位別の診断や，電流量を記録することで味覚閾値を示すことができ，味覚障害の評価に有用である。

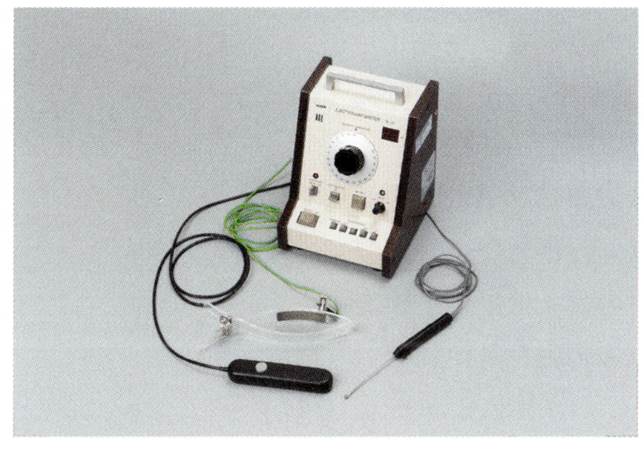

▶図 4-32　電気味覚計
単極電子を患者の舌などにあて，弱電流を流し，味を感じたらリモコンを押してもらうことで検査を行う。

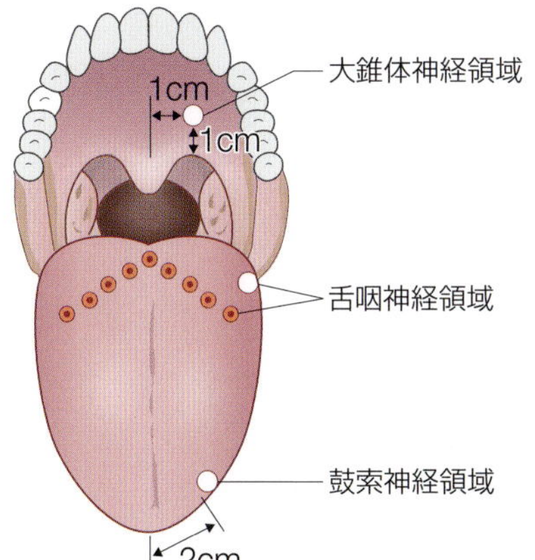

▶図 4-33　支配神経別の味覚領域

濾紙ディスク検査

濾紙に味溶液を浸して舌や軟口蓋に置き，感じた味を答えてもらって障害部位を診断する検査を**濾紙ディスク検査**という。検査用に4味質あり，濃度は5段階となる。左右別に行う。味質別の評価ができるが，5段階評価であるため定量的な検査となる。

唾液腺機能検査

唾液腺機能検査は，おもに，口腔乾燥症の検査として，唾液分泌の状況を調べることが目的となり，**唾液流量検査**ともいわれる。安静時検査と，刺激時検査がある。**安静時検査**は，自然に排出している唾液を10分間採取して，排出量を測定する方法である。**刺激時検査**には，ガムテストなどがある。ガムテストでは，10分間，ガムをかんでもらいながら排出される唾液量を測定する検査である。シェーグレン症候群の診断基準でも用いられている。

内視鏡検査

口腔・咽喉頭の内視鏡検査に関しては，本章A診察「(3)鼻・上咽頭の診察」を参照のこと(▶59ページ)。

喉頭ビデオストロボ検査

喉頭ビデオストロボ検査は，音声検査の1つである。声帯は発声時に振動している。その声帯をストロボ放電管から発する点滅光で照らし，声帯運動をスローモーション動画として観察することができる手法である。軟性・硬性いずれのファイバースコープでも実施できる。検査時のモニターを録画・録音することで詳細な病態の把握が行え，声帯ポリープや声帯結節，白色病変などの詳細な観察に有用である。また，患者への説明の際にも画像を見せながら行える点でメリットがある。

穿刺吸引細胞診

穿刺吸引細胞診 fine needle aspiration cytology（FNAC）は，頭頸部領域の腫瘤や腫瘍性病変を対象とし，良悪性を判別することにより，治療方針の決定や術式の検討に用いられる。多くの場合，超音波診断装置のガイド下に，検査部位に針を刺入し，注射器で陰圧をかけながら病変部位の細胞を針内に吸引採取する。注意点として，副甲状腺悪性腫瘍ではFNACの操作による細胞播種の可能性が高いといわれており，本検査が禁忌とされている。

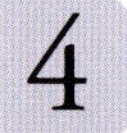

4 画像検査

視診や触診のみで病変部位の構造的な変化が十分に把握できない場合には，画像検査が追加される。悪性疾患においては，浸潤，転移などの状態を調べるために必要な検査でもある。

a 単純X線

複雑な構造の評価はむずかしいが，骨折の有無の確認，明らかな左右差がある所見などに関しては，簡便かつ短時間で行えて有効である。

b CT

コンピュータ断層診断装置 computed tomography（CT）は，頭頸部領域において，有効な診断ツールとして日常的に実施されている。頭頸部，鼻，耳，咽喉頭は複雑な構造をしており，さまざまな機能も担っているため，色々な角度から診察を行わなければならない。CT はとくに骨を含む部位に有効である（図 4-34）。なお，被験者は一定量の被曝があるので，検査前に説明を行い，同意を取得する。被曝の問題があるため，妊娠中は，必要性が危険性を上まわる場合以外は施行しない。

c MRI

磁気共鳴画像 Magnetic Resonance Imaging（MRI）は，軟部組織の検査に優れている（図 4-35）。頭頸部領域では，頸部腫瘤やリンパ節，後頭蓋窩，副鼻腔真菌症や乳頭腫，中耳真珠腫の進展範囲の診断などで有用である。

d 超音波検査

CT は被曝に関する説明が必須であり，MRI は体内に金属や精密機械の埋め込みや入れ墨があると撮影できない。一方で**超音波検査**は，簡便に行えて

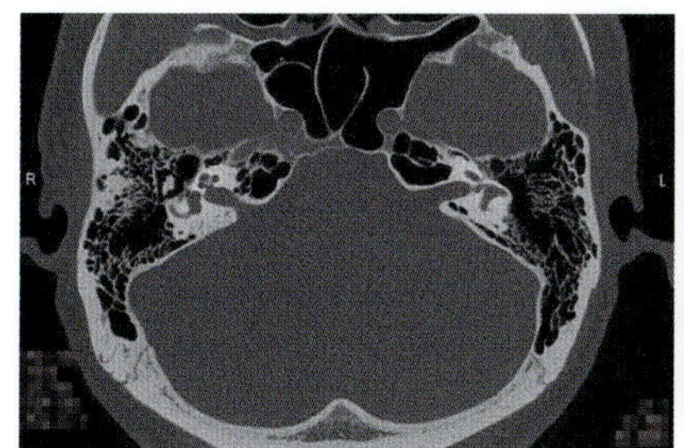

a．中耳 CT（水平断）

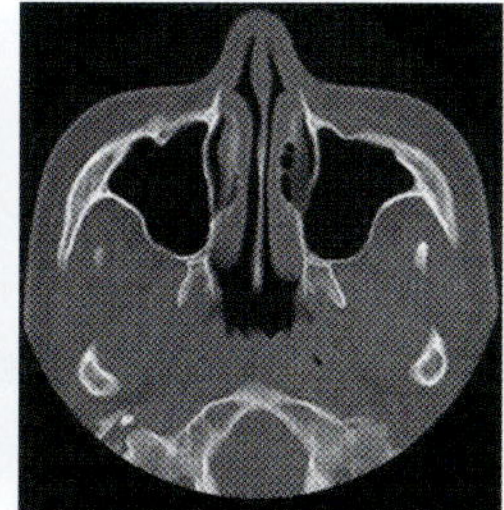

b．副鼻腔 CT（水平断）

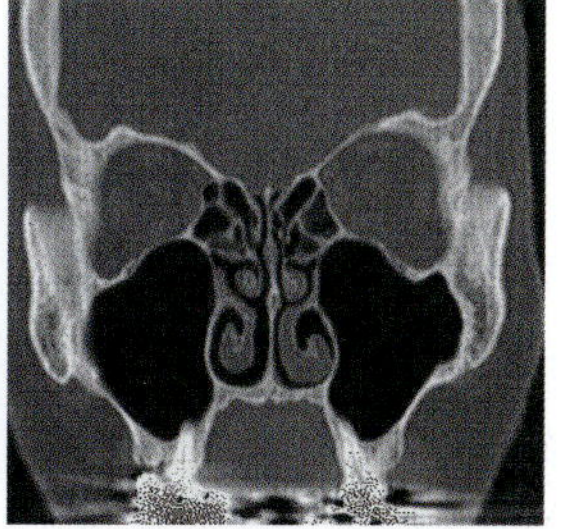

c．副鼻腔 CT（冠状断）

図 4-34　正常所見の CT 像
正常所見の CT 像。頭蓋骨が白く写っている。

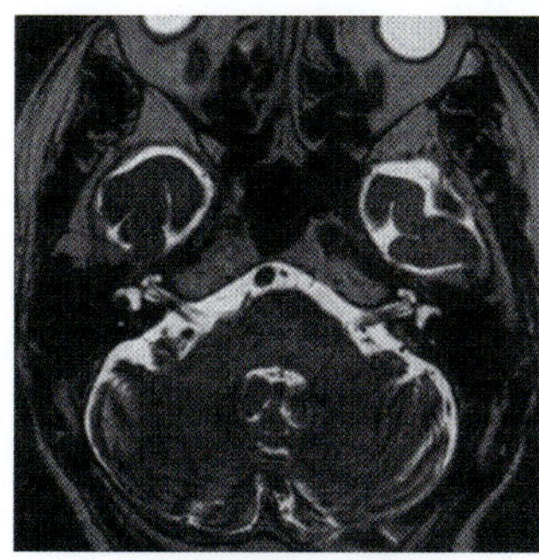

a．後頭蓋窩（水平断）

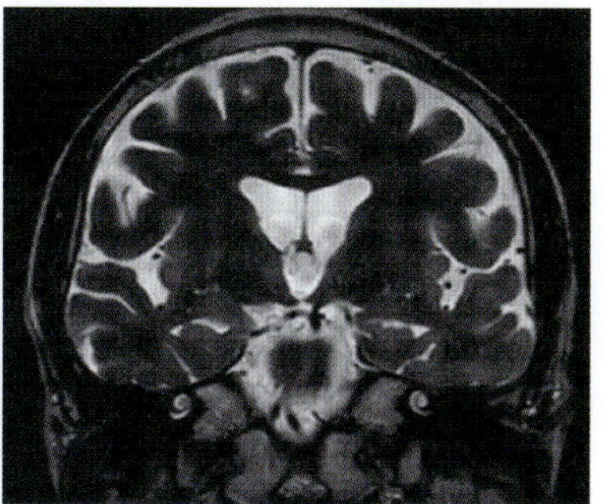

b．後頭蓋窩（冠状断）

図 4-35　正常所見の MRI 像
正常所見の MRI 像。MRI では，水分の多い箇所が白く映し出される。

被曝もないため，妊娠中の患者などCTやMRIが行えない患者にも適応があり，有用である。簡便なため繰り返しの検査も可能であり，治療効果の判定にも有効である。よく用いられる部位としては，耳下腺や顎下腺などの大唾液腺，甲状腺，頸部リンパ節，頸部の腫瘤性病変などがあげられる。また，前述した穿刺吸引細胞診も超音波下で行うことが多い。

C 治療・処置

耳鼻咽喉科では，薬剤投与のほかに，耳，鼻，咽喉などの局所に直接処置を加える治療方法，そして手術治療もよく行われる。薬剤の全身投与による副作用などを考慮しなくてもよく，直接病変を治療することで治療効率もあがる。処置や手術の目的や方法については，看護師からも患者へ説明できる必要がある。ここでは，代表的な処置および手術の概略を説明する。

1 耳の処置

耳の処置は，外耳道から直接行う。治療中は，局所をよく観察できる位置で頭部を固定する。外耳道や鼓膜は触れると痛みを感じやすい部位であり，また繊細な処置を行うことから，患者が動いて余計な操作が加わることがないように介助する。とくに乳幼児などの小児は，治療に恐怖心をいだきやすく動いてしまいがちなため，注意が必要である。

耳の処置を行う際には，耳科診察用の器具を用いる(▶図4-36)。耳科診察用の器具は，小さくて細かいものが多い。額帯鏡，ヘッドライトで耳内を照らしながら行う(▶図4-2)。細かい操作の場合は，顕微鏡下で処置を行う。耳の処置時には，患者がめまいをおこす可能性があるため，患者の様子に常に注意をはらい，適宜，患者へ声かけを行う。

1 清拭・吸引・塗布

外耳道内に，耳垢，分泌物，皮膚の炎症がみとめられた場合には，清拭・吸引・薬剤の塗布といった処置を行う。清拭は綿棒を用いることが多い。吸

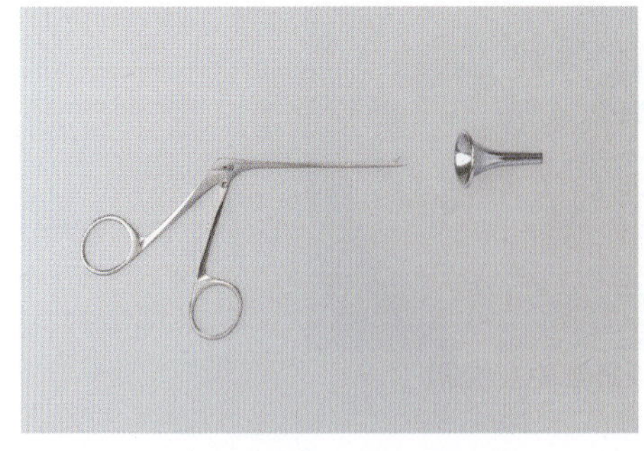

▶図4-36　耳科診察用の器具(耳垢鉗子，耳鏡)

引❶は視界を妨げないような細い吸引嘴管を用いる。

外耳炎，外耳道真菌症などでは，外耳道皮膚へ軟膏を塗布する処置を行う。炎症が強く外耳道皮膚が腫脹している場合には，外耳道内を軟膏で充満させてパッキングする方法や，ゴッドシュタイン-タンポンという軟膏を浸透させた円錐形の脱脂綿を外耳道内に挿入し外耳道に圧迫をかけながら留置する方法を用いることもある。

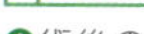

NOTE

❶術後の耳内では，乳突腔が外耳道と連続している術式がある（外耳道後壁削除・乳突開放型鼓室形成術）。この場合，半規管が壁直下に存在していることがあり，吸引操作時に刺激されて患者がめまいを起こすことがあるため，注意する。

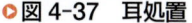

2 耳洗浄

外耳道内の分泌物，真菌塊，異物，耳垢などを洗い流す処置を**耳洗浄**という。通常は生理食塩水を 20～40 mL 用いて，ピストンの先に留置針のやわらかい外筒を装着し，洗浄する。以前は，洗浄用の金属製の洗浄用水銃やガラス製ピストンなどを用いることもあったが，近年はそれらの器具を置いている医院は少なくなり，ディスポーザブルの注射用ピストンを使用することが多くなっている。

洗浄時は，外耳道内から洗浄液があふれることを想定して，患者の衣服がぬれないようにタオルなどを耳下～肩にかけ，膿盆で洗浄液を受けとめる。洗浄後は耳内を綿棒や吸引嘴管で清拭し，液体が耳内に残らないようにする。

耳洗浄時には，洗浄液の温度に気をつける。体温からかけ離れた温度の生理食塩水を用いると，カロリックテスト（▶73 ページ）と同様の現象が生じ，患者がめまいをおこすため，準備段階で洗浄液の温度が体温に近い温度となっているか，確実に確認しなければならない。

3 点耳

適切な薬液を外耳道内に滴下することを**点耳**という。診療の場では外耳道内を清拭，吸引，洗浄してきれいにしたのち，薬液を滴下する。抗菌薬，ステロイド薬が用いられる。処方薬としての点耳薬もあり，自宅で連日滴下できる（▶図 4-38）。点耳をする際には，耳介を上後方へ牽引すると，外耳道の

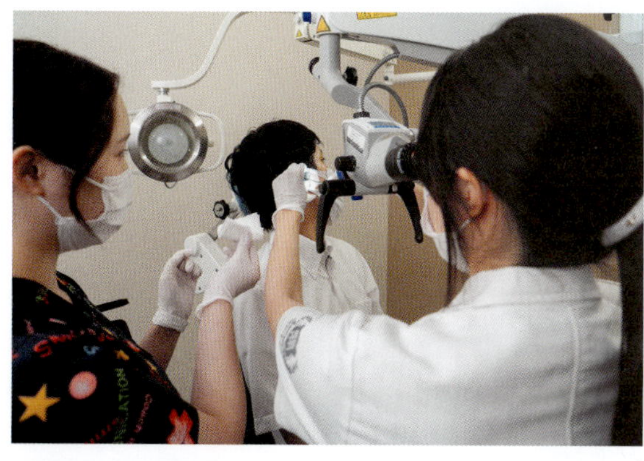

MOVIE

▶図 4-37　耳処置

顕微鏡を用いて耳垢を除去している。看護師は器具の先をふいたり，患者の頭部を固定するなどして介助を行う。

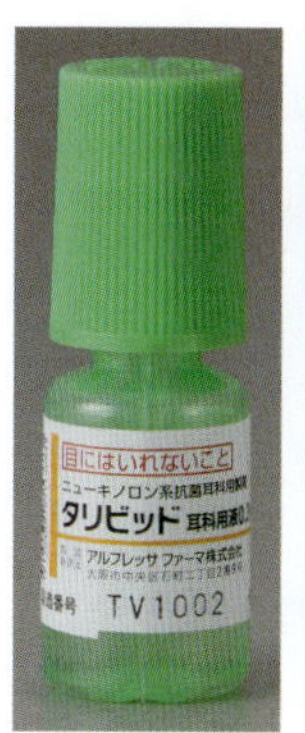

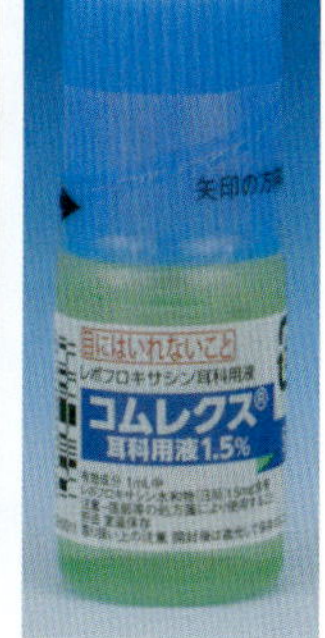

a　b

▶図 4-38　点耳薬

点耳薬の例。これらの製品はキノロン系抗菌薬である。

a. 写真提供：アルフレッサ ファーマ
b. 写真提供：セオリア ファーマ

形状が直線的になり薬液が外耳道深部まで入りやすくなる。点耳の際には，側臥位あるいは座位で，患側耳を上にした姿勢をとって行う。耳洗浄と同じく，滴下時に薬液の温度が体温からかけはなれないように確認を行う。冷蔵庫で薬剤を保存している場合にはとくに注意する。

4 鼓膜穿刺，鼓膜切開

● 鼓膜穿刺　中耳腔に膿汁や滲出液が貯留している場合，自然に吸収されないようであれば，鼓膜を穿刺・切開をして排出をはかる。穿刺の場合は，23G などの細い長針で鼓膜の前下象限に針を刺し，中耳腔内の液体をピストンで吸引する。痛みが強い場合は局所麻酔を行ってから穿刺するが，急性中耳炎などの膿汁を排出する際は，中耳炎自体の痛みが強く炎症で麻酔がききにくい。

● 鼓膜切開　鼓膜切開を行う際には，まず，鼓膜を麻酔する。**イオントフォレーゼ麻酔**[1]は，患者に対して痛みなどの負担なく鼓膜の麻酔が行える方法である。簡便には鼓膜麻酔液を綿球に浸して鼓膜上に数分間留置する方法もある。より痛みを除去しなければいけない状況のときには，外耳道内から皮下注射にて局所麻酔を行うこともある。いずれもめまいに注意する。

麻酔が終了したら，麻酔液をしっかりと清拭して薬液が残存していないようにし，鼓膜切開刀で鼓膜に切開を加える(▶図 4-39)。顕微鏡があれば顕微鏡下で行うのが望ましい。拡大鏡付きのヘッドライトも便利である。切開部位は，特別な理由がなければ前下象限に切開を加えるのが最も安全な部位である。切開後は，中耳腔内の貯留液，膿汁を吸引嘴管で吸引除去し，処置を終了する。処置後に鼓膜穿孔が残存することがあるので，切開後，しばらくは通院が必要であることを患者へ指示する。穿刺も切開も細かい操作なので，

NOTE

❶イオントフォレーゼ麻酔

麻酔液(4%リドカインなど)を外耳道内に注入し，外耳道内と前腕などへ電極を置いて，5〜10分ほど通電し局所麻酔液をイオン化させて麻酔効果をあげる手法。

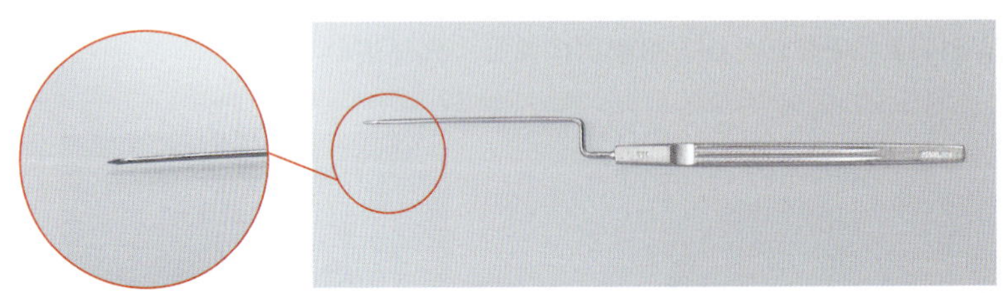

a．鼓膜切開刀

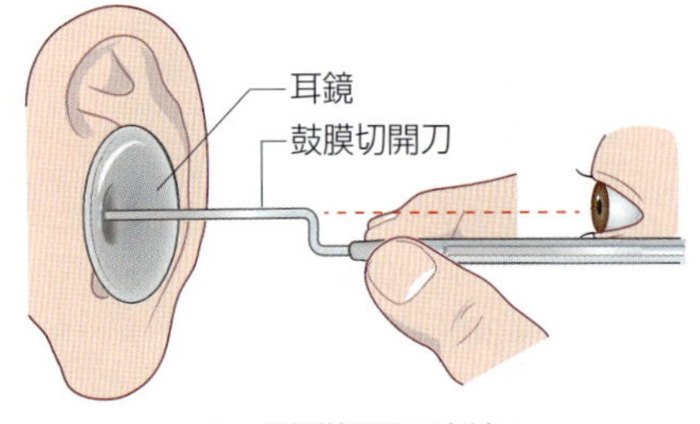

b．鼓膜切開の方法

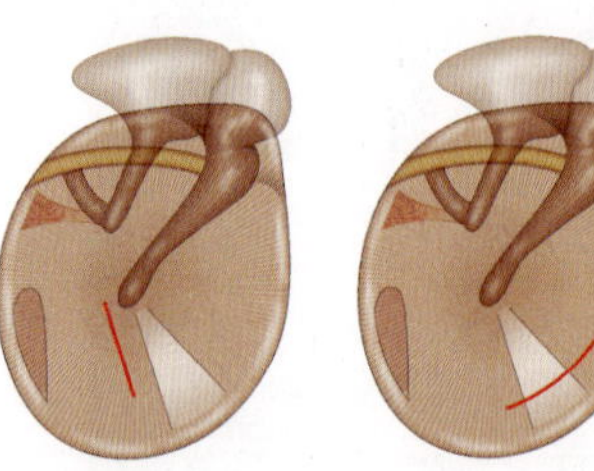

c．切開位置

▶図 4-39　鼓膜切開

処置時に頭部を固定して動かないようにするような介助が重要である。

2 鼻の処置

鼻の処置では，外鼻孔から操作を行う。鼻の入り口である鼻前庭湿疹などの処置，鼻汁の吸引，鼻出血止血処置，術後の鼻副鼻腔の洗浄，異物の除去，組織検査のための検体採取などが目的で行われる。ほかの部位の処置と同じく，局所をよく観察できる位置で頭部を固定して行う。鼻腔内は粘膜でおおわれてり，触れると痛みを感じやすく，また易出血性でもある。患者が動いて余計な操作が加わることがないように，患者への説明や指示を行う。とくに幼小児では注意する。

鼻の処置を行う際には，前鼻鏡や鉗子，吸引管などを用いる(▶図4-6，4-40)。額帯鏡，ヘッドライトで鼻内を照らしながら行うが，最近は硬性内視鏡下で処置を行うことも多い。とくに，深部や術後の副鼻腔への処置を行う際には内視鏡を用いると安全に行える。鼻腔内へ内視鏡や処置用の器具を挿入する際には，痛みを感じる場合が多いので，あらかじめ鼻粘膜に局所麻酔を塗布してから処置を行うと，処置者も患者も負担が少なくなる。

1 噴霧・塗布・吸引

診察用ユニットに設置されている噴霧器を用い，鼻腔内へ局所麻酔薬，血管収縮薬などを噴霧して処置を行う。血管収縮薬は，粘膜の腫脹をとり，鼻腔内にたまった鼻汁や膿汁を吸引しやすくする効果がある。さらに局所的によく薬剤を浸透させたい場合には，小ガーゼや綿棒などを用いて，目的部位に薬剤を塗布する。数分間，その場に留置するとよく浸透する。噴霧や塗布ののちに，鼻腔内に貯留している分泌物を吸引する。治療の意味もあり，また，内視鏡で局所をよく観察するための前処置の意味ももつ。

これらの処置中，医師は左手に鼻鏡または内視鏡を持ち，右手に吸引管や攝子(せっし)をもっており，両手がふさがっている。また，局所から目を離せないまま，処置を続けていくこともある。そのため，看護師が介助につく場合には，器具を手渡ししたり，吸引管をふいたり，内視鏡が曇った場合はレンズをふ

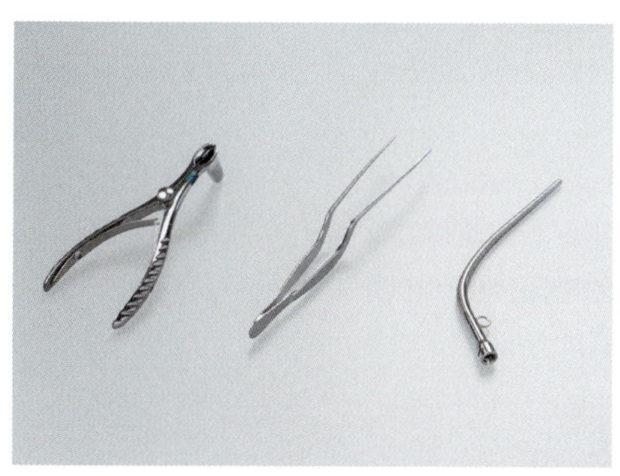

▶図4-40　鼻処置に用いる器具
左から，前鼻鏡，攝子，吸引管である。

くなど，作業を共有しながら医師の処置を支援する。それとともに，鼻処置による痛みで，患者が迷走神経反射をおこし気分不快となっている場合も少なくないため，患者の様子につねに気を配ることも重要である。

2 鼻洗浄

鼻洗浄は，鼻腔内の分泌物が過多な場合や，鼻副鼻腔術後に行われる。医師が行う場合と，患者みずからが行う場合がある。洗浄水には，人肌にあたためた生理食塩水を用いる。患者に頭部を前屈してもらい，洗浄水を受けとめるために膿盆を顔の直下に持ってもらう。口呼吸で，洗浄水で洗っているさなかは「あー」と発声を持続してもらうように促す。片側の外鼻孔に洗浄用の管をあて，ポンプで洗浄水を送り込むと，反対側の外鼻孔から洗浄水が出てくる。何回か繰り返す。洗浄中は嚥下をすると洗浄水が耳管を経由して中耳腔へまわってしまうので，嚥下しないようにあらかじめ説明をしておく。

3 点鼻

外鼻孔からスポイト状の容器を用いて鼻腔内へ薬液を滴下する方法である。一度で効果があることは少なく，方法を指導して患者本人に自宅で行ってもらうことが多い。おもに嗅覚障害の場合に，嗅裂へステロイド薬を点鼻する。到達しやすいように懸垂頭位で行うこともある。

4 エアロゾル療法（ネブライザー療法）

吸入治療で，薬液を霧状に放出させ，鼻腔副鼻腔内に散布する治療である。薬液は抗菌薬，粘液溶解薬，ステロイド薬などを合わせて使用する。鼻腔内の鼻汁を取り除き，血管収縮剤塗布によって中鼻道を広げて薬液が行き届くように，ネブライザー前には鼻処置をしっかりと行う。

3 口腔・咽喉頭の処置

口腔・咽喉頭の処置は，舌，歯肉，頬粘膜，口蓋扁桃，咽頭後壁など，口腔・咽喉頭のあらゆる場所が対象となる。口腔・咽頭は診察時と同様に，咽頭反射がおこると観察がむずかしくなり，患者の苦痛も増すため，極力咽頭反射をおこさないように気をつけながら行う。顎関節症や扁桃周囲膿瘍などで開口障害がある場合には，十分に開口できない場合もある。膿汁などをみとめた場合には，菌培養の検体を採取し検査を行う（▶図 4-41）。

1 塗布

舌圧子を用いて舌を軽く圧排しながら，目的部位を明視下として薬剤の塗布を行う。具体例としては，アフタ性口内炎への軟膏塗布や咽頭後壁への消炎収斂(しゅうれん)薬の塗布が挙げられる。

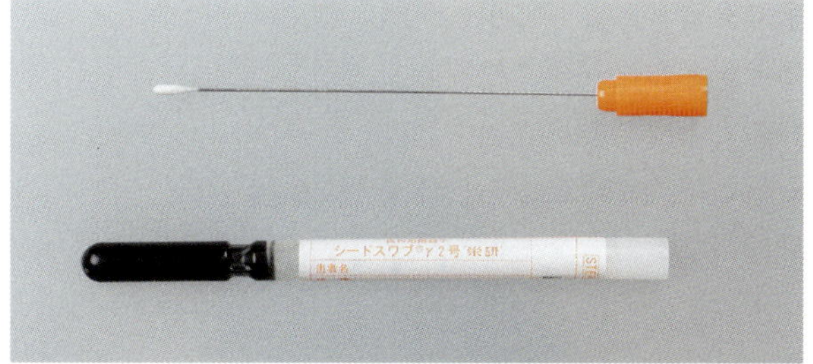

図 4-41 細菌培養用のキット
咽頭の細菌培養検査のほかに，耳漏，鼻漏などでの細菌培養にも用いる。

2 エアロゾル療法（ネブライザー療法）

鼻の処置と同じ内容で，口から吸入を行う。

4 気管・食道・頸部の処置

穿刺・切開

穿刺吸引細胞診の項でも記載したように，頸部の腫瘤性病変に対して，病理学的検査の目的で注射針を穿刺する処置はしばしば用いられる。そのほかに，化膿性リンパ節炎や膿瘍に対しては，内部に膿汁がたまっているか注射針を刺入してピストンで内容物を吸引し，膿汁と確認された場合には，必要に応じて，同部位に切開を加えて排膿を促す。頸部の腫脹は直接的または圧迫などにより循環不全などを引きおこして間接的に，気道を圧排することがあるため，必要と判断したらすみやかに処置を行う必要がある。介助の際には，バイタルサインに注意が必要である。

5 手術療法

耳鼻咽喉科は，鎖骨から上で眼と脳以外のすべての臓器を扱う。五感（視覚，味覚，聴覚，嗅覚，触覚）のうちの4つに関連し，視覚に関しても副鼻腔疾患などが密接にかかわる。そのため，手術は専門性が高く繊細な操作が多い。また，外部から見える部位でもあるため，整容面なども意識して治療にあたる必要がある。

看護師は，患者が手術に臨む際のサポーターとして重要な役割をもつ。多くの患者ははじめて手術を受ける。入院に対しても不安が大きい。家族も不安をかかえている場合もある。患者や家族がそれらの不安を看護師に質問というかたちで投げかけてくる場面は少なくない。そのため，看護師も手術に関する正確な知識を有しておく必要がある。また，手術室のスタッフとなった場合には，各手術固有の機器や手術方法を熟知する必要がある。使用する機器は基本的には術式ごとに共通だが，同じ手術でも術者によって少しずつセッティングが異なったり流れが違ったりすることがある。安全でむだのない手術が行われるためには，看護師の役割はきわめて重要である。いずれの場面でも，耳鼻咽喉・頭頸部外科診療チームの一員という意識をもち，作業することが望まれている。本項では，耳鼻咽喉科におけるおもな手術の概要について解説する。

1 耳の手術

耳科手術のおもなものには，鼓膜換気チューブ留置術，鼓膜形成術，鼓室形成術，乳突削開術，アブミ骨手術，内耳窓閉鎖術，先天性耳瘻孔摘出術，人工内耳埋め込み術，植え込み型骨導補聴器植込み術などがある。手術部位を消毒する際には，耳毒性がある薬剤❶を使用しないよう，消毒薬の確認を怠らないようにする。

成人の場合，局所麻酔下で施行可能なものは，鼓膜換気チューブ留置術と鼓膜形成術（おもに鼓膜穿孔閉鎖術）となる。近年，鼓膜穿孔閉鎖術において，薬液（トラフェルミン製剤）の局所投与により閉鎖をはかる治療も出現している。

鼓膜形成術，鼓室形成術，乳突削開術，アブミ骨手術，内耳窓閉鎖術は，おもに全身麻酔で行う。全身麻酔であっても，局所にも麻酔を行い，痛みと出血のコントロールをする。非常に細かく繊細な手術であり，顕微鏡や内視鏡を用いて行う❶（▶図4-42-a）。手術の目的は疾患によって異なるが，大きく分けると，炎症病変の除去，伝音再建（聞こえの改善）となる。手術後は滲出液の貯留などにより，伝音再建の効果を自覚できるまでには，術後一定期間が必要である。

人工内耳，人工中耳，植え込み型骨導補聴器などは，機器を埋め込み聞こえを改善する手術である。埋め込むインプラントと，頭皮にマグネットや接続子でつける外部機器からなる。機器の扱いや，装用中の禁忌事項を熟知し，患者指導を行えるようにする。いずれも従来の治療法では改善しなかった聞

NOTE

❶耳毒性のある薬剤

耳鳴や難聴，めまいなど，耳に機能障害をきたすおそれのある薬剤のことを耳毒性のある薬剤という。

NOTE

❶内視鏡を用いて外耳道から行う手術方法を，経外耳道的内視鏡下耳科手術 transcanal endoscopic ear surgery（TEES）とよぶ。

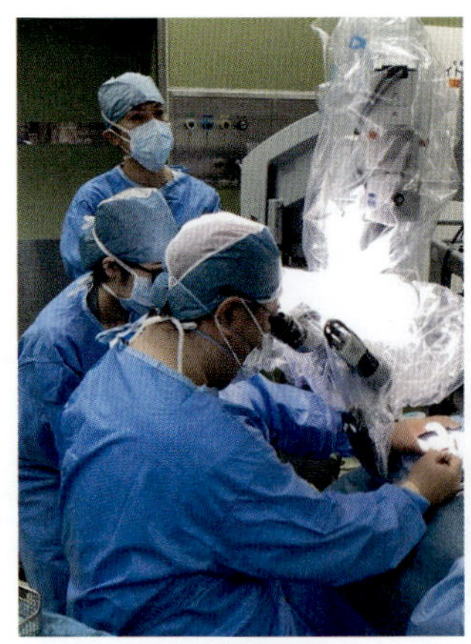

a．耳科手術

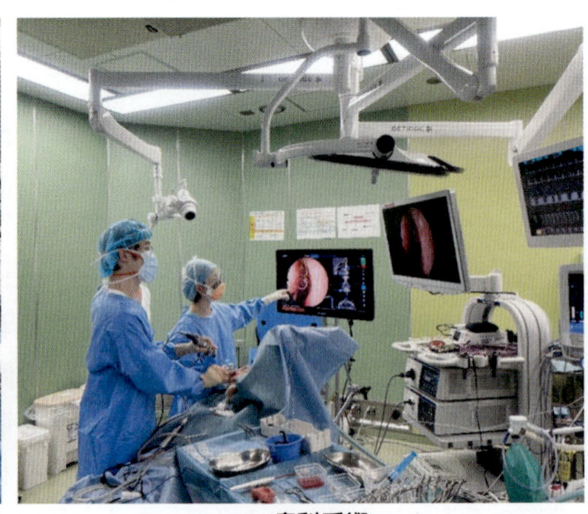

b．鼻科手術

▶図4-42 手術の様子

耳鼻咽喉科では，顕微鏡や内視鏡を用いた細かく繊細な手術が行われる。

こえを，より良く聞こえるようにするための有効な人工臓器による治療である。

耳科手術の合併症として，出血，耳鳴，めまい，難聴の増悪，顔面神経麻痺，味覚障害，頭蓋内合併症などがある。そのため，耳科手術後には，削開部位の腫脹(血腫，感染)，めまい，顔面神経麻痺，味覚障害(術側の舌)に気をつけ，診察時に確認する。

2 鼻の手術

鼻副鼻腔手術 endoscopic sinus surgery(ESS)は，近年は内視鏡を用いて行うことが主流である。また，口腔から上顎洞へアプローチする方法(コールドウェル-ルック法)や，顔面に切開を加えて実施する手術(キリアン法)もあるが，今はほとんど行われていない。副鼻腔炎の手術のほかに，眼窩吹き抜け骨折や視神経管開放術なども，ESSの手法を中心として，骨折部位を整復する。

手術は，かつては局所麻酔下に行われていたが，患者の苦痛も考慮されて，近年は全身麻酔下が主流である(▶図 4-42-b)。鼻粘膜に手術前にしっかりと塗布麻酔を行うことで，粘膜を収縮させて視野をよくするとともに，出血もコントロールすることができる。ESSは，骨の隔壁を取り除きながら生理的空間を整え炎症部位を除去する手術で，細かい骨や病変部除去の操作が繰り返される。鉗子には角度や先端形状に多くの種類があり，使い分けながら手術を行う。マイクロデブリッター(シェーバー)もしばしば併用される。鼻内は，出血しやすい部位でもある。医師だけでなくスタッフも手術中の出血の量につねに留意する。出血は鼻腔内から口腔内へ回るので，患者の様子に注意する。鼻の手術後は，止血のために鼻内に圧迫用の資材が挿入される。ガーゼを挿入してあれば数日後に抜去し，溶解する資材であれば，適切な時期に洗浄，抜去する。

ESSのおもな合併症として，出血，眼窩損傷，視神経管損傷，感染などがある。そのため術後には，出血，眼の周囲の腫脹，発熱などに注意する必要がある。発熱は感染を示唆していることがあり，重篤な症状につながることがある。眼周囲の腫脹や内出血様所見は，鼻内ガーゼの圧迫が強すぎる可能性があり，至急術者へ報告し指示をあおぐ。術後の出血も，緊急止血処置が必要である。

3 口蓋扁桃の手術

慢性扁桃炎では，全身麻酔下で患者を仰臥位とし，開口器で口を開けた状態にして手術を行う。粘膜切開後に扁桃と粘膜を剥離，絞断器にて口蓋扁桃を切除・摘出する。摘出後の創部出血は圧迫止血のあとに行い，出血点が明確な部位は焼灼(しょうしゃく)または結紮(けっさつ)にて止血処置を行う。十分に止血が得られたら手術を終了する。術後は咽頭痛がしばらく続くが，創部の治癒とともに落ち着いていく。術後合併症で注意すべきものとして，創部が口腔内に露出しているため，術後出血がおこることがある。おこりやすいのは手術当日と，手術の約1週間後である。そのため退院にあたって，激しい運動，かたい食べ物は控えてもらうように，退院指導をしっかり行うことが重要である。

4 口腔・咽頭の手術

口腔・咽頭手術では，口蓋扁桃の手術以外に，舌，口腔底，歯肉，頬粘膜などに良・悪性腫瘍が発生することがある。また，睡眠時無呼吸症候群で咽頭形成術を行うことがある。口蓋裂など先天性の疾患での手術も行われる。

5 唾液腺の手術

おもな唾液腺の手術として，耳下腺，顎下腺の良・悪性腫瘍の手術，唾石症の手術が行われる。これらの大唾液腺には顔面神経が関係している。唾石症では，顎下腺管(ワルトン管)内に唾石が陥頓(かんとん)して顎下腺炎をおこしていることがあり，その場合は，口腔内から唾石摘出術を行う。

6 喉頭の手術

喉頭の手術では，口腔内から喉頭へ操作を加える手術と，頸部から外切開を加えて喉頭に到達して行う手術がある。

口腔内から喉頭腔内を操作する方法は，内視鏡を用いる場合と，喉頭直達鏡によるものがある。直達鏡下に顕微鏡を用いて行う手術を喉頭微細手術 laryngo micro surgery(LMS)という。周辺臓器に浸潤がない喉頭腫瘍，声帯ポリープ，声帯結節などが適応となる。喉頭異物もこの方法で摘出する。

外切開で行う手術には，悪性腫瘍手術(喉頭全摘術，喉頭部分切除)，喉頭形成術などがある。

喉頭手術は，気道の手術でもあるため，術後の呼吸管理にはとくに注意が必要である。また，声帯に操作を加えている場合，しばらくは発声を控えてもらう必要があり，術後一時的に声が出づらい症状が出現する可能性もあるため，看護を行う際に配慮が必要となる。

7 甲状腺・頸部の手術

甲状腺は，その切除範囲により，葉切除，亜全摘術，全摘術があり，悪性腫瘍では頸部郭清術を加えることもある。甲状腺裏面に反回神経が走行しており，術前に喉頭ファイバースコープ検査で声帯を観察して反回神経麻痺の有無を評価しておく。

通常の外切開の手術方法のほかに，近年では内視鏡を用いた甲状腺手術も行われるようになった。甲状腺の手術では頸部正中に手術痕(しゅじゅつこん)が残るが，内視鏡手術では，その傷が生じない。内視鏡は，腋窩や乳房，項部などから挿入する方法があるが，わが国ではおもに鎖骨の下付近から内視鏡を挿入する方法が用いられている。手術時間は外切開手術よりもやや長く，入院期間は内視鏡手術のほうが外切開手術よりも若干短期間となる。内視鏡手術の適応に関しては，腫瘍の大きさ，進展範囲，リンパ節転移の有無などを考慮して判断される。

甲状腺を全摘した場合には，甲状腺ホルモンの補充が必須となる。また，悪性腫瘍などでやむなく甲状腺手術時に副甲状腺も全摘出した場合は血清カルシウム値が低下する。その場合は，カルシウム製剤やビタミンDの補充が必要となる。

頸部の手術には，腫瘍性病変の摘出，悪性腫瘍の頸部リンパ節転移の手術(頸部郭清術)，頸部囊胞摘出術などがある。

甲状腺・頸部の手術後に頸部腫脹があるようであれば，血腫，感染による膿瘍形成，リンパ漏などの可能性があるため，画像検査で状況を確認しつつ，穿刺，切開，緊急開創などの対応をする。

8 気管切開術

気道確保の手技には，経口・経鼻気管内挿管と，気管切開術がある。外科的に気管切開をする場合のおもな適応は，気管よりも口側の閉塞(上気道閉塞)による呼吸困難がみられる場合，長期間の気管挿管が必要な呼吸不全症例の呼吸管理，手術時に気管挿管チューブが術野の妨げになる場合，術後の上気道閉塞の可能性がある症例などである。

上気道閉塞による呼吸困難の場合は，緊急気管切開として実施される。一方，呼吸不全症例の呼吸管理や手術時の気管挿管チューブが術野の妨げになる場合には待機的手術として実施される場合が多い。患者は仰臥位とし，肩の下に枕(肩枕)を挿入して頸部を伸展させ，切開部位および気管前壁が触知できるような体位とする。ただし，とくに上気道閉塞による呼吸困難の場合には呼吸苦の状況を見ながら，無理な体位でないことの確認が重要である。喉頭浮腫などの上気道閉塞によって呼吸苦が強い場合は，仰臥位になれないことがあり，やむをえず座位で気管切開を施行しなければいけない場面に遭遇することもある。手ぎわよく短時間で気道確保を行わなければならないため，あらゆる事態を想定してスタッフ全員が集中して処置に臨む。

気管切開の方法と位置

気管切開術の皮膚切開は，前頸部に対して横方向に切開を加える横切開と，縦切開で行う場合がある。前頸筋群の正中を分け，気管前壁および甲状腺峡部を露出する。気管前壁を開窓する位置により，甲状腺峡部の上部(上気管切開)，峡部の位置(中気管切開)，峡部の下部(下気管切開)に分けられる(▶図4-43)。気管開窓部から気管カニューレを挿入し，気道を確保する。

緊急時の対応として，輪状甲状靱帯穿刺・切開術がある。これは超緊急処置であるため，後日，呼吸状態がある程度落ち着いた段階で，必要があればあらためて気管切開術を施行することが望ましい。

気管カニューレの管理

気管切開後の，気管カニューレの管理も重要である。カニューレ挿入の深さを確認し，先端が気管内壁にあたって傷などをつくっていないか，確認する。また，痰などによる内腔の閉塞にはつねに留意し，カニューレおよび気管内吸引も頻回に行う。気管カニューレにはさまざまな種類がある(▶図4-44)。複管タイプであれば内筒を毎日洗浄する。また，カニューレの先端

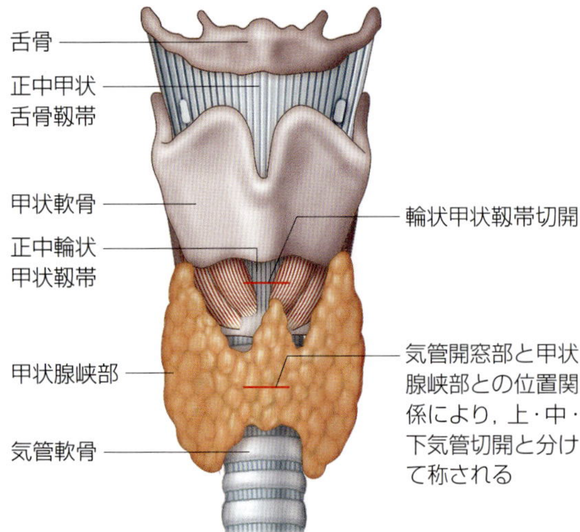

図 4-43　気管切開術の位置

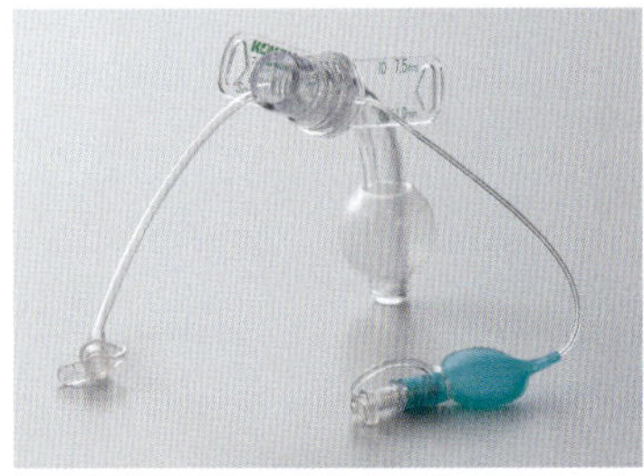

a. カフ付き一重管，カフ上部吸引機能付きのシンプルな気管カニューレ

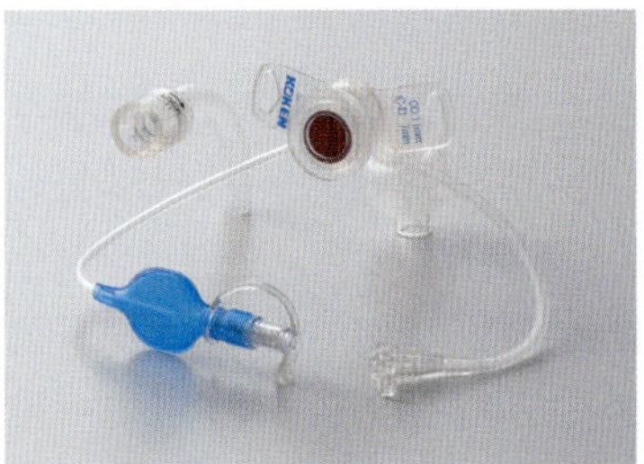

b. 発声練習ができるカフ付き吸引機能付き二重管気管カニューレ

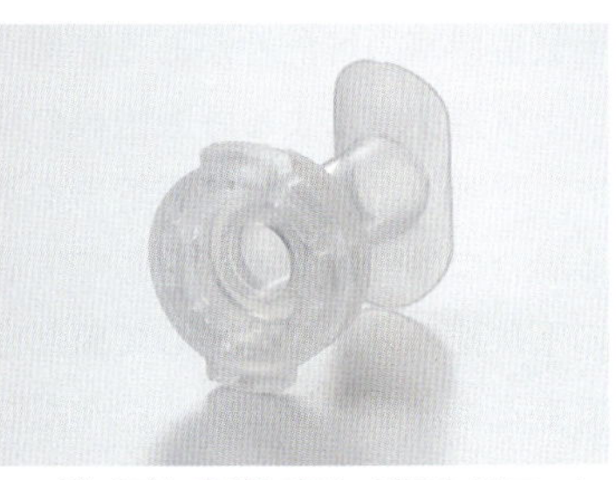

c. パイプと内部フランジにシリコーンを使用した保持用気管カニューレ

図 4-44　気管カニューレ

（写真提供：KOKEN）

付近にカフという風船様の構造が付属している型がある。これは，口腔や創部からの唾液・滲出液・出血などが，気管内へ垂れ込んでいくのを防ぐためのものである。カフによる気管壁の圧迫を減らすために，定期的に短時間だけカフのエア抜きをして減圧するとともに，エア抜き時にカフが損傷していないか確認する。気管カニューレは，2週間程度で新しいものへ入れかえる。気管切開孔の閉鎖にあたっては，閉鎖によって呼吸苦が再発しないか確認をしてから行う。術後短期間であれば自然閉鎖するが，長期間たっている場合には，縫合するなどの処置が必要となる。

参考文献

・日本耳科学会：耳管機能検査マニュアル 2016（https://www.otology.gr.jp/about/guideline.php）（2024-12-17）.

work 復習と課題

❶ 耳鼻咽喉科の診察室にはどのような器具があり，それぞれどの部位の検査・診察につかうのかまとめてみよう。

❷ 純音聴力検査を行うときに必要な配慮・声掛けについて検討してみよう。

❸ 平衡機能検査を行うときに必要な配慮・声掛けについて検討してみよう。

第 5 章

疾患の理解

A 本書で学ぶ耳鼻咽喉疾患

耳鼻咽喉領域といえば，聴覚と嗅覚という感覚機能がまずは思い浮かぶであろう。しかし，耳鼻咽喉領域は，脳と眼科領域を除く頭頸部全般を取り扱うため，これらの感覚機能にかかわる疾患に加え，咀嚼・嚥下機能や音声・言語機能，呼吸機能にかかわる疾患も範疇となる。

本章では，耳鼻咽喉領域で扱うこれら多様な疾患を，大きく耳疾患，鼻疾患，口腔・咽頭疾患という部位ごとに整理した。各部位の疾患がもたらす機能の障害を，それが患者に与える影響とともに理解することが重要である。

◆ 耳の機能障害と耳疾患

耳は，音を脳に伝える聴覚や，からだのバランスを保つ平衡覚を担う器官である。外耳・中耳・内耳の3つの部分のどこに異常が生じるかによって，それぞれの機能への影響が異なる（図5-1）。

● 聴覚の障害　音は外耳孔から外耳道・鼓膜を介して中耳にある耳小骨へと伝わる。耳小骨は内耳にある蝸牛へと音の振動を伝え，蝸牛はリンパ液の振動によって蝸牛神経など内耳神経にその情報を伝える役割をもつ。内耳神

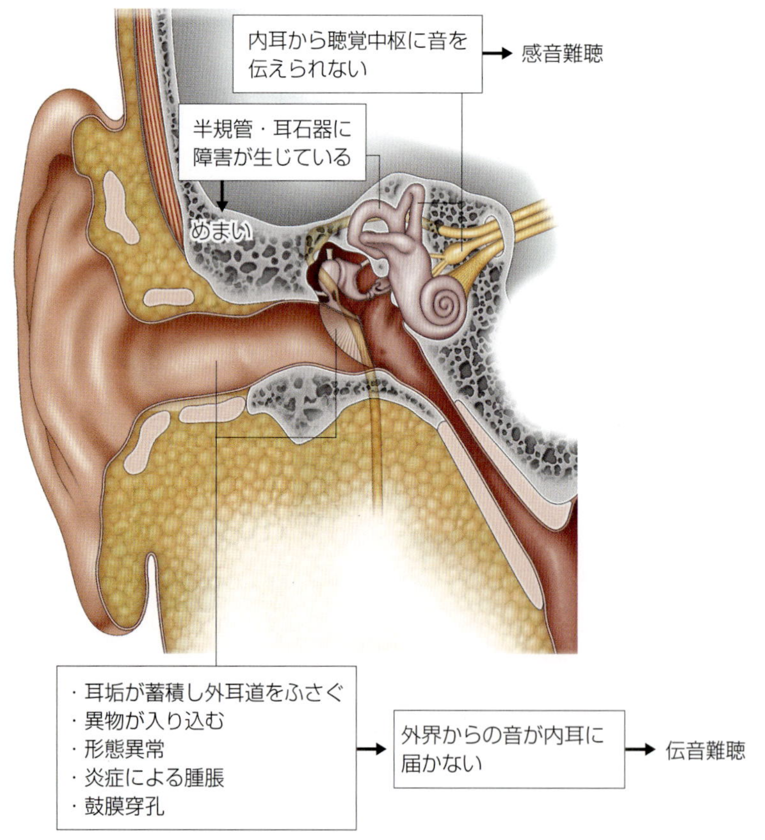

図5-1　耳の機能障害と耳疾患

経を経由して脳の聴覚中枢へと情報が伝えられることで，音の聞き分けや言葉の判別が行われる。そのため，どの部位で異常が発生したかによって，聴覚に生じる異常の種類に違いが生じる。

1 外耳・内耳の異常　外耳や中耳で異常が発生した場合には，伝音難聴が生じる。外耳や中耳で生じる疾患には耳垢栓塞や外耳炎・鼓膜穿孔・耳小骨の形態異常などがあり，外界からの音が内耳に到達することを妨げるために音が聞こえづらくなってしまうものである。そのため，伝音難聴の場合には，原因が特定でき，その異常を排除することができれば，聴力の回復が期待できる。

2 内耳の異常　蝸牛から聴覚中枢へと音の情報が伝えられる過程で異常が生じた場合には，感音難聴が生じる❶。突発性難聴やメニエール病，急性の音響外傷などがある。加齢性の難聴や騒音性難聴のような慢性に生じた難聴については聴力の回復が困難なことが多い。

● 平衡覚の障害　内耳には平衡覚をつかさどる半規管と耳石器がある。そのため，内耳炎やメニエール病・前庭神経炎など内耳に障害がおこるとめまい(眩暈)が発生する。めまいの性状は，回転性のめまいや浮遊感を感じるめまいなどさまざまなものがある。

NOTE

❶内耳に異常がおこることで生じる難聴は内耳性難聴，内耳神経から聴覚中枢にいたるまでに異常がおこることで生じる難聴は後迷路性難聴とよばれる。

◆ 鼻の機能障害と鼻疾患

鼻には，においを感じる嗅覚のほか，ウイルスやほこりなどの異物が体内に入ることを防ぐ役割，共鳴腔としての機能がある。鼻疾患は，これらの役割に障害をもたらすことになる(▶図 5-2)。

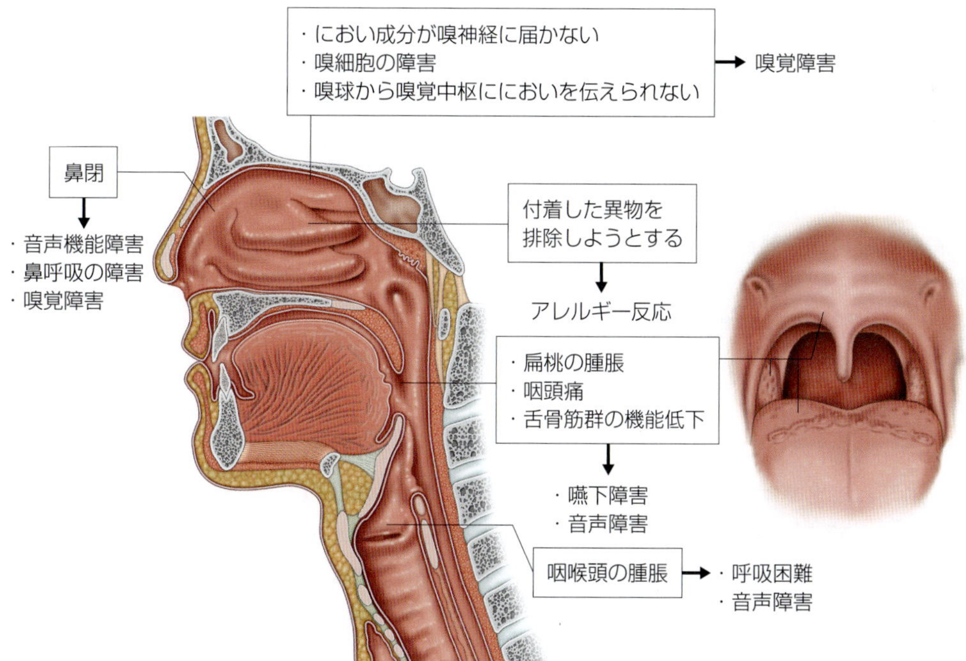

▶図 5-2　鼻・口腔の機能障害と関連疾患

● 嗅覚の障害　鼻腔から嗅覚中枢までのどの部位が障害されても，嗅覚障害は生じうる。たとえば，におい成分が嗅粘膜の嗅神経に届かないために生じる気導性嗅覚障害は，アレルギー性鼻炎や慢性副鼻腔炎などといった鼻副鼻腔疾患が原因となる。一方，嗅神経性嗅覚障害は，嗅細胞の障害によってにおいを感じることができなくなるもので，ウイルス性の急性鼻炎や薬物の影響によって嗅細胞が障害されることで生じる。頭部外傷や脳腫瘍，アルツハイマー病のような神経変性疾患の場合には，嗅球から嗅覚中枢までの伝導路に障害が生じ，中枢性嗅覚障害を呈する。

● 異物を防ぐ役割の障害　鼻の粘膜にウイルスやほこりなどの異物が付着すると，粘膜にある感覚神経が刺激されてくしゃみが生じる。また，異物の侵入を排除するために粘液や水分が分泌され鼻汁となる。外界から侵入した異物がアレルギー反応を引きおこし，くしゃみや鼻汁を過剰にもたらすものをアレルギー性鼻炎という。

● 音声機能の障害　音声を発する際，鼻は共鳴腔としての役割をもつ。しかし，さまざまな鼻疾患により鼻閉が生じると，音声の共鳴がうまくいかずに鼻声となるなど，音声機能が障害されることになる。

◆ 口腔・咽喉頭の機能障害と関連疾患

口腔から取り入れられた食物は，咽喉頭を経由して食道へと送られる。このように口腔や咽喉頭には食物を咀嚼・嚥下して体内に取り込む機能がある。また，咽頭は鼻腔と，喉頭は気管とも接しているため，これらの器官は呼吸の経路としての役割ももっている(▶図5-2)。

さらに，喉頭には声門があり，肺からの呼気が通過する際に声門を開閉することで音声のもととなる喉頭原音を発生させている。喉頭原音は咽頭・口腔・鼻腔といった上方の共鳴腔でさまざまな影響をうけ，口腔から声として発せられる。そのためこれらの器官は発声の役割も担っている。

● 咀嚼・嚥下機能の障害　顔面神経麻痺をきたすと，口唇を閉鎖することがむずかしくなり，食物をうまく取り込めなくなる。また，急性扁桃炎などで咽頭痛が生じると，痛みから食物や唾液の嚥下ができなくなってしまう。また，口腔がんなどでは舌骨筋群のはたらきがわるくなり，食塊を咽頭へと送り込む機能が低下する。

● 呼吸の経路としての役割の障害　急性喉頭炎や咽後膿瘍などにより咽喉頭に腫脹が生じると，吸気・呼気の通過に障害をきたし，呼吸困難といった症状を呈する。

● 音声を発する役割の障害　声帯ポリープや声帯結節などといった声帯そのものに異常を生じる疾患では，嗄声が生じる。また，扁桃周囲炎などの上部の共鳴腔で異常が生じている場合には含み声・鼻声などの構音障害が生じる。舌小帯短縮症などで舌に障害をきたすと，口腔の形状をうまく変化させることができず，特定の子音の発音が不明瞭となる❶。

NOTE

❶舌小帯短縮症の場合，舌尖を使う子音の発音が不明瞭となるため，ラ行やタ行の発音が不明瞭となる。

B 耳疾患

1 外耳疾患

1 外耳の形態異常

● **概要** 胎内での発生過程でなんらかの異常が生じ，発育不全や癒合不全がおこることで，外耳の先天的な形態異常が生じることがある。耳介が存在しない**無耳症**や耳介が十分に形成されない**小耳症**(▶図5-3)といった耳介の形状によるもののほか，耳介近くに小さな隆起物として存在する**副耳**，外耳道が極端に細い**外耳道狭窄症**，外耳道が形成されずに閉塞している**外耳道閉鎖症**(▶図5-3)などがある。無耳症，小耳症，外耳道狭窄，外耳道閉鎖症は，合併していることが多い。

● **症状** 外耳道が狭窄または閉鎖していると，気導経由で音が伝わらなくなるため，難聴の症状をきたす。通常は伝音難聴であるが，内耳の形態異常を伴っていることも多く，その場合は混合性難聴の症状となり，難聴はより高度となる。

● **診断** 視診のほか，CT検査にて形態異常の詳細を調べ，聴力に関しては，乳幼児向けの聴力検査方法(▶70ページ)で評価する。

● **治療** 形状への治療としては，耳介形成術，外耳道を拡大する手術を行う。難聴に対しては，乳幼児期は骨導補聴器を用いる。場合により埋め込み型骨導補聴器の適応も検討する。

2 先天性耳瘻孔

● **概要** 耳介やその周囲に先天的に生じた小さな瘻孔を**先天性耳瘻孔**という(▶図5-4)。盲端の扁平上皮におおわれた管であり，外耳の形態異常と同様に，胎内での発生過程で異常が生じて形成されたものである。開口部は耳輪起始部にあることが多いが，それ以外の場所で開口していることもある。盲端になっているものの，開口部から奥は複数の管腔にわかれていることが多い。

● **症状** 通常は無症状であるが，感染をおこすと発赤腫脹，疼痛を伴い，治療が必要となる。

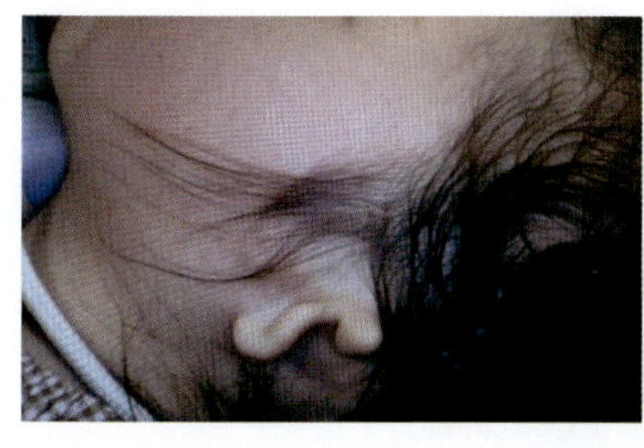
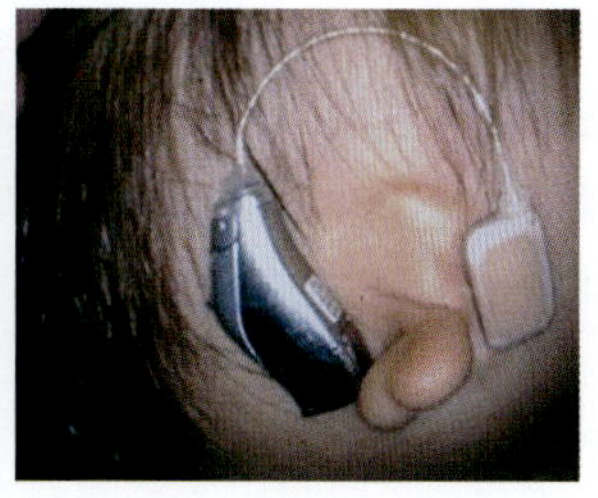

▶**図5-3 小耳症・外耳道閉鎖症**
小耳症と外耳道閉鎖症を併発している症例である。右の写真では，難聴への対応として，骨導補聴器を装着している。

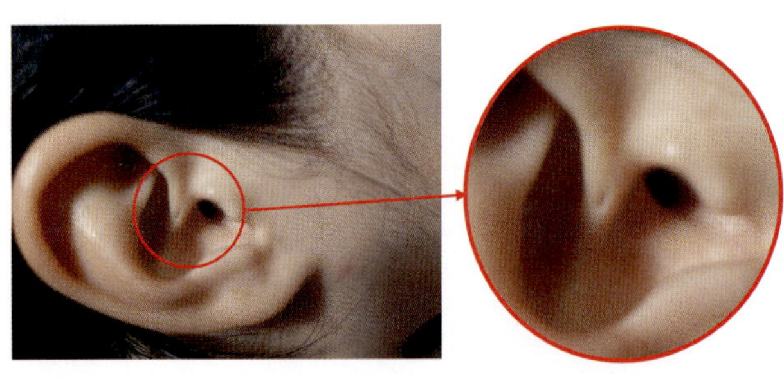

図 5-4　先天性耳瘻孔
外耳孔の近くに小さな瘻孔が生じている。

● **診断**　視診により，瘻孔の開口部を確認する。

● **治療**　感染がみられる場合には抗菌薬を投与し感染を抑える。内部に膿瘍を形成し，抗菌薬投与だけでは炎症がおさまらないことがある。その場合は切開，排膿を行う。感染を繰り返す場合は，先天性耳瘻孔摘出術を行い，管を完全に摘出する。

3 外耳道炎

● **概要**　外耳道に生じる炎症を外耳道炎という。外耳道軟骨部にある毛嚢や皮脂腺・耳垢腺に感染がおこり，その部位が発赤・腫脹・疼痛を生じている状態を**急性限局性外耳道炎**(**耳癤**(じせつ))という。また，外耳道骨部に耳掃除の習慣，補聴器や耳栓の常用，シャンプーやパーマ液による刺激などが慢性的に加わると，同部位の皮膚に湿疹を生じることがある。これを**外耳道湿疹**という。湿疹部位の皮膚は易感染性になっていることが多い。糖尿病などを合併していたり，免疫抑制薬の使用中でも湿疹部位が易感染性となる。易感染性となった部位に，細菌や真菌が感染すると，外耳炎が生じる。

悪性外耳道炎は，おもに緑膿菌が起因菌となっておこる，難治性の外耳炎である。骨へ浸潤し，頭蓋底にまで及ぶこともあり，脳神経症状やS状静脈洞血栓などを合併すると重篤な状態となり，致死的状態となることがある。免疫不全状態の場合にはとくに注意が必要である。

● **症状**　外耳炎では，外耳道皮膚の発赤・腫脹，耳漏による滲出液などをみとめる。初期の症状は，瘙痒(そうよう)感，軽度の疼痛であるが，感染が悪化すると強い痛みが生じ，耳介を触ったり牽引したりすると痛みが増悪する。耳癤，外耳炎ともに，外耳道の腫脹が強い場合には伝音難聴も生じる。また，痛みが強いことが多い。悪性外耳道炎では，難治性，強い耳痛，脳神経症状などを伴う。

● **診断**　耳鏡，顕微鏡などでの視診を行う。感染所見が明らかな場合は細菌，真菌培養を行い，症状の強さによっては血液検査により，全身疾患の鑑別や炎症反応の確認を行う。外耳道に骨破壊像などがある場合には，悪性外耳道炎や，がんの鑑別のためにCTなどの画像検査も実施する。

● **治療**　抗菌薬，消炎鎮痛剤の内服と，抗菌薬やステロイドの点耳薬や軟膏を用いて，治療を行う。腫脹部位に膿瘍形成をする場合があり，その場合には穿刺・切開の処置も検討する。

難治性の場合には，外耳道真珠腫，外耳道の悪性疾患の一症状である可能性もあり，念頭におく。悪性外耳道炎では，抗菌薬を使用し加療を行いつつ，膿瘍や壊死部分に関しては手術加療を行うことも検討する。

4 外耳瘙痒症

● **概要**　「耳がかゆい」という症状は外来診療の場で比較的多く遭遇する。原因にはさまざまなものがある。最初はかゆみのみであっても，そこをかいてしまうと皮膚に傷がつき炎症をおこし外耳炎となる。

● **病態生理・症状**　耳介や外耳道への頻回の刺激から，瘙痒感が生じた状態である。頻回な耳掃除の習慣，慢性中耳炎による耳漏による刺激などが誘因となるほか，アトピー性皮膚炎やアレルギー性鼻炎などアレルギー性疾患を合併している場合に外耳道の皮膚がアレルギー反応をおこし瘙痒感が出現することもある。またアレルギーに限らず，皮膚の湿疹が外耳道に症状をきたしているという場合もある。このほか慢性的な刺激として，イヤホンや耳栓の長時間使用，慢性中耳炎の耳漏による刺激もある。かゆみが強い場合には綿棒や耳かきで強く何回もかいてしまい，外耳炎を発症してしまうこともある。

● **診断**　視診により，外耳道の発赤，腫脹，耳漏の有無，鼓膜の状態を確認し，瘙痒感の原因を調べる。耳漏があれば細菌培養検査を提出する。

● **治療**　抗菌薬とステロイドの外用薬(点耳薬または軟膏)を局所に塗布する。感染傾向が強ければ，抗菌薬を内服する。瘙痒感が強い場合には，抗アレルギー薬を併用する。

● **予後**　原因と思われる因子を取り除けるかが，予後を左右する。

5 外耳道真菌症

● **概要**　外耳道皮膚に真菌が感染することで生じる感染症である。外耳道炎，外耳道湿疹などが背景にあり，皮膚の免疫状態が低下している際におこりやすい。糖尿病の合併，抗がん薬や免疫抑制薬，ステロイド長期投与中もハイリスクとなる。また，抗菌薬やステロイド薬の点耳薬を長期間使用していると，菌交代現象❶により，耐性菌や真菌の繁殖が促されることがある。起炎菌として頻度が高いのはアスペルギルス属で，そのほかにカンジダ属もみられる。

> **NOTE**
>
> **❶菌交代現象**
>
> 長期にわたる抗菌薬の投与によって，投与された抗菌薬に感受性のある菌が減少，耐性のある菌が増殖し，正常菌叢が乱れる現象をいう。

● **症状**　瘙痒感，真菌塊による耳閉塞感，耳漏がおもな症状である。耳漏は細菌感染との区別がむずかしい場合もあるが，特徴的な白色や黒色の滲出液がみられる場合もある。炎症が強いと痛みを感じることもある。

● **診断**　耳鏡や顕微鏡による視診にて外耳道の真菌を確認する(▶図 5-5)。同部位から擦過により培養検体を採取し，検鏡および培養により真菌を確認する。

● **治療**　耳洗浄を行い，外耳道内を可能な限り洗浄し，抗真菌薬の軟膏を塗布する。軟膏は自宅でも連日塗布する。改善がみられない場合は，抗真菌

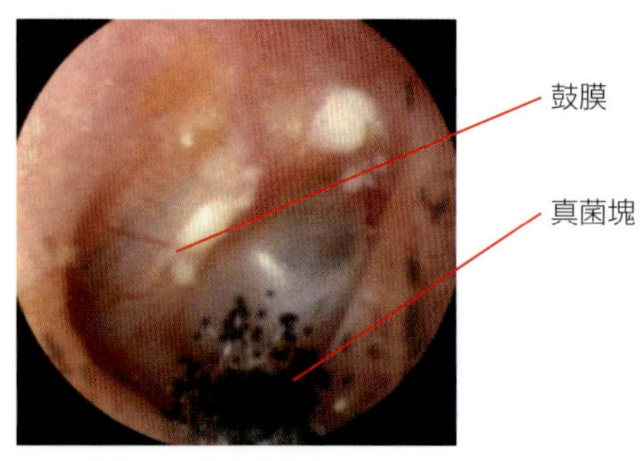

図 5-5　外耳道真菌症
真菌塊の繁殖が見られる。

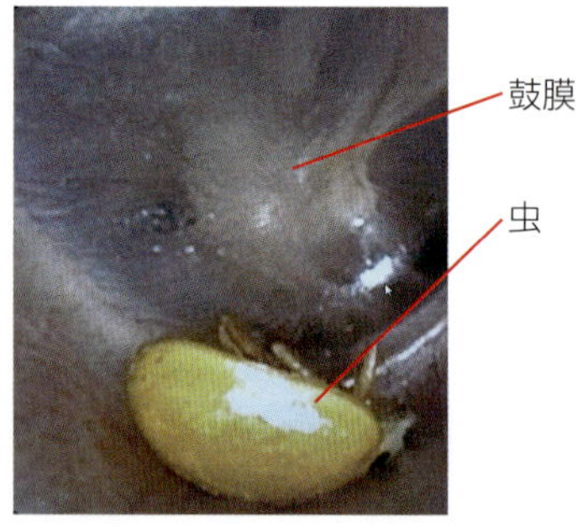

図 5-6　外耳道に入った虫

薬の内服も併用する。易感染性の状態が改善しないと，外耳道真菌症も遷延する場合がある。根気よく加療することが必要である。

6 耳垢栓塞

● 概要　外耳道皮膚にある耳垢腺や皮脂腺から分泌された分泌物，脱落した上皮，ほこりなどがまざりあい，外耳道内にできたものが耳垢である。これらはある程度は自然に排出されるが，そのまま外耳道内に蓄積し外耳道を閉塞するものを耳垢栓塞という。耳垢には，乾燥性のものと，やわらかく湿ったものがある。

● 症状　異物感，閉塞感，耳垢栓塞で外耳道が完全に閉塞した場合には伝音難聴もきたす。過度な耳掃除習慣により外耳道皮膚への刺激が慢性的であると耳垢が発生しやすくなるので，患者の耳掃除習慣について問診を行う。

● 診断　耳鏡，顕微鏡による視診で診断する。

● 治療　吸引や鉗子にて除去する。粘着質で除去しづらい場合には，耳洗浄を行い，洗い流す。

7 外耳道異物

● 概要　外耳道異物とは，外耳道になんらかの異物が入り込んだ状態のことをいう。異物としてよく見られるものに虫体がある(図5-6)。幼児の場合には，みずから，あるいは幼い兄弟が，外耳道に玩具を挿入してしまい，取れなくなってしまう場合もある。

● 症状　虫体の場合，外耳道内で動き羽ばたくため，患者が恐怖をおぼえパニックになることもある。また昆虫類は脚が鋭利なので痛みもある。虫は前進できるものの後退はできないため，比較的大きな虫は鼓膜まで到達すると，その先に進めず，戻ることもできず外耳道内で暴れる。鼓膜に触れれば激痛が生じる。これらの症状のため，救急外来を受診する場合も少なくない。

玩具による異物は，幼児に多く見られる。自分から保護者へ症状を訴えることはまれである。近くにいた兄弟から保護者へ伝えて発覚したり，異物が取れずに不快感や軽い痛みを感じたり，あるいは感染をおこしたりすると，不きげんとなり啼泣(ていきゅう)することもあるため，それをきっかけに保護者が気づいたりすることが多い。

● **診断** 耳鏡，顕微鏡にて，目視して診断する。

● **治療** 虫体の場合には，水や局所麻酔薬などを注入して虫が動かないように処理してから，吸引洗浄や鉗子を用いて取り除く。玩具の場合には，玩具の大きさによって鉗子を使い分けながら，異物を把持（はじ）して取り除く。

8 耳介軟骨膜炎

● **概要** 耳介軟骨をおおっている軟骨膜が，細菌感染やウイルス感染などで炎症をおこした状態を**耳介軟骨膜炎**という。鑑別疾患として，軟骨の炎症を起こす疾患に，自己免疫疾患の再発性多発軟骨膜炎 relapsing polychondritis (RP)がある。RP では気管，鼻中隔，喉頭など全身の軟骨に炎症をおこすが，耳介が初発であることが多いため，耳介の発赤腫脹をみた場合には鑑別疾患として念頭におく。

● **症状** 耳介の発赤，腫脹，疼痛が主症状である。炎症が強いと痛み，発熱も伴い，軟骨が自壊することもある。

● **診断** 視診により診断，血液検査にて感染や炎症の程度を評価し，場合により細菌検査も行う。RP と鑑別する場合には耳介軟骨の生検を行う。

● **治療** 細菌感染を疑う場合には抗菌薬の投与，痛みや発熱に対しては解熱鎮痛薬の投与を行う。腫脹が強い場合はステロイド薬の投与も検討する。膿瘍形成がみられる場合には切開排膿を行う。

9 外耳道真珠腫

● **概要** 外耳道に角化上皮の落屑物が蓄積して，増殖しながら外耳道の骨組織を融解していく。外耳道皮膚の浄化機能の低下が原因と言われているが，近年，骨粗鬆症治療薬である，ビスホスホネート製剤の副作用として外耳道真珠腫の報告があるので，問診時に服薬歴を確認する。

● **症状** 落屑物の蓄積が多量になると，外耳道を閉塞し難聴が生じる。また，落屑物を取り除くと，外耳道が拡大していることがある。炎症をおこしていると，耳漏や耳痛を伴うこともある。

● **診断** 臨床所見での診断と，進展範囲は CT にて確認する。

● **治療** 耳処置による清掃を行う。炎症所見があれば，抗菌薬とステロイド剤の点耳薬を使用する。外耳道壁をこえて乳突蜂巣や顎関節などへ進展している場合は，清掃しきれないため手術を行うこともある。

● **予後** 再発することがある。外来にて，こまめに清掃を行う。

10 サーファーズイヤー

● **概要** 冷温刺激により，外耳道骨が隆起を形成した状態を**サーファーズイヤー**という(▶図 5-7)。**外耳道外骨腫** exostosis of external auditory canal ともよばれる。サーフィンで海水の冷刺激を頻回に受けているサーファーに多く見られるため，サーファーズイヤーといわれるが，サーファー以外でも同様の刺激を外耳道に加えると，同じような所見となることがある。

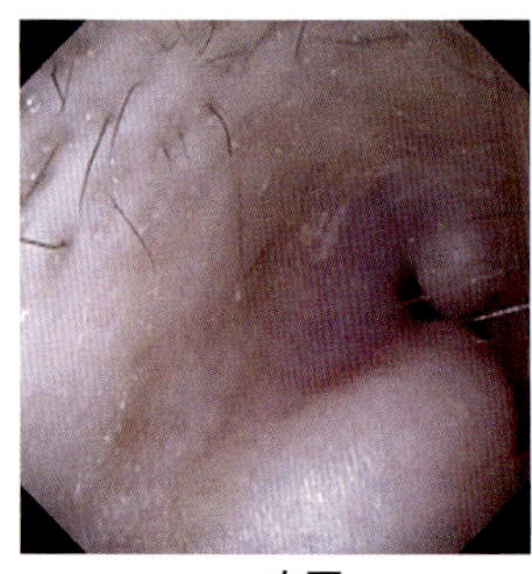

a. 右耳

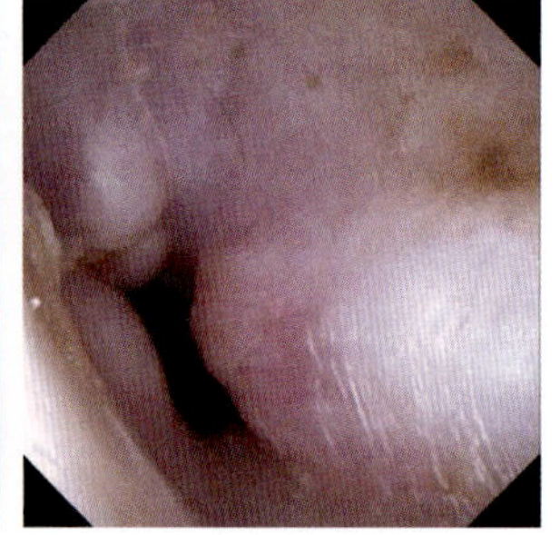

b. 左耳

図 5-7　サーファーズイヤー
外耳道骨が隆起し，外耳道を狭窄している。

● **症状**　外耳道内に，隆起性病変をみとめる。通常は両側性で複数個の隆起をみとめる。耳に水が入った際に抜けにくいことや耳閉感も症状の1つである。

● **診断**　耳内所見により本症を考える。診断は比較的容易であるが，腫瘍性病変との鑑別が必要であり，CT などの画像検査や必要に応じて組織学的検査を行う。

● **治療**　無症状の場合には保存的に経過をみる。外耳炎の反復や難聴が生じた場合は，手術の適応となる。皮膚を温存しながら隆起箇所を削開し外耳道壁を平坦にする。

● **予後**　冷温刺激がなくならないと，手術を行っても再発する場合がある。温度刺激を避けるため耳栓使用などもすすめる。

11 外耳道悪性腫瘍

● **概要**　**外耳道悪性腫瘍**(外耳道がん)はまれな疾患である。多くは扁平上皮がんであるが，耳垢腺からの腺様嚢胞がんもまれに発生する。悪性黒色腫も鑑別となる。側頭骨悪性腫瘍の病気分類には，ピッツバーグ分類が用いられることが多い。病期を考えるうえでは，T 分類❶を用いて，外耳道に限局しているか，骨壁へ浸潤があるか，中耳や乳突蜂巣への浸潤があるか，それ以上の範囲への浸潤があるかを確認する。

● **症状**　血性の耳漏，痛み，難聴などが主訴となる。がんの浸潤により，顔面神経麻痺やめまい，開口障害をきたすこともある。初期は，耳漏や痛みの症状が生じるため，外耳炎との鑑別がむずかしいことがある。治りにくい外耳炎には，細菌検査とともに，細胞診や組織診を積極的に行うことが重要である。

● **診断**　局所所見，CT や MRI による画像所見，局所検体による病理学的検査により診断する。

● **治療**　放射線療法，化学療法，化学放射線療法，手術療法がある。

● **予後**　非常にまれな疾患のため，まとまった数の報告が少ないが，進行した外耳がんは一般的には予後不良であるため，早期発見が望ましい。

NOTE

❶国際対がん連合が提唱する悪性腫瘍の進行度を判定する分類方法を TNM 分類という。T(tumor)は原発巣，N(lymph node)は所属リンパ節転移，M(metastasis)は遠隔転移の進展度をあらわす。

2 中耳疾患

1 急性中耳炎

● **概要** 急性中耳炎とは，「急性に発症した中耳の感染症で，耳痛，発熱，耳漏と伴うことがある[1]」と定義された疾患である。乳幼児に多い。上気道炎時に耳管経由でウイルスや細菌が中耳へ感染し，炎症をおこす。感染が強かったり，中耳炎が遷延したりすると，乳突洞炎や内耳炎，頭蓋内合併症をきたすこともある。起炎菌は肺炎球菌，インフルエンザ菌，モラクセラ-カタラリスで，全体の約70%を占める。

● **症状** 耳痛，発熱，耳漏がおもな症状である。乳幼児は自分の症状を伝えられないので，原因不明の発熱に加えて，上気道炎症状や耳を触るなどのしぐさ・不きげん・食欲低下・啼泣などがあれば，急性中耳炎の可能性を考える。炎症が鼓室から乳突蜂巣へ波及すると，乳様突起炎を生じることがあり，これも乳幼児に多い。乳様突起炎を考える所見として，耳後部の発赤腫脹と，それによる耳介の前方への突出(耳介聳立〈じかいしょうりつ〉)がある。

急性中耳炎には，いったん回復しても頻回に急性感染を繰り返すものがあり，それを**反復性中耳炎**という。乳幼児では原因菌に対しての免疫応答が未熟なため，感染を繰り返してしまう傾向がある。

● **診断** 発赤，膨隆，肥厚，混濁，穿孔形成，耳漏，水疱形成などの鼓膜所見から，本症を考える(▶図5-8)。さらに鼓膜切開を行い，中耳粘膜を観察することが可能であれば，中耳粘膜の浮腫を確認できると診断がさらに確実となる。細菌検査を行い，起炎菌を同定する。乳様突起炎を疑う場合には，側頭骨CTにて乳突蜂巣炎の有無などを確認する。

● **治療** 軽症，中等症，重症それぞれに，ガイドライン上でのアルゴリズムがある。それにそって治療を行う。乳様突起炎が改善しない場合は，乳突削開術を行うことがある。

● **予後** 免疫機能が発達する前の乳幼児期は，急性中耳炎を繰り返すことがあるが，成長とともに，罹患率は急減する。急性中耳炎を繰り返し，滲出性中耳炎へ移行する場合がある。炎症が強く鼓膜穿孔を生じた場合に，閉鎖しないことがあり，その場合は鼓膜形成術を検討する。

2 慢性穿孔性中耳炎

● **概要** 細菌感染や耳管機能不全により，中耳腔や乳突蜂巣の炎症が慢性化して鼓膜穿孔を生じ，閉鎖しない状態を**慢性穿孔性中耳炎**という(▶図5-9)。

● **症状** 耳漏，難聴がおもな症状である。難聴は，鼓膜や中耳の炎症のみであれば伝音難聴を呈するが，感音難聴も伴う場合には，内耳障害の合併を

1）日本耳科学会ほか編：小児急性中耳炎診療ガイドライン 2024年版．p.8，金原出版，2024.

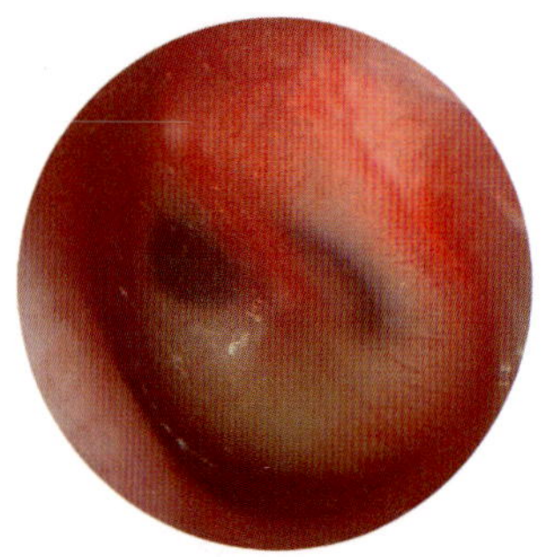

▶図 5-8　**急性中耳炎**

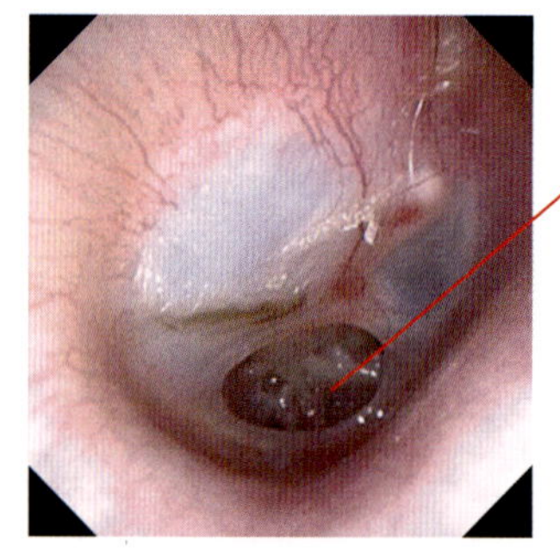

▶図 5-9　**慢性穿孔性中耳炎**
鼓膜に穿孔をみとめる。

考える。鼓膜穿孔は緊張部にあることが多い。中耳腔の炎症により，耳小骨の可動性がわるくなっていることも多い。

● **診断**　耳鏡や顕微鏡による耳内所見で，鼓膜の穿孔，耳漏などをみとめ，側頭骨 CT にて真珠腫性中耳炎などそのほかの疾患が否定された場合に診断される。難聴の程度は聴力検査にて評価する。耳漏の細菌学的検査もあわせて行う。

● **治療**　保存的治療では，耳洗浄，点耳薬投与などにより，耳漏の停止をはかる。鼓膜の穿孔，聴力改善，耳漏停止を目的に手術療法も行われ，鼓膜形成術，鼓室形成術，場合により乳突削開術が行われる。

3　滲出性中耳炎

● **概要**　「鼓膜に穿孔がなく，中耳腔に貯留液をもたらし，難聴の原因となるが，急性炎症症状すなわち耳痛や発熱のない中耳炎」と定義される[1]。就学前の小児の大半が罹患する疾患である。小児では上気道炎や急性中耳炎に続発して発症することが多い。またアデノイド増殖症による耳管閉塞が原因となっていることもある。3か月以内に自然治癒することもあるが，遷延する場合や，反復する場合もある。症状は難聴と耳閉感であり，小児の場合には気づかれないこともある。小児の難聴の原因でも多くの割合を占めている。小児に多くみられる疾患であるものの，成人でも滲出性中耳炎の罹患はみられ，加齢による耳管機能不全や，小児と同じく上気道炎や急性中耳炎後の罹患などがある。癒着性中耳炎，真珠腫性中耳炎が合併していることもある。まれではあるが，上咽頭の腫瘍性病変が耳管咽頭口を閉塞していることが原因で滲出性中耳炎に罹患していることがあり，注意が必要である。上咽頭は，視診では観察できない部位なので，滲出性中耳炎をみとめたら，必ず内視鏡で上咽頭を確認する。

● **症状**　難聴，耳閉感がおもな症状である。小児では難聴や耳閉感を自分から訴えることは少ない。名前を呼んでも振り返らない，テレビの音量が大きいなどの様子から難聴が疑われ，滲出性中耳炎の診断を受ける場合も少なくない。小児，成人を問わず，鼻副鼻腔疾患があり耳管機能障害を生じていることがあるため，鼻症状の確認も重要である。

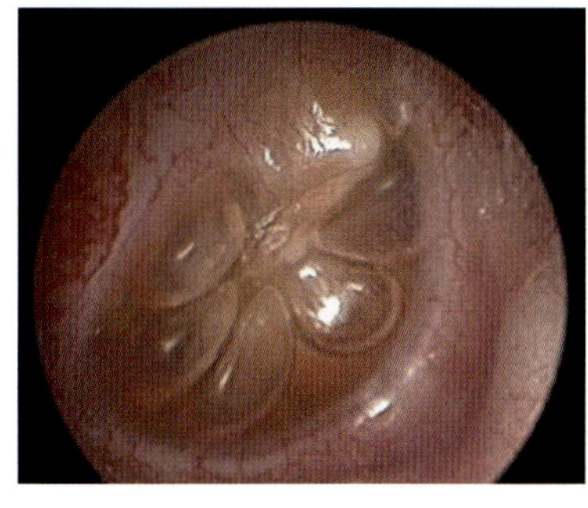

▶図 5-10　滲出性中耳炎
右耳の鼓膜をみる。中耳腔に滲出液が貯留しているのが透見される。

● **診断**　視診にて中耳腔の貯留液をみとめ，鼓膜穿孔がない場合に診断する(▶図 5-10)。聴力検査では伝音難聴を呈し，ティンパノメトリでBまたはC型を示すことが多い。CTを施行すると中耳腔に貯留液の所見をみとめる。鼓膜穿刺・切開にて治療を兼ねて貯留液の確認を行う。

● **治療**　小児の滲出性中耳炎は，至急治療を要するような事情がなければ3か月間は経過観察が推奨されている[1)]。3か月以上経過しても治癒しない場合には，鼓膜換気チューブ留置術や，アデノイド増殖症があればアデノイド切除術を検討する。癒着性中耳炎や真珠腫性中耳炎の合併があれば，その治療に準じる。

4 そのほかの中耳炎

● **概要**　難治性の中耳炎として，好酸球性中耳炎，ANCA関連血管炎性中耳炎(OMAAV)などがある。好酸球性中耳炎は，喘息に合併することが多い病態である。OMAAVは，細い血管や毛細血管の壊死性血管炎を主体とするANCA関連血管炎という全身疾患に伴う中耳病変である。従来，難治性の中耳炎として認識されていた疾患のなかに，本症が含まれていることが近年明らかとなった。

● **予後**　好酸球性中耳炎，OMAAVともに，難治性で遷延するためコントロールが重要であり，長期管理が必要な疾患である。まれに両側高度難聴となる場合があり，補聴器にしても聴覚活用がむずかしい場合には，人工内耳埋め込み術を検討することがある。

好酸球性中耳炎

● **症状**　好酸球性中耳炎は，喘息などに合併し，中耳腔にニカワ状の貯留物❶が蓄積することで難聴と耳閉感をきたす。内耳障害をおこすこともあり，難聴が高度となる場合がある。

NOTE
❶粘稠度の高い貯留物のこと。

● **診断**　好酸球性中耳炎では，好酸球有意な中耳貯留液の検出，ニカワ状の中耳貯留物，難治性，気管支喘息の合併，鼻茸の合併が，診断基準の項目としてあげられており，これらの確認を行う。

● **治療**　好酸球性中耳炎では，中耳貯留物を除去し，ステロイド薬を注入または点耳する。コントロール不良の場合は，内服でのステロイド投与も検

1）日本耳科学会・日本小児耳鼻咽喉科学会編：小児滲出性中耳炎診療ガイドライン 2022年版．p.16，金原出版，2022.

討する。

ANCA関連血管炎性中耳炎(OMAAV)

● **症状** OMAAVは，進行性の感音難聴を伴うことが多く，顔面神経麻痺，肥厚性硬膜炎の合併もしばしばみとめる。

● **治療** OMAAVは，原疾患の治療に準じ，ステロイド投与，免疫抑制薬の使用などで加療するが，全身症状がみとめられる場合には，内科などへの診療依頼も検討する。

5 中耳結核

● **概要** 中耳への結核菌感染を**中耳結核**という。結核登録者情報システム❶では肺外結核❷のうち「耳の結核」として登録されている。他部位の結核を合併しているおそれもあるため，診断したら全身検索を行う。「感染症の予防及び感染症の患者に対する医療に関する法律(感染症法)」により，保健所への届出が必要である。

● **症状** 耳漏，難聴を主訴とする。鼓膜の発赤，肥厚，穿孔をみとめることもある。耳漏は白色のことが多い。通常の中耳炎として加療を開始したものの，治療抵抗性である場合には本症を鑑別疾患として念頭におく。難聴は伝音難聴であるが，混合性難聴もみられ，急激に進むこともある。顔面神経麻痺がみとめられる場合もある。

● **診断** 局所からの検査として，耳漏培養，肉芽などの組織学的検査を行う。それと同時に，感染の有無を調べるために，ツベルクリン反応検査やインターフェロンγ遊離試験を実施する。ツベルクリン反応は従来から実施されてきた結核菌感染の検査であるが，感染によるものなのか予防接種の影響による反応なのかの区別ができない。そこで現在は，より精度の高い検査として，インターフェロンγ遊離試験(クォンティフェロン検査・T-SPOT)が行われている。

結核と診断されたら，保健所へ届出を行い全身検索も実施していく。

● **治療** 基本的に肺結核に準じた治療を行う。抗結核薬に対し耐性菌である場合には，治療抵抗性となる場合もある。また，抗結核薬の副作用である内耳神経障害などに関して，患者へあらかじめ説明する。

> **NOTE**
>
> **❶結核登録者情報システム**
> 日本における結核の発生状況を把握するためのデータベース。
>
> **❷肺外結核**
> 肺以外の臓器に結核菌の感染が広まった状態。

6 中耳真珠腫

◆ 先天性真珠腫

● **概要** 胎内で，先天性に上皮が中耳腔に迷入して発生する真珠腫を**先天性真珠腫**という(▶図5-11)。鼓膜に異常がなく，中耳炎の既往がないことと定義されている。鼓膜所見や乳幼児健診，就学時健診などで難聴を指摘されて受診し発見される。

● **症状** 多くは伝音難聴をきたすが，鼓膜前方に存在する場合は無症状である。健診などで偶然発見されることが多い。痛みや耳漏がないこともあり，発見時には広範囲に進展していることもあるほか，進展部位によって，顔面神経麻痺，感音難聴などの併発もみられる。真珠腫塊が非常に小さい場合やかなり低年齢で発見され進展度が軽度の場合には，一定期間経過観察を行うこともある。

● **診断**　鼓膜所見とCT，MRIの拡散強調像にて診断する。MRIは撮影時間が長いため，乳幼児に実施するのはむずかしいことも多い。

● **治療**　原則として手術療法を行う。病変が鼓室内に限局している場合は鼓室形成術を，真珠腫が上鼓室をこえ，乳突腔へ進展している場合には，鼓室形成術に加えて乳突削開術を行う。真珠腫の進展範囲が深く，完全摘出がむずかしい場合や，遺残のリスクがある場合には，手術を段階手術とし，半年〜1年後に再度病変部位の確認のための手術を行う。

● **予後**　重症の場合には，真珠腫の再発が問題となる。再発時の早い対応を行うために，一定期間，定期的に診察を行う。

◆ 後天性真珠腫

● **概要**　鼓室腔や乳突腔へ，鼓膜や外耳道皮膚などの角化扁平上皮が嚢状に入り込み，嚢内に角化物を堆積しながら増大していく疾患を**後天性真珠腫**という（▶図5-11）。大きくなりながら周囲の骨組織を破壊していく性質があるため，診断したら原則的には手術療法が必要となる。成因の詳細についてはいまだに不明である。

● **症状**　反復性耳漏や中耳伝音系の障害による難聴がおもな症状である。真珠腫が内耳へ進展すると，骨導閾値の上昇をみとめ，混合性難聴を呈し，めまいの合併もみられる。側頭骨内の顔面神経管の破壊が生じると顔面神経麻痺や鼓索神経障害による味覚障害もみとめられる。頭蓋内への進展により，頭痛，発熱などもみられることがある。

● **診断**　鼓膜所見により，真珠腫をみとめれば，病理学的検査も施行し，診断する。進展範囲についてCT・MRIによる評価を行う。耳小骨や内耳障害の程度を評価するために純音聴力検査も実施する。

● **治療**　手術療法が原則である。耳漏がある場合には，ある程度手術前に

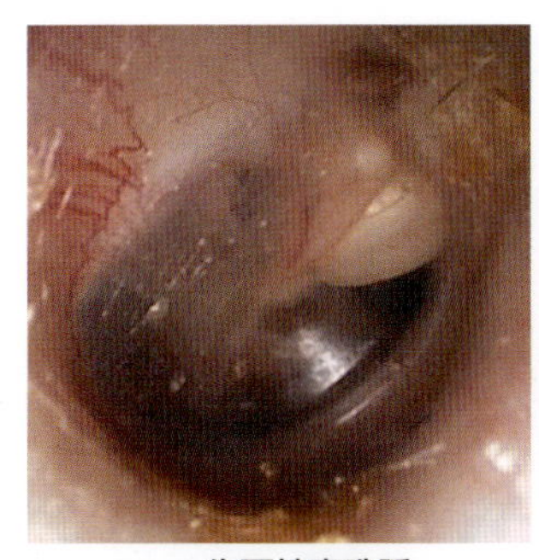

a. 先天性真珠腫
真珠珠が鼓膜から透見されている。

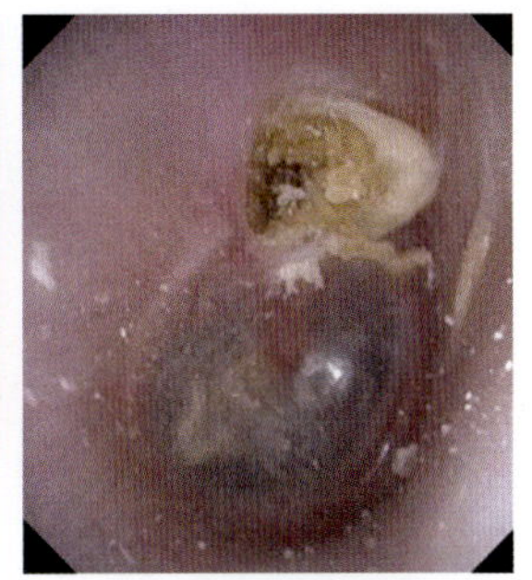

b. 後天性真珠腫
鼓膜弛緩部が陥凹し，真珠腫が形成されている。

▶**図5-11　中耳真珠腫**

感染を制御しておく必要があり，抗菌薬点耳薬を投与し，感染が強い場合は抗菌薬の内服も行う。

手術療法は，鼓室形成術，乳突削開術を行う。鼓室形成術には耳小骨連鎖の再建法によりⅠ型～Ⅳ型があり，耳小骨の障害部位によって術式を選択する。乳突削開術には，外耳道壁の扱いにより外耳道後壁保存型，外耳道後壁削除乳突非開放型，外耳道後壁削除乳突開放型の3つの分類がある。病変の程度や，術者の治療方針も加味されて術式が決定される。真珠腫の進展状況が複雑で，再発のリスクを考えなければいけない場合は，段階手術とし，半年～1年くらい経過したあとに，再度，病変部位の確認のために手術を行う。

● **予後**　真珠腫の進展度が重症で，頭蓋内合併症や脳神経症状の出現がある場合には，緊急手術または準緊急手術の適応となる。真珠腫は完全摘出したとしても，再形成性再発・遺残性再発・二次性真珠腫など，再発のリスクがあるため，長期管理が必要な疾患である。近年，再生医療による真珠腫の再発予防の研究も行われており，臨床応用の実現が待たれる。

7 中耳炎合併症

● **概要**　中耳炎全般に関して，鼓室内に炎症がとどまっている場合には症状も局所の症状だけであるが，炎症が周辺臓器に波及すると合併症を生じる。その主たるものに，顔面神経麻痺，内耳障害，頭蓋内合併症がある。

● **顔面神経麻痺**　顔面神経麻痺は，炎症による顔面神経管の骨破壊から生じる。鼓索神経の障害が生じると，患側の舌前半部分の味覚障害を生じる。表情筋の運動に関連する部位の神経障害では，患側の顔面の動きが麻痺する。顔面神経機能検査を実施する。

● **内耳障害**　患側の聴力の骨導閾値の上昇や，めまい症状が生じる。聴力検査，平衡機能検査で評価する。

● **頭蓋内合併症**　硬膜外膿瘍，髄膜炎などがおこることがあり，それに伴って，頭痛，吐きけ，発熱，項部硬直，場合により意識障害もみとめる。神経学的診察，CTやMRIなどの画像診断，血液検査による感染や炎症の程度の評価を行う。

● **診断**　中耳炎の重症度の評価，合併症それぞれの病態と重症度の評価を行い，診断する。

● **治療**　中耳炎の治療に加え，合併症それぞれへの対応も行う。重篤度によっては緊急対応・準緊急対応が必要である。

8 耳硬化症

● **概要**　内耳骨包からアブミ骨にかけて，後天的に骨異形成が生じる疾患である。アブミ骨底板と卵円窓が固着してアブミ骨の可動性がわるくなり，伝音難聴をきたす。進行性で，内耳障害もきたし，まれに高度難聴を呈する。遺伝子異常は明らかになっていないが，女性，白人に多く，なんらかの遺伝子異常との関連性が考えられる。

● **症状**　通常両側罹患である。伝音難聴，時に混合性難聴を呈し，まれであるが高度難聴にいたる場合がある。耳漏や耳痛はみとめない。

● **診断**　鼓膜は正常であることが多い。純音聴力検査で伝音難聴を呈する(▶図5-12-a)。ティンパノグラムではA型，典型的にはAs型を示す(▶図5-12-b)。耳小骨筋反射では，患側のアブミ骨筋反射の反応が不良である。側頭骨CTにて約60%に内耳窓付近や内耳骨包周辺の皮質骨に骨脱灰像をみとめる。側頭骨CTで異常がみられない場合もあり，手術中にアブミ骨の可動性を確認する。

● **治療**　難聴が軽度であれば，保存的に経過観察とする。気骨導差(A-Bgap)が大きい場合にはアブミ骨手術(アブミ骨摘出術)の適応となる(▶図5-13)。両側の高度難聴となった場合には，人工内耳も検討する。

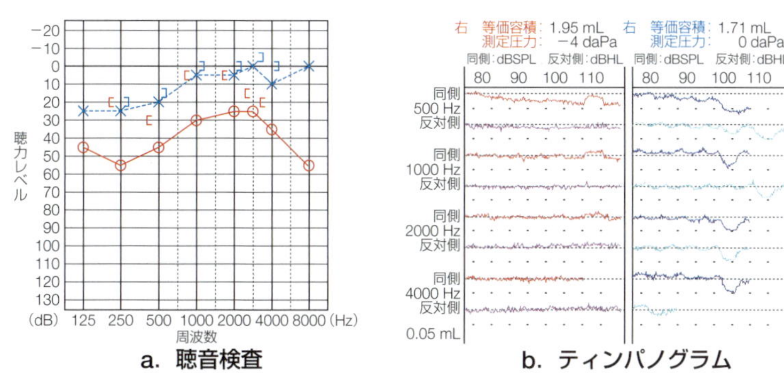

▶**図 5-12　耳硬化症の検査結果**

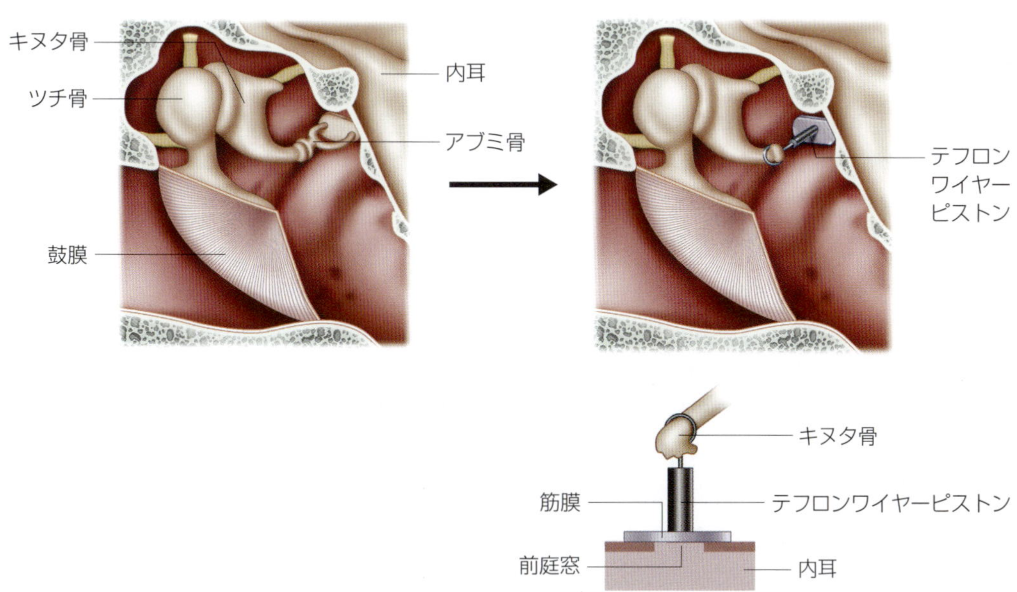

▶**図 5-13　アブミ骨手術(アブミ骨摘出術)**

9 耳小骨の形態異常

●**概要**　耳小骨は，鼓膜側からツチ骨，キヌタ骨，アブミ骨の順に連鎖して音を蝸牛へ伝えていく。ツチ骨とキヌタ骨は第1鰓弓から発生しており，アブミ骨は第2鰓弓から発生している。耳介，外耳道も第1鰓弓・2鰓弓から発生しているので，耳小骨と外耳の形態異常は合併していることが多い。内耳の形態異常を伴うこともあり，その場合は骨導閾値も上昇する。全身疾患の一症状として形態異常がみられる場合もあり，トリーチャー-コリンズTreacher-Collins症候群，チャージ症候群，BOR症候群などがある。

●**症状**　耳小骨の形態異常により伝音系が機能せず，伝音難聴を呈する。そのほかの形態異常の合併がないかに注意する。

●**診断**　聴力検査で気骨導差(A-Bgap)を呈していること，側頭骨CTにて形態異常をみとめることで，診断される。

●**治療**　難聴が軽症であれば，補聴器を装用するか経過観察となる。気骨導差(A-Bgap)が大きい場合は，耳小骨再建を検討する。外耳道閉鎖・狭窄や鼓膜，中耳腔自体の形態異常がある場合には，手術を行っても十分に聴力が改善しないことがある。

●**予後**　先天的な形態異常の場合，難聴の程度に応じて適切な補聴をすすめる必要がある。聴覚活用を支援することで，難聴による言語発達遅延を予防または軽度化することが可能となる。

10 耳管機能障害

●**概要**　耳管には咽頭と中耳腔をつなぎ換気をする役割がある。その機能が障害されることで中耳腔圧が異常となって症状があらわれる。耳管狭窄症と耳管開放症の状態がある。耳管狭窄症は，鼻副鼻腔疾患の影響で耳管粘膜や耳管咽頭口粘膜が炎症をおこし，狭窄状態となっている。逆に耳管開放症では，耳管周囲の組織の菲薄(ひはく)化などにより，耳管の閉鎖が不十分となる。急激な体重減少や過度な運動負荷後などにみられる。

●**症状**　耳管狭窄，耳管開放ともに，耳閉感が主訴となる。耳管狭窄症では中耳腔内が陰圧となり滲出性中耳炎，鼓膜陥凹をきたすこともある。聴力検査上，軽度の伝音難聴を呈する場合があり，低周波数域で見られやすい。

●**診断**　鼓膜所見では，耳管狭窄症は鼓膜陥凹，耳管開放症は呼吸に伴う鼓膜の変動をみとめる。ティンパノグラムにて耳管狭窄症ではC型またはB型を呈する。耳管機能検査では，耳管狭窄所見，耳管開放所見をみとめる。

●**治療**　狭窄症では，原因疾患の治療を行う。耳管開放症では，生理食塩水の点鼻や漢方薬投与などで症状が軽快するが，難治性の場合には耳管をシリコン製プラグで狭窄させる耳管ピン挿入術の施行を検討する。

●**予後**　耳管機能障害は，背景因子に鼻副鼻腔疾患や体重減少をきたす原疾患があるなど，局所処置のみでは完治しないことも多く，長期の管理が必要である。

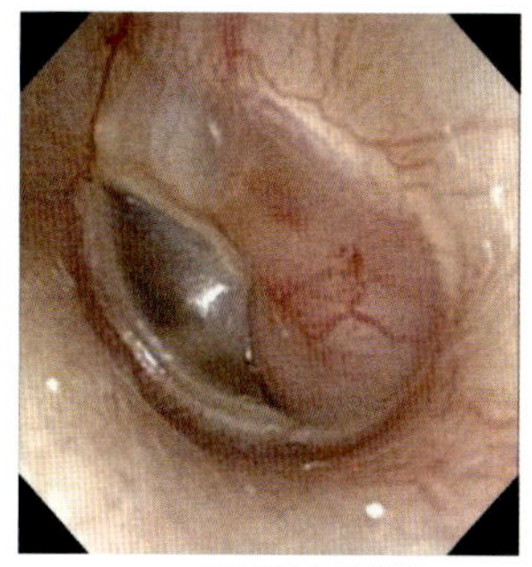
a. 顔面神経鞘腫

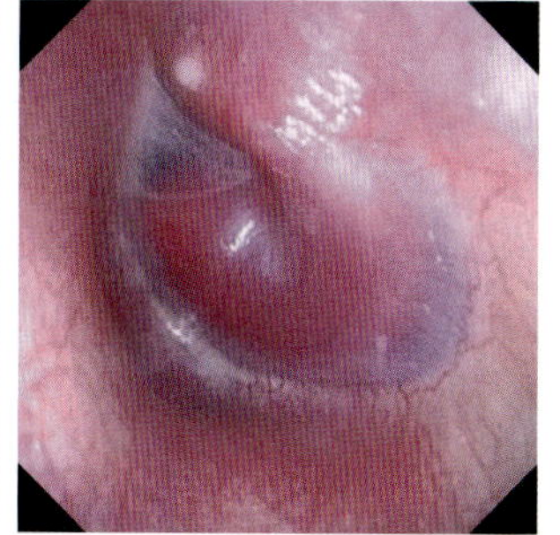
b. グロームス腫瘍

図 5-14 中耳良性腫瘍の鼓膜所見

11 中耳良性腫瘍

● **概要** 鼓室に発生する良性腫瘍には，顔面神経鞘腫，グロームス腫瘍などがあり，まれな疾患である(図 5-14)。

● **症状** 拍動性の耳鳴，腫瘍の大きさによっては伝音難聴をきたす。顔面神経鞘腫では，顔面神経麻痺をきたすことがある。

● **診断** 鼓膜所見にて，腫瘍が透見されることがある。滲出性中耳炎や血管走行異常との鑑別が必要な場合があり，積極的に CT や MRI を施行するとよい。確定診断は，手術により組織診断を行うことであるが，良性腫瘍のため手術は行わず保存的に経過観察を行うこともある。

● **治療** 増大傾向にあるものや，伝音難聴をきたしているものに関しては，手術を検討する。顔面神経鞘腫では，神経機能の温存に努め，グロームス腫瘍では血流豊富なため出血に留意しながら摘出を行う。

● **予後** 良性腫瘍の予後は良好であるが，手術を行う場合には合併症に注意する。

12 中耳悪性腫瘍

● **概要** 中耳の悪性腫瘍はまれな疾患である。悪性リンパ腫，カルチノイド，扁平上皮がんが発生することがある。

● **症状** 耳痛・耳鳴・血性耳漏・伝音難聴などの症状がみられ，内耳の破壊を伴っていれば混合性難聴をきたす。腫瘍により周囲の組織へ進展すると，顔面神経麻痺やめまい・頭蓋内合併症などをきたす。頸部リンパ節転移や顎関節への浸潤からの開口障害なども見られるようになる。

● **診断** 病変部位からの組織診断，画像検査による腫瘍の進展範囲とリンパ節転移，遠隔転移にて診断および病期の評価を行う。

● **治療** 組織型によって治療方針が異なる。放射線感受性が高い組織型であれば手術による摘出と化学放射線療法が選択され，感受性が低い組織型であればおもに手術が選択される。腫瘍の進展範囲により，側頭骨亜全摘または錐体骨外側切除術を選択する。腫瘍の進展範囲が内頸動脈や脳実質へ浸潤があるなど広範囲に及ぶ場合，根治切除がむずかしくなる。

● **予後**　中耳がんの予後は不良であるため，早期発見が重要である。

3 内耳・後迷路性疾患

1 内耳炎

● **概要**　ウイルス感染・細菌感染・アレルギー・自己免疫反応などにより，内耳が炎症をおこし，難聴などの蝸牛障害や平衡機能障害といった前庭障害を生じる病態である。ウイルス性内耳炎の原因となるものに，サイトメガロウイルス・風疹ウイルス・麻疹ウイルス・ムンプスウイルス・水痘-帯状疱疹ウイルスなどがある。細菌感染は，中耳炎からの波及や骨髄炎からの波及，血行性感染などでおこる。

● **症状**　先行するウイルス感染，細菌感染による耳痛や発熱，耳漏に続き，内耳炎として，感音難聴・耳鳴り・めまいがおもな症状である。

● **診断**　上気道感染症，中耳炎の経過中に，感音難聴やめまいが生じた場合には，内耳炎を念頭において，血液検査・聴力検査・平衡機能検査・CT・MRIなどを行う。

● **治療**　中耳炎が先行していれば，まずその治療を行う。急性の感音難聴に対しては突発性難聴の治療に準じた投薬を行うこともある。化膿性中耳炎や，真珠腫性中耳炎による内耳炎の場合には，これらの中耳炎の手術を行う。ウイルス性内耳炎に関しては，ワクチンがあるものは接種により発症予防や重症化予防となる。

● **予後**　感音難聴の程度は重症になることもあり，内耳炎による感音難聴は治りにくい。

2 突発性難聴

● **概要**　突然発症する高度な感音難聴で，原因不明のものを**突発性難聴**という。めまいを伴うと治りにくいとされる。通常は一側性である。原因が不明のため，確立された治療法はないが，一般的にはステロイドの大量投与が行われてる。比較的高齢者に多く，性差はない。

● **症状**　急に片側に発症する難聴である。耳鳴を伴うことが多い。めまいがあると治りにくいとされる。そのほかに耳閉感を伴うこともある。痛みはない。そのほかの脳神経症状も伴わない。

● **診断**　純音聴力検査にて聴力レベルを測定する(▶表5-1，図5-15)。機能性難聴の除外のために，その可能性を考える場合には他覚的聴力検査としてDPOAEを施行することがある。ほかの原因で難聴がおきていないか確認するために，CTやMRIにて中耳や内耳・内耳道・中枢神経系に生じる病変の有無を調べる。めまいが高度の場合は，メニエール病や外リンパ瘻なども念頭に，平衡機能検査や瘻孔症状がないかのチェックをする。

● **治療**　エビデンスの高い治療法はまだ開発されておらず，従来から行われているステロイドの投与にて治療を行う。発症から早期に治療を開始する

表 5-1 突発性難聴の診断基準

主症状
1. 突然発症
2. 高度感音難聴
3. 原因不明

参考事項
1. 難聴(参考:隣り合う3周波数で各30 dB以上の難聴が72時間以内に生じた)
 (1)急性低音障害型感音難聴と診断される例を除外する。
 (2)他覚的聴力検査またはそれに相当する検査で機能性難聴を除外する。
 (3)文字通り即時的な難聴，または朝，目が覚めて気づくような難聴が多いが，数日をかけて悪化する例もある。
 (4)難聴の改善・悪化の繰り返しはない。
 (5)一側性の場合が多いが，両側性に同時罹患する例もある。
2. 耳鳴
 難聴の発生と前後して耳鳴を生じることがある。
3. めまい，および吐気・嘔吐
 難聴の発生と前後してめまい，および吐気・嘔吐を伴うことがあるが，めまい発作を繰り返すことはない。
4. 第8脳神経以外に顕著な神経症状を伴うことはない。

(厚生労働省:2015年改訂厚生労働省難治性聴覚障害に関する研究班による診断基準)

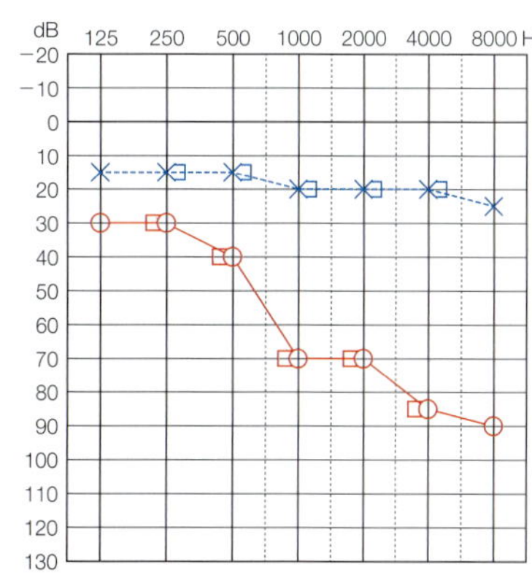

図 5-15 突発性難聴
突発性難聴では隣り合う3周波数で30 dB以上の難聴がみられる。また，一側性のことが多い。この図では右の難聴をみとめている。

ほど治癒率が高くなる。ステロイドの投与方法には，内服，点滴静注などの全身投与，局所投与(鼓室内投与)がある。補助的治療として高圧酸素療法があるが，エビデンスが確立されてはいない。

ステロイドの投与を行うにあたっては，糖尿病や高血圧の合併がないか，B型肝炎ウイルス抗原をもっていないかの確認を行う。B型肝炎ウイルスの再活性化による肝炎や劇症型肝炎となる場合があるので，採血による確認は必ず行い，抗原陽性の場合には，専門の診療科にフォローアップを依頼する。

● **予後** 治療を行った場合，完全回復は1/3程度，部分回復が1/3程度，不変が1/3である。発症から2週間を経過すると，治癒率が低下していく。難聴が高度であること，めまいを伴うことは，治りにくい要因となる。

3 音響外傷・急性音響性難聴・騒音性難聴

● **概要** とても大きな音を聞いたことにより内耳障害が発生し，難聴が生じる。突発的な強大音により発症するものを**音響外傷**，コンサートなどで数

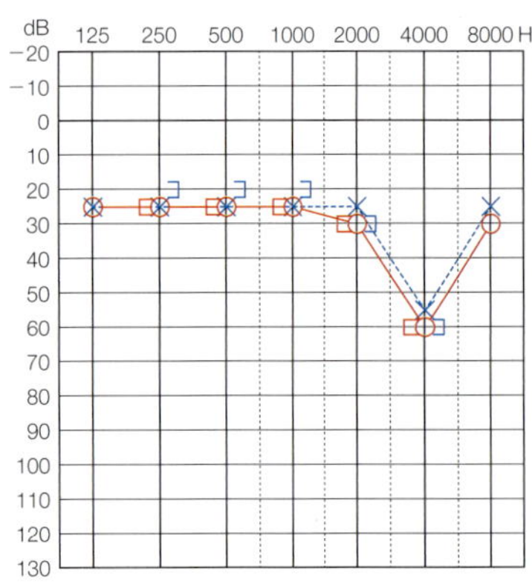

図 5-16　騒音性難聴
初期の聴力定価は周波数 4,000 Hz を中心とした音域にあらわれやすい。4,000 Hz 付近にみられる聴力損失は c5 ディップとよばれる。

時間大きな音を聞きつづけたことが原因で生じた難聴を**急性音響性難聴**，職場などで慢性的に強大音を聞きつづけたことで生じる難聴を**騒音性難聴**という。どれも難治性の難聴である。

● **症状**　音響外傷・急性音響性難聴といった急性の内耳障害では，難聴・耳閉感・耳鳴がおもな症状としてみられる。たとえばロックコンサートの帰り道などで症状を自覚するといったことがある。一方，騒音性難聴は，自覚症状に乏しく，年々進行する。騒音に曝露されなくなると進行が止まる。両側性であることが多く，初期は 4,000 Hz 付近から閾値上昇をみることが多い（図 5-16）。

● **診断**　発症機転[1]，聴力検査による聴力像から診断する。

● **治療**　音響外傷や急性音響性難聴の場合には突発性難聴の治療に準じて行う。騒音性難聴への治療はない。耳栓などの予防対策が重要である。

NOTE

[1]「どのようにしていつ症状がおきたのか」ということ。

4　薬物による難聴

● **概要**　薬剤の投与により生じる難聴のことで，おもに蝸牛においては外有毛細胞障害を起こすことが多い。とくに注意すべき薬剤として，アミノグリコシド系抗菌薬，抗がん剤である白金製剤がある（表 5-2）。ループ利尿薬の静脈内注射による難聴は一過性で，血管条障害といわれている。耳への局所投与でも症状が出現することがある。患者の原疾患の状態，治療への必要性を十分に把握しつつ，薬剤の選択に注意する。

● **症状**　難聴，耳鳴が主症状となる。蝸牛障害は不可逆的であることが多い。薬剤の全身投与後であれば両側性に生じる。ミトコンドリア遺伝子変異（1555 変異）をもつ場合は，アミノグリコシド系抗菌薬への感受性が高いため原則的に使用は禁忌である。

● **診断**　原疾患の治療途中で，難聴や耳鳴の症状が出現したら，すみやかに純音聴力検査を施行する。全身投与時は高音障害から始まっている場合が多い。OAE 検査を実施できれば，外有毛細胞の機能も評価できる。薬剤との関連に関する服薬歴を詳細に聴取し，検討する。

● **治療**　一過性の聴力障害であれば，原因薬剤の中止により症状は改善する。一方で不可逆的な内耳障害をおこす薬剤もあり，その場合には薬剤を中

表 5-2 蝸牛障害をきたすおそれがある薬剤の例

分類	薬剤の例
アミノグリコシド系抗菌薬	ストレプトマイシン硫酸塩，カナマイシン一硫酸塩
白金製剤	シスプラチン，カルボプラチン
ループ利尿薬	フロセミド
サリチル酸系抗炎症薬	アスピリン

止して急性感音難聴に準じる治療を行っても，改善はむずかしい。

5 先天性難聴

● **概要** 先天性難聴は，出生 1,000 人に対し 1 人の割合でみられ，先天性疾患のなかでも高い頻度の疾病である。原因は，遺伝性難聴が 60%，非遺伝性難聴が 40%と言われている[1)]。

遺伝性難聴では難聴のみが症状である非症候性難聴が 70%と言われている。遺伝性難聴の 30%は，ほかの先天性疾患も合併している症候性難聴である。非遺伝性難聴の原因はさまざまであるが，先天性サイトメガロウイルス感染，外耳道閉鎖症，先天性の耳小骨の形態異常などがある。

● **症状** 非症候群性難聴では，難聴が主症状であるが，症候群性難聴ではほかの部位の先天異常も伴う。たとえば腎尿路系，視覚系，色素異常，代謝異常などの合併をみることがある。

● **診断** わが国ではまず出生時の新生児聴覚スクリーニングにおいて，パスかリファー(要精査)かが最初のチェックポイントとなる。リファーとなった場合に，ABR 検査，OAE 検査，COR 検査など精密聴力検査を行い，難聴の有無の確定診断を行う。中耳の異常などを鑑別するためにティンパノメトリや耳小骨筋反射なども検査することもある。

原因検索のためには，画像診断(CT，MRI)，遺伝子検査，サイトメガロウイルスなどの検査を行う。これらの結果から総合的に診断する。

● **治療** 難聴が中等度までの場合は補聴器を用い，言語発達への影響を考慮し早期から補聴器を導入する。難聴が高度な場合も早期から補聴器を導入するが，十分な聴取力が得られない場合には人工内耳の装用を検討する。いずれの場合も療育施設とも連携をとり，日常生活や就学，その後の生活における支援も同時に行う。

6 加齢性難聴(老人性難聴)

● **概要** 加齢に伴う生理的変化によって生じる難聴で，だんだんと聞こえにくくなっていく特徴がある。その程度には個人差があり，軽度の難聴から，日常生活に支障が出るレベルまでさまざまな難聴の程度が見られる。高音部

1) Morton, C. C. et al.：Newborn hearing screening- a silent revolution. *The New England Journal of Medicine*, 354：2151-2164, 2006.

から障害されていき，徐々に中音域へいたる。低音域は聴力が保たれる場合が多い。「音は聞こえるが，なんと言っているのかわからない」というような語音明瞭度の低下が特徴的である。

● **症状**　感音難聴で，両側対称性，高音漸減型のオージオグラムを呈する。語音明瞭度も低下する。耳鳴の合併もしばしばみられる。

● **診断**　一般的な各種聴力検査を行い，上記のオージオグラムをみとめる。高齢者でほかに難聴をきたす原因疾患をみとめない場合に診断する。

● **治療**　薬物や手術による治療方法はいまのところない。難聴に対しては，補聴器装用を行う。老人性難聴では語音明瞭度が低く，単に補聴器を装用しただけでは，すぐに聞こえやすくならないことが多い。難聴の状態の説明，根気よく補聴器を使って徐々に慣れていく必要性を説明し，補聴器の調整をていねいに行って，QOL が改善するように支援する。補聴器の装用指導や調整に関しては，補聴器相談医[1]に診療を受けることをすすめる。

● **予後**　聴力の改善はむずかしいが，補聴器装用により QOL の改善が見込める。近年では，介入可能な認知症の危険因子のなかで，中年期における難聴が最大のリスクであるというデータが発表され，補聴器を推奨するなど難聴への早期介入が社会的に注目されている。

NOTE

❶補聴器相談医
難聴のある患者が適切な補聴器を利用できるようサポートする専門医のことをいう。日本耳鼻咽喉科頭頸部外科学会が委嘱している。

7 機能性難聴（心因性難聴）

● **概要**　実際には聴覚障害は存在しないが，本人は自覚症状として「聞こえない」と訴えている状態を**機能性難聴**という。わざと聞こえないふりをしている**詐聴**と，本人も本当に聞こえないと思っている**心因性難聴**がある。本項では心因性難聴についてふれる。

心因性難聴は，学童に多くみられ，とくに女子児童に多い。友人関係やいじめ・学習面の悩み・転校といった学校生活のストレス，両親の離婚や兄弟との比較・過度なしつけや教育といった家庭内の問題が原因となっていることが多い。両側性も片側性もある。本人が難聴を訴えて受診し診断される場合と，学校健診などで難聴を指摘されて発見される場合がある。

● **症状**　難聴が主訴であるが，耳閉感，耳鳴，耳痛，めまいなども合併することがある。

● **診断**　純音聴力検査上は難聴をみとめていても，検査室外では支障なく会話ができている，呼ぶとすぐに答える，など，本人の状態と検査値に乖離がある場合に，本症を考える。純音聴力検査で難聴を示しているときに，OAE 検査や ABR 検査などの他覚的聴力検査で正常反応を示し，自記オージオメーターでV型を示せば，本症を診断できる。診断後は，問診をていねいに行い，患者が問題をかかえていないか聞きとりを行う。場合によっては医師でなく看護師や検査技師が聞きとりをすることで，より詳細に状況がわかることもある。必要に応じて，心療内科の受診も並行するように指導を行う。

● **治療**　耳に異常がおきていないことを説明し，本人や家族の不安を取り除く。難聴の症状は，心理的負担のサインである可能性を理解してもらい，原因となっている事象の解決に向けて，学童であれば保護者への説明や場合によっては学校との連携をとり，臨床心理士の受診もすすめる。家庭内の問題が深刻な場合はソーシャルワーカーなどの介入も検討する。

● **予後**　多くは時間をかけてみていると改善していく。難治性の場合には，精神科と連携する。

8 オーディトリー-ニューロパシー

● **概要**　**オーディトリー-ニューロパシー** auditory neuropathy (AN)の症状の特徴は，聴力レベルに比べて聞きとりが極端にわるいということである。「OAE 検査を行うと反応が良好であるが，ABR 検査を行うと高度難聴の所見を示す」など検査結果に一見乖離がみられる状態が特徴である。さまざまな原因が考えられ，原因のひとつとして遺伝子異常(*OTOF* 遺伝子)などもわかってきている。

● **症状**　聴力レベルに比して，会話の聞きとりが不良であるという訴えが強い。周囲の環境音がうるさいと，さらに聞きとりがわるくなる。学校でのグループワークや休み時間の友人との会話，職場での聞き取りに苦労している，など日常生活での支障が大きい。

● **診断**　聴力レベルと比べて，会話の聞きとりが極端にわるい場合に本症を疑い，各種聴覚検査を実施する。行う検査としては，①純音聴力検査，②OAE 検査，③ABR 検査，④語音聴力検査などを検討する。聴力に関する診断が確定した後には，病因・病態診断のための遺伝子検査も検討する。

● **治療**　現在のところ治療法は確立されていない。補聴器の装用もすすめられるが，効果が少ない場合が多く，今後の研究が望まれる分野である。

9 前庭神経炎

● **概要**　**前庭神経炎**は，突然発症する強い回転性めまいを呈する疾患である。発症の数週間前にかぜ症状などのウイルス感染に罹患していることが多いとされ，前庭神経のウイルス感染が原因と言われている。めまい以外の内耳障害の症状を示さない。

● **症状**　突然の強い回転性めまい発作が特徴である。難聴や耳鳴などの蝸牛症状は合併せず，そのほかの脳神経症状はないことを特徴とする。

● **診断**　温度刺激検査・眼振検査・聴力検査を実施し，めまいをおこすそのほかの疾患について，鑑別を行うことで，診断できる。

● **治療**　めまい発作の初期は，症状が強く吐きけを伴うことが多いので，安静と補液，制吐剤投与などの対症療法を行う。ステロイドを投与する場合もある。強い症状が落ち着いてきたら離床を促し，身体を少しずつ動かしてリハビリに努める。

● **予後**　前庭神経炎は予後良好であるが，3 か月以上めまい感が持続する場合には，続発的に，持続性知覚性姿勢誘発めまい persistent postural perceptual dizziness (PPPD)を生じている可能性を検討する。

10 メニエール病

● **概要**　**メニエール病**は，内耳の内リンパ腔のリンパの流れがとどこおり水腫をおこしている状態(▶図5-17)といわれているが，なぜ水腫がおこるのかは不明である。水腫がおこることにより，内部の構造物が圧排されて症状が出現する。症状が寛解・増悪を繰り返し，聴覚症状とめまい症状が合併することが特徴である。一部に聴覚症状のみ，めまい症状のみが変動する型もあり，それぞれ蝸牛型メニエール病，前庭型メニエール病といわれる。

● **症状**　典型例では，めまい，耳鳴，耳閉感，難聴がおもな症状である。めまいは回転性であることが多いが，浮遊感などもみとめられる。耳鳴は「ゴー」という低音の耳鳴の自覚が多いが，さまざまな耳鳴が存在する。低音域の難聴も合併し，それに伴い耳閉感の自覚も出現する。これらの症状の寛解・増悪を繰り返す(▶図5-18)。疫学的に，きちょうめんで神経質な人物におこりやすく，ストレス・寝不足など，心身に負荷がかかった状態で発作が誘発されやすい。

● **診断**　▶表5-3に診断基準を示す。聴力検査にて片側または両側の低音域の感音難聴をみとめる。眼振検査では，急性期には患側向き眼振，寛解期には健側向き眼振をみとめる。内リンパ水腫を推定する検査として，グリセ

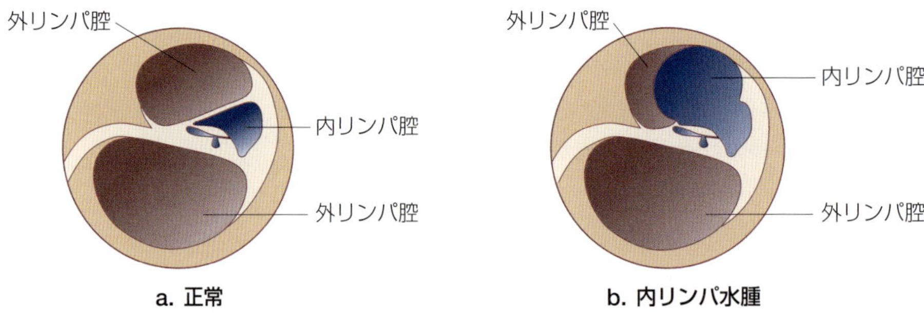

▶図5-17　内リンパ水腫の模式図
蝸牛の断面を模式的に示した。内リンパ腔の流れがとどこおり，水腫が発生した状態を内リンパ水腫という。

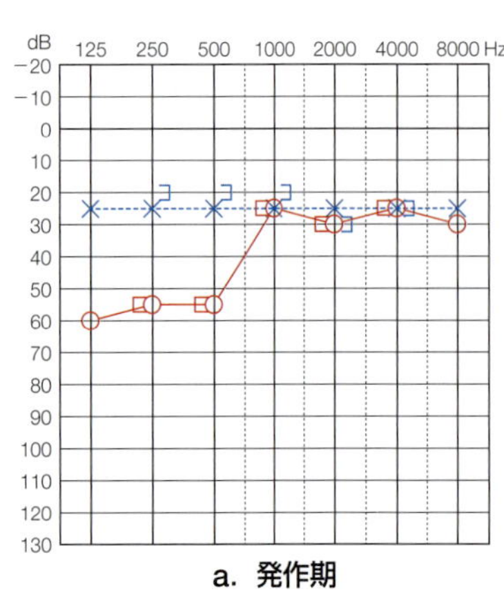

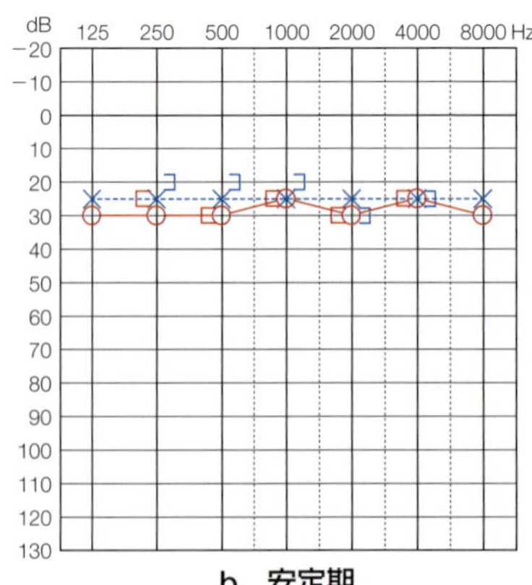

▶図5-18　メニエール病(右耳)

表 5-3 メニエール病診断基準

A. 症状
1. めまい発作を反復する。めまいは誘因なく発症し，持続時間は 10 分程度から数時間程度。
2. めまい発作に伴って難聴，耳鳴，耳閉感などの聴覚症状が変動する。
3. 第Ⅷ脳神経以外の神経症状がない。

B. 検査所見
1. 純音聴力検査において感音難聴をみとめ，初期にはめまい発作に関連して聴力レベルの変動をみとめる。
2. 平衡機能検査においてめまい発作に関連して水平性または水平回旋混合性眼振や体平衡障害などの内耳前庭障害の所見をみとめる。
3. 神経学的検査においてめまいに関連する第Ⅷ脳神経以外の障害をみとめない。
4. メニエール病と類似した難聴を伴うめまいを呈する内耳・後迷路性疾患，小脳，脳幹を中心とした中枢性疾患など，原因既知の疾患を除外できる。
5. 聴覚症状のある耳に造影 MRI で内リンパ水腫をみとめる。

診断
メニエール病確定診断例
A. 症状の 3 項目を満たし，B. 検査所見の 5 項目を満たしたもの。
メニエール病確実例
A. 症状の 3 項目を満たし，B. 検査所見の 1～4 項目を満たしたもの。
メニエール病疑い例
A. 症状の 3 項目を満たしたもの。

診断にあたっての注意事項
メニエール病の初回発作時には，めまいを伴う突発性難聴と鑑別できない場合が多く，診断基準に示す発作の反復を確認後にメニエール病確実例と診断する。

（日本めまい平衡医学会編：メニエール病・遅発性内リンパ水腫診療ガイドライン 2020 年版．金原出版，pp.20-21, 2020.）

ロールテストがあり，グリセロールの負荷により聴力障害の改善や VEMP 検査波形の発現が増大した場合に陽性所見となる。近年は，撮影条件を工夫した内耳造影 MRI 検査が行われるようになり，実際の内リンパ水腫を検出できるようになった。

● **治療**　安静と薬物治療が主体となる。

● **予後**　発作が数年間で軽快する場合と，長期間にわたり発作を繰り返す症例とがある。罹病期間が長いと，聴力が完全には治癒しない状態を繰り返し，徐々に聴力閾値が上昇していくことがある。また初期は片側性であっても，両側性へ移行することもある。

11 良性発作性頭位めまい症

● **概要**　頭位変換により，1 分以内の回転性めまいを生じる疾患である。めまいの原因として最多と言われる。本症には内耳の耳石が関与しており，耳石のかけらが半規管内に迷入し，頭を動かすと同時に半規管内を移動するために刺激が生じてめまいをおこすなどが原因と考えられている。女性，高齢者に多い。また，長期臥床などもリスク要因となる。

● **症状**　頭位を変換した際に，明確な回転性のめまいを生じる。めまい発作の持続はほぼ 1 分以内でおさまる。強い症状は約 1 週間で軽快することが多いが，なかには遷延例もみられる。めまいに伴って吐きけや嘔吐が発作時には見られる。そのほかの症状の随伴はみとめられない。

● **診断**　フレンツェル眼鏡を装着して頭位・頭位変換眼振検査を行い，眼振の有無とその性状，めまい症状の有無を検査する。赤外線CCDカメラ付きだと所見がさらに取りやすく，ビデオを接続しておくと記録もできる。特定の頭位で眼振をみとめた場合には本症を考える。眼振は頭位変換による刺激から数秒後に出現し，持続時間は1分以内のことが多い。眼振の出現に伴ってめまい症状も出現する。難聴・耳鳴といった，めまいとそれに伴う吐きけ以外の症状は伴わない。また，そのほかの類似しためまいを呈する内耳・後迷路性疾患，小脳・脳幹を中心とした中枢性疾患などが存在しないことも確認する。小脳梗塞では，類似した眼振を呈することがあるので注意を要する。

● **治療**　急性期は，ほかのめまい疾患と同じく安静と補液，制吐剤投与で強い症状が軽快するのを待つ。時間が経っても自然軽快しない場合には，浮遊している耳石のかけらを半規管内から除去するために，頭位を変換する浮遊耳石置換法❶を実施する。

● **予後**　多くが自然軽快し，長期経過した場合は頭位耳石置換法にて軽快することが多く予後良好な疾患である。

NOTE

❶後半器官型BPPVには，エプリー Epley 法，外側半規管型BPPVにはレンペルト Lempert 法などが用いられる。

12 顔面神経麻痺

● **概要**　**顔面神経麻痺**は中枢性の疾患が原因でおこる**中枢性顔面神経麻痺**と，脳幹の顔面神経核よりも末梢側の顔面神経におこる**末梢性顔面神経麻痺**に大別される。顔面神経の末梢は，脳幹→内耳道→側頭骨→耳下腺→顔面表情筋の順に走行し，ほぼ耳鼻咽喉科領域にある(▶77ページ，図4-30)。末梢性顔面神経麻痺の代表的なものにベル Bell 麻痺とラムゼイ-ハント Ramsay Hunt 症候群がある。

ベル麻痺は，かつて原因不明の疾患であるとされていたが，現在では単純ヘルペスウイルス1型の再活性化が病因であることがわかってきた。治療により軽快しやすく予後は比較的よい。

ラムゼイ-ハント症候群は，既感染した水痘-帯状疱疹ウイルスが，顔面神経の膝神経節に潜伏感染していて，それが再活性化することが病因である。麻痺とともに，耳介や外耳道にも水疱が広がる。多くは第Ⅷ脳神経症状(聴神経)や口腔内にも皮疹を伴い，顔面神経麻痺も重篤で，治癒率もベル麻痺と比較すると低い。水痘ワクチンは予防に重要である。

そのほかに，顔面神経が走行する部位によっても顔面神経麻痺は生じるため，原因の検索は重要である。例として，各種中耳炎，側頭骨骨折，耳下腺腫瘍，顔面神経鞘腫，聴神経腫瘍，脳幹障害，脳梗塞，脳出血や脳腫瘍などの中枢性疾患などがあげられる。

● **症状**　顔面神経麻痺の症状は，柳原法にあるような所見がみられる。すなわち眉毛を挙上できない，眼瞼が閉鎖しない，頰がふくらませられない，鼻翼が動かない，口角が動かない，という症状である。飲水時に水が口角からもれる，水分がうまく飲めない，眼が乾く，顔面の違和感，などが自覚症状となり，受診する。

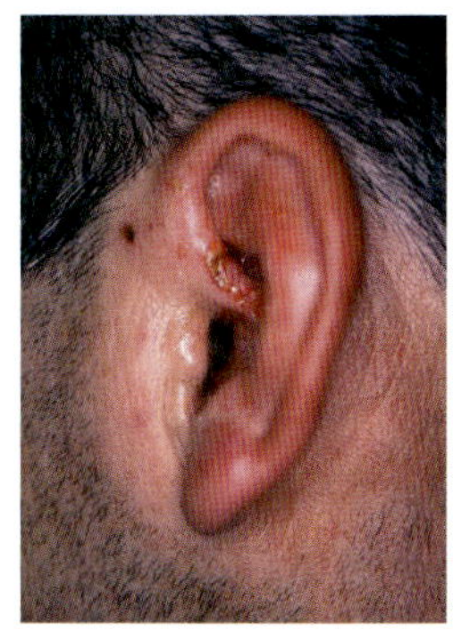

図 5-19 ラムゼイ-ハント症候群
左の耳の耳介周辺の様子である。発赤・腫脹・水疱をみとめる。

ベル麻痺の場合は，顔面神経麻痺のみの症状である。麻痺の程度は軽症から重症までさまざまである。

ラムゼイ-ハント症候群では，顔面神経麻痺に加え，耳周囲と口腔内の水疱形成，ときに反回神経麻痺などの多発脳神経麻痺症状をみとめることもある（図 5-19）。難聴，耳鳴を伴うこともあり，麻痺の程度も重症であることが多い。

● **診断** 柳原法による診察，誘発筋電図検査（ENoG）などを行い，重症度，神経障害の程度を評価する。聴力障害の有無の確認のため純音聴力検査を行い，耳小骨筋反射の有無で顔面神経麻痺の部位の推測を行う。中枢性麻痺との鑑別や，耳下腺腫瘍，中耳疾患などの鑑別も必要であり，画像検査は必須である。

● **治療** ステロイド薬，抗ウイルス薬，循環改善薬などを投与する。ステロイド使用にあたっては，糖尿や高血圧などの既往や，B 型肝炎ウイルスの潜伏感染の有無をチェックする。閉眼不全で眼球乾燥がある場合には，点眼薬も併用する。保存療法によっても改善に乏しく重症度が高い場合には，顔面神経減荷術の実施を検討する。症状が安定してきたら，動かす，自分でマッサージするといった顔面表情筋のリハビリテーションを開始する。

● **予後** ベル麻痺は予後が比較的良好であるが，ラムゼイ-ハント症候群では，約 30％に麻痺の後遺症が残ると言われており，2 つの疾患には予後の差がある。

13 聴神経腫瘍

● **概要** 内耳神経のうち，おもに下前庭神経のシュワン細胞から発生する良性腫瘍を**聴神経腫瘍**という。組織学的には，神経鞘腫・神経線維腫である。ほとんどが片側に発生するが，まれに両側性に生じる神経線維腫症 2 型 neurofibromatosis type2（NF2）がみられる。

● **症状** 難聴，耳鳴がおもな症状となる。徐々に進行する難聴が多いが，ときどき急性増悪をおこす。内耳道内を併走する顔面神経の圧迫により，まれに顔面神経麻痺も合併する。腫瘍が大きくなると，三叉神経症状，脳幹や小脳圧迫による小脳失調症状もみとめられる。

● **診断** 純音聴力検査上は感音難聴を呈する。教科書的には皿型聴力を呈

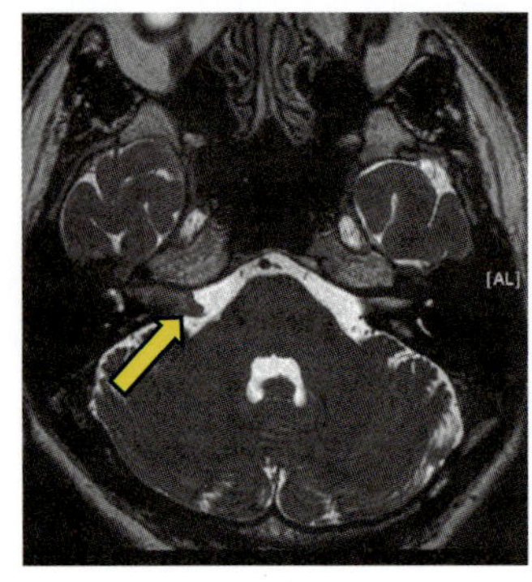

▶図 5-20　右内耳道内の聴神経腫瘍

すという記載が散見されるが，実際にはさまざまな聴力像が見られる。ABR にて聴神経由来の波形の振幅の低下や消失がみられる。MRI にて腫瘍像をみとめることが確定診断となる(▶図 5-20)。

● **治療**　良性腫瘍であるという点から，定期的に MRI を撮影しながら保存的に経過観察していくが(wait & scan)，増大のスピードが速い場合や，小脳圧迫症状などが強い場合には，ガンマナイフ・サイバーナイフといった放射線治療や手術を行う。手術方法には，経迷路法・中頭蓋窩法・後頭蓋窩法などの方法がある。

● **予後**　聴神経腫瘍が直接生命予後にかかわることはほとんどない。腫瘍の増大速度は個々の症例で異なり，ほとんど増大しない場合もある。

4　外傷

● **概要**　側頭骨に強い衝撃が加わると骨折が生じることがあり，**側頭骨骨折**といわれる。骨折線の方向により，縦骨折(じゅうこっせつ)，横骨折(おうこっせつ)に分類される。横骨折で内耳骨包を骨包を横ぎるようにして骨折した場合には高度難聴を生じる。耳小骨連鎖が離断している場合もあり，鼓膜穿孔を合併していることもある。また，骨折線の位置により顔面神経麻痺を生じる場合もある。

● **症状**　骨折線の位置により，さまざまな症状が生じる。頭部の打撲により生じる骨折であるので，頭蓋内合併症を伴うことが多い。耳性髄液漏，聴力障害，顔面神経麻痺などもみられる。聴力障害の原因は，内耳骨包の骨折のほかに，衝撃による鼓膜穿孔や耳小骨離断などもある。

● **診断**　CT 検査にて骨折の診断を行う。随伴症状に応じ検査を追加していく。

● **治療**　頭蓋内合併症の治療を優先する。鼓膜穿孔や自然閉鎖することもあるが，数か月経過しても閉鎖しない症例では手術を検討する。外傷を負った瞬間に顔面神経麻痺を生じる即時性の顔面神経麻痺は，早めに病変を評価しつつ顔面神経減荷術の実施を早期に検討する。

● **予後**　縦骨折ではほぼ無症状であることに対し，横骨折は骨折部位によりさまざまな症状が出る。高度難聴は手術やリハビリテーションにても改善がむずかしいことが多い。

C 鼻疾患

1 外鼻疾患

1 外鼻の変形

◆ 斜鼻

● **概念** 外傷などで骨折後に鼻背が左右方向に変位した状態を斜鼻(しゃび)という。

● **症状** 鼻筋が変位しており，審美上の問題がある。鼻中隔骨折を伴い鼻中隔の彎曲が強いと，鼻閉も伴うと考えられる。

● **診断** 外見上である程度診断がつく。鼻腔内の状況を調べるために鼻咽腔内視鏡を行う。骨や鼻副鼻腔の精査のためにCT検査を追加する。

● **治療** 日常生活に支障がなければ保存的に経過観察とし，鼻閉が強い場合などは手術を検討する。

◆ 鞍鼻

● **概念** 鼻背部が陥凹している鼻を鞍鼻(あんび)という。骨の変形，軟骨の変形，両者が合併したものに分けられる。外傷，再発性多発軟骨炎，多発血管性肉芽腫症などが原因としてあげられる。

● **症状** 鼻背部が陥凹している状態。全身疾患の症状のひとつとして生じることがあり，その場合，それらの疾患の所見がないかも確認する。多発血管性肉芽腫症が原因の場合には，鼻内に膿性鼻汁や大量の痂疲が付着する。

● **診断** 外見上である程度診断がつく。鼻腔内の状況を調べるために鼻咽腔内視鏡を行う。骨や鼻副鼻腔の精査のためにCT検査を追加する。

● **治療** 外科的治療が必要なケースでは，形成外科的に鼻背に骨，軟骨，人工物などを挿入して隆鼻術を行って形状を修正する。保存的に経過をみる場合も多い。全身疾患の一症状であった場合，その治療を優先的に行う。

2 鼻前庭湿疹，鼻癤

● **概念** 鼻前庭とは鼻の入り口付近の部位であり，外部からの刺激を受けやすい。鼻ほじりや鼻かみなどでもダメージを直接受ける部位であり，粘膜が炎症を起こして**鼻前庭湿疹**となる。**鼻癤**(びせつ)は，鼻前庭などの外鼻への細菌感染症で，一般には鼻のおできといわれる。原因菌は黄色ブドウ球菌であることが多い。

● **症状** 鼻前庭湿疹の炎症が増悪すると，びらん上になり滲出液が出て痂疲となって固まって鼻前庭部に付着する。患者がその痂疲をはがすと，また同様のサイクルとなる。最初は，違和感程度であるが，長引くと痛がゆい症状が出現し，さらに悪化すると痛さが強まる。痂疲がはがれる際に，出血を伴うこともある。増悪すると鼻瘤を形成することがある。

● **診断**　視診により診断可能である。病原菌の検索のために局所から検体を最終して培養を行う。

● **治療**　抗生剤と消炎剤を含む軟膏を局所に使用し治療を行う。場合により抗生剤の全身投与も検討する。

● **予後**　広範囲に広まると**面疔**（めんちょう）といわれる顔面蜂巣炎へ移行することがある。

2 鼻腔疾患

1 急性鼻炎

● **概念**　**急性鼻炎**は，おもにウイルス感染で急性発症する鼻炎である。細菌性のこともある。ウイルスではライノウイルスが最も多く，インフルエンザウイルスなども原因となる。細菌では肺炎球菌，インフルエンザ菌が多い。

● **症状**　ウイルス感染による急性鼻炎は，一般に鼻かぜとよばれる。水様性鼻汁，くしゃみ，鼻閉がおもな症状であり，そのほかの上気道感染症状(咳，咽頭痛，発熱など)を伴うことも多い。経過により嗅覚障害を伴うこともある。鼻汁が粘性，膿性になっている場合には細菌感染の合併も考えられる。急性鼻炎から急性副鼻腔炎に移行し，膿性鼻汁・後鼻漏・鼻閉などの症状が長引く場合もある。

● **診断**　問診や鼻鏡・内視鏡を用いた鼻内の視診で，鼻粘膜の発赤腫脹・水様性鼻汁の流出をみとめる。必要に応じ，インフルエンザウイルスなどの迅速検査で感染源を検索する。鑑別疾患としてアレルギー性鼻炎があり，鼻汁中好酸球の割合を調べ，好酸球増多がみとめられれば，アレルギー性鼻炎と診断でき鑑別に有用である。

● **治療**　軽症例であれば抗生剤の投与を行わず，対症療法としての薬剤にて治癒する。急性鼻炎から急性副鼻腔炎へ移行がみられた場合には，アモキシリンを第一選択として抗生剤などの投与を行う。

2 肥厚性鼻炎

● **概念**　慢性刺激(再発性の感染性鼻炎)や非特異的刺激によって，おもに下鼻甲介粘膜に肥厚が生じた状態をいう。

● **症状**　おもに鼻閉を訴える。

● **診断**　鼻咽腔内視鏡により鼻腔粘膜肥厚の所見をみとめる。鼻閉の程度に関しては，鼻腔通気度検査を行い評価する。鼻副鼻腔 CT および MRI でも，鼻腔粘膜の肥厚が確認できる。

● **治療**　鼻閉の程度が強い場合には，下鼻甲介手術にて鼻粘膜容積を減らし，鼻腔の通りを改善させる。切除術のほかに，レーザーや高周波電気凝固なども行われる。

3 アレルギー性鼻炎

● **概念**　アレルギー性鼻炎は，鼻腔に外界からアレルゲン（アレルギーの原因となる抗原）が侵入してきた際に，鼻粘膜がおこす生体防御反応である。初回にアレルゲンに触れた際に，血清中に抗原特異的IgE抗体が産生される❶。この特異的IgE抗体が存在する状態で，再度アレルゲンが鼻腔から侵入すると，鼻粘膜でアレルギー反応が引きおこされ，アレルギー性鼻炎症状が発現する。原因となるおもなアレルゲンは，花粉，ダニ，カビなどである（▶表5-4）。

● **症状**　アレルギー性鼻炎の3症状として，くしゃみ，鼻汁，鼻閉がある。重症度はこの3症状の程度の組み合わせで評価される（▶表5-5）。鼻汁は水様性である。そのほかに，眼，耳，のどのかゆみ，のどの違和感，咳嗽などを伴うこともある。鼻閉が強いと嗅覚低下症状がみられることもある。

● **診断**　問診にて，環境や季節によって症状が寛解・増悪しているか確認する。鼻腔粘膜の典型的な所見では，鼻粘膜の浮腫状変化・蒼白化・腫脹，水様性鼻汁の貯留がみられる。鼻粘膜は発赤腫脹していることもあり，痂皮の付着と剥離を繰り返すなかで，鼻出血を生じやすくなることもある。喘息

NOTE

❶アレルゲンを抗原として認識する段階を感作とよぶ。また，抗原特異的IgE抗体が産生されることを感作の成立という。

▶表5-4　アレルギー性鼻炎のおもな原因物質

アレルギー性鼻炎の種類	おもな原因物質
通年性アレルギー性鼻炎	ダニ（ヤケヒョウヒダニ，コナヒョウヒダニ） ペット（イヌ，ネコ） カビ（カンジダ，アスペルギルス）など
季節性アレルギー性鼻炎	スギ（2〜4月），ヒノキ（4〜5月），カモガヤ（5〜7月），ブタクサ（8〜10月）など

▶表5-5　アレルギー性鼻炎症状の重症度分類

程度および重症度			くしゃみ発作*または鼻漏**				
			＋＋＋＋ 21回以上	＋＋＋ 11〜20回	＋＋ 6〜10回	＋ 1〜5回	− ＋未満
鼻閉	＋＋＋＋	1日完全につまっている	最重症	最重症	最重症	最重症	最重症
鼻閉	＋＋＋	鼻閉が非常に強く口呼吸が1日のうちかなりの時間ある	最重症	重症	重症	重症	重症
鼻閉	＋＋	鼻閉が強く口呼吸が1日のうちときどきある	最重症	重症	中等症	中等症	中等症
鼻閉	＋	口呼吸は全くないが鼻閉あり	最重症	重症	中等症	軽症	軽症
鼻閉	−	鼻閉なし	最重症	重症	中等症	軽症	無症状

＊1日の平均発作回数，＊＊1日の平均鼻かみ回数

（日本耳鼻咽喉科免疫アレルギー感染症学会：鼻アレルギー診療ガイドライン2024年版，改訂第10版，金原出版，2024）

を合併していることも多く，その場合，アレルギー性鼻炎に加えて，好酸球性副鼻腔炎の併発もしばしばみられるため，鼻腔内を内視鏡で観察し，鼻茸の有無を確認する。アレルギー検査のほか，採血(特異的IgE，好酸球数など)，皮膚テスト，鼻汁中好酸球検査，鼻誘発試験などを行う。

● **治療**　アレルギー性鼻炎の治療法には，抗原の除去と回避，薬物療法，免疫療法，手術療法がある。

1 抗原の除去と回避　こまめな掃除を行ったり，マスクや眼鏡などを装着したりする。

2 薬物療法　抗ヒスタミン剤，抗ロイコトリエン剤，鼻噴霧用ステロイド薬，経口ステロイド薬を用いる。

3 免疫療法　以前は抗原の皮下注射による減感作療法が行われていたが，注射という侵襲的な処置や定期通院の必要性など課題が多くあった。近年は欧州にならい舌下免疫療法が効果も高く有効な治療法として普及してきている。わが国ではスギとダニに対する舌下免疫療法が導入されている。また，生物学的製剤(抗IgE抗体)の皮下注射もある。これは，従来の治療法で無効な重症のアレルギー性鼻炎に対する治療法だが，現在のところ非常に高額であり適応は厳しく制限されている。

4 手術療法　手術療法はその目的により3種類に分類される。1つは鼻粘膜変性手術で，アレルギー性鼻炎のおもな病変部位である下鼻甲介に対し，レーザーなどで粘膜を焼灼(しょうしゃく)して下鼻甲介粘膜を変性させ，症状の発現を抑制する方法である。2つ目は鼻腔形態改善手術で，鼻中隔矯正術と下鼻甲介手術を組み合わせ鼻閉症状の改善を目的としている。3つ目は鼻漏改善手術で，後鼻神経など鼻漏分泌神経を切断し，鼻漏の産生を抑えることを目的とした手術である。

4 多発血管炎性肉芽腫症

● **概念**　以前はウェゲナー Wegener 肉芽腫症とよばれていた疾患である。指定難病である。鼻・耳・眼・肺に壊死性肉芽腫病変を呈し，全身の小中血管の壊死性の炎症をみとめるほか，腎臓にも壊死性糸球体腎炎をみとめる。抗好中球細胞質抗体 anti-neutrophil cytoplasmic antibody(ANCA)関連疾患である。

● **症状**　耳鼻咽喉科領域の症状が初発であることが多い。膿性または膿血性鼻汁と鼻閉を初期からみとめる。鼻中隔にも炎症をおこし，壊死が進行すると鼻中隔が破壊されて鼻中隔穿孔や鞍鼻を生じる鼻以外では，難治性中耳炎症状や眼痛・血痰・発熱・全身倦怠感などの全身症状を伴う。

● **診断**　鼻所見では，膿性鼻汁と大量の痂疲，鼻中隔穿孔や鞍鼻をみとめる。血液検査にてANCA関連のデータが陽性となるが，100%ではない❶。鼻副鼻腔CTでは特徴的な所見はなく，鼻症状を反映した像をみとめる。厚生労働省が定めた診断基準がある。

● **治療**　全身疾患であり，内科と協力して治療を行う。副腎皮質ステロイドと免疫抑制剤を併用するのが一般的である。免疫抑制状態になるため，生

NOTE

❶ANCAには，MPO-ANCA(P-ANCA)とPR3-ANCA(C-ANCA)の2種類がある。

活上の注意を患者に伝えるようにする。

● **予後** 以前は予後が不良であったが，近年は発症早期から免疫抑制療法が施行されるようになり，治療成績が向上している。

5 鼻中隔彎曲症

● **概念** 鼻中隔はおもに鼻中隔軟骨，篩骨垂直板，鋤骨から構成されている。誰でも生理的な彎曲はあるが，その曲がりが極端で鼻閉の症状が強い場合を**鼻中隔彎曲症**とよぶ。

● **症状** 自覚症状では鼻閉とそれに伴う頭重感が主である。彎曲が強く粘膜が非薄化している箇所では，鼻出血を繰り返す場合がある。

● **診断** 前鼻鏡・内視鏡による鼻内所見により彎曲を確認する。より全体的な評価のため鼻副鼻腔 CT を行う。鼻閉の程度の評価のために鼻腔通気度検査を行うこともある。

● **治療** 症状が強い場合に，手術適応となる。鼻中隔矯正術という手術で，鼻粘膜を切開して鼻中隔軟骨膜下に剝離を行い，彎曲している部分の軟骨を切除する。

6 鼻腔異物

● **概念** 鼻腔に本来存在しない物体が迷入した状態である。ほとんどは小児症例で，おもちゃの鉄砲玉・ビーズ・ボタン型電池・豆など，玩具や食物である。

● **症状** 多くは片側のみに迷入している。小児ではみずからは訴えないことも多く，鼻汁過多や痛み，鼻を頻回に触るなどの症状で保護者とともに耳鼻科を受診し気づくケースもある。時間がたっていると悪臭のある鼻漏をみとめる。

● **診断** 前鼻鏡・鼻咽腔内視鏡を用いて確認する。

● **治療** 異物鈎や鼻用鉗子などを用いて異物を摘出する。小児では安静にしてもらうことが重要である。鼻腔内から上咽頭へ異物が落ちると，そのまま吸い込んで気管異物となる危険があるため，摘出は慎重に行う。患児が暴れてしまい安全な摘出が困難であれば，全身麻酔下での処置も検討する。ボタン電池異物の場合は鼻腔内に電池内物質の流出がおきている可能性があるため，状態によっては摘出後に蒸留水で鼻内を洗浄する。

3 副鼻腔疾患

1 急性副鼻腔炎

● **概念** 上気道感染から波及して二次的に急性に発症することが多い。副鼻腔に炎症がおこり，膿性鼻汁や発熱，鼻痛などを生じる。原因菌は肺炎球菌やインフルエンザ菌が中心となる。

● **症状** 膿性鼻汁，鼻や顔面の痛み，頭重感，鼻閉，後鼻漏，発熱などを呈する。症状は1週間以上持続する場合が多い。12週以上続く場合は，慢性副鼻腔炎に移行したと判断される。

● **診断**　鼻腔内に膿性鼻汁をみとめる。X線撮影やCTにて，副鼻腔陰影をみとめる。

● **治療**　軽症であれば対症療法とし，感染が強い状態であれば抗菌薬投与を検討する。重症例で眼窩内合併症や頭蓋内合併症をおこしている場合には，緊急で内視鏡下鼻副鼻腔手術を行う。

2 慢性副鼻腔炎

● **概念**　副鼻腔の炎症が3か月以上持続している状態を**慢性副鼻腔炎**という。おもにウイルスや細菌感染で発症した急性副鼻腔炎に続発する。炎症により粘膜の腫脹があると，副鼻腔から鼻腔へ交通する自然口ルートが閉塞され，副鼻腔内の貯留物が排泄されにくくなって，さらに慢性化が進む。

● **症状**　3か月以上持続する粘性または膿性の鼻漏，鼻閉，後鼻漏，咳嗽がおもな症状である。易感染状態であると鼻症状が強い感冒の後に本症へ移行しやすいので注意する。

● **診断**　鼻内に膿性鼻汁をみとめ，CTにて副鼻腔陰影をみとめる(▶図5-21)。

● **治療**　マクロライド系抗菌薬を少量で長期に内服し，自覚症状の改善およびCTにて陰影の改善を評価する。難治性の場合には，内視鏡下鼻副鼻腔手術を行う。

● **予後**　単純な慢性副鼻腔炎は，マクロライドの長期投与と内視鏡下鼻副鼻腔手術により改善することが多い。難治性の場合は，易感染性疾患の合併や，ANCA関連疾患，次項の好酸球性副鼻腔炎などの鑑別疾患についても検索する。

3 好酸球性副鼻腔炎

● **概念**　好酸球性副鼻腔炎 eosinophylic chronic rhinosinusitis (ECRS)は，鼻副鼻腔粘膜に好酸球浸潤を伴い，鼻ポリープや気管支喘息の合併を伴う副鼻腔

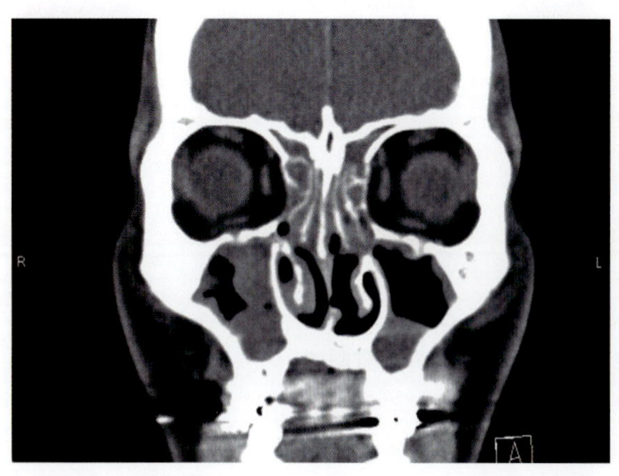

▶図5-21　慢性副鼻腔炎CT像

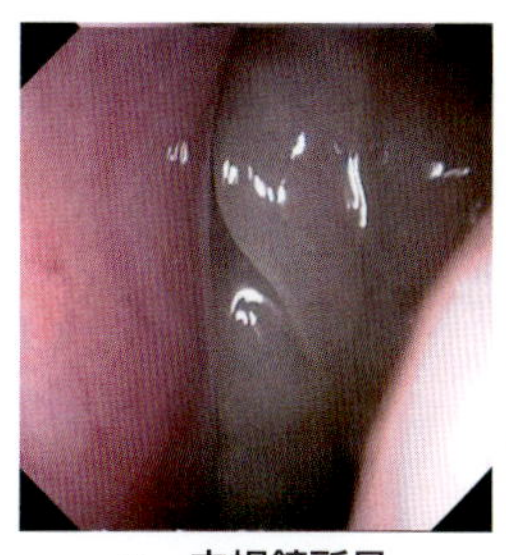
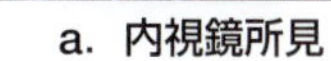

a. 内視鏡所見
多数のポリープをみとめる。

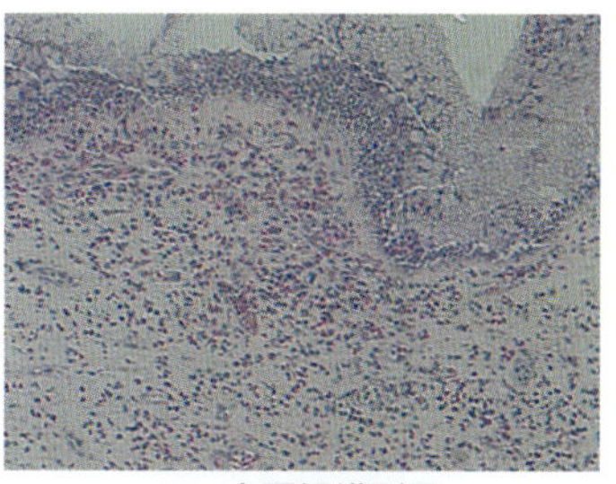

b. 病理組織所見
広範囲に好酸球の湿潤をみとめる。

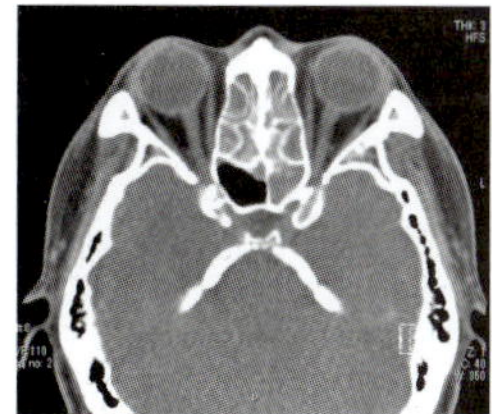
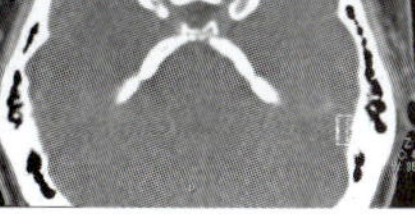

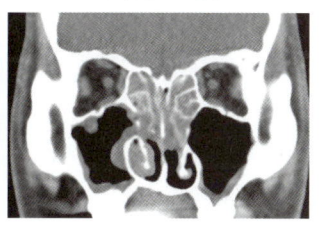

c. CT 像(水平断)

d. CT 像(冠状断)

図 5-22 好酸球性副鼻腔炎

炎で難治性であり，各種の基準を満たした場合に指定難病となる。

● **症状** 鼻汁，鼻閉，後鼻漏などを呈する。特徴的なのは嗅覚障害を高率に合併している点である。

● **診断** 鼻汁中または鼻粘膜中の好酸球浸潤の程度，鼻ポリープの有無，嗅覚障害の有無鼻副鼻腔 CT 所見にて診断される(図 5-22)。重症度には気管支喘息の合併，アスピリン不耐症の合併，NSAIDs に対するアレルギーの合併を考慮する。重症度判定は JESREC スコアにより行う。

● **治療** 慢性副鼻腔炎のようなマクロライド系抗菌薬投与による効果は低く，経口ステロイド投与が有効である。ただし長期投与は副作用の問題があるため慎重に検討する。薬物療法に抵抗性の場合は手術療法を行うが再発することも多い。近年，手術療法を行ってもなお治癒しない症例に対し，指定難病として認められた症例には生物学的製剤(IL4/IL13 抗体製剤)が適応となっており，有効である。

4 副鼻腔真菌症

● **概念** 副鼻腔への真菌の感染を**副鼻腔真菌症**という。粘膜病変の違いにより，非浸潤型と浸潤型に分けられる。非浸潤型には慢性非浸潤型とアレルギー性真菌性鼻副鼻腔炎があり，浸潤型には急性浸潤型(電撃型)と慢性浸潤型がある。糖尿病患者や免疫抑制剤・ステロイドを使用している患者，高齢者など，易感染性状態にある患者に多く見られる。

● **症状** 非浸潤型では，一側性の鼻閉や膿性鼻汁・頬部痛など一般的な副鼻腔炎の症状に類似する。一方，浸潤型では，鼻閉・鼻漏などの副鼻腔炎症状に加え，強い頭痛や眼痛・顔面痛・眼窩内への浸潤に伴う視力障害や眼球運動障害，より進行すると頭蓋内合併症や脳神経障害などを呈する，重症な疾患である。とくに急性湿潤型では注意する。

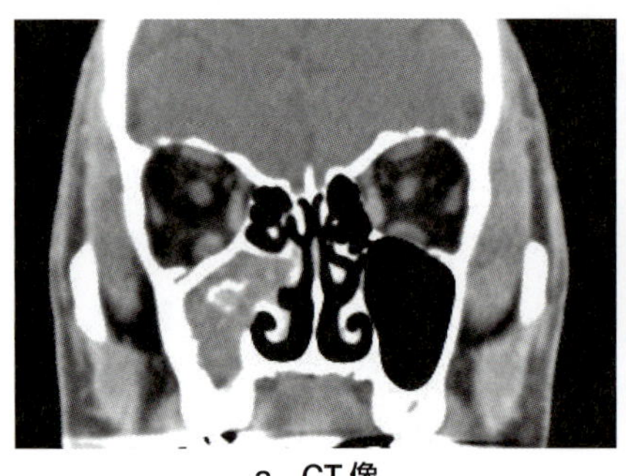

a. CT像

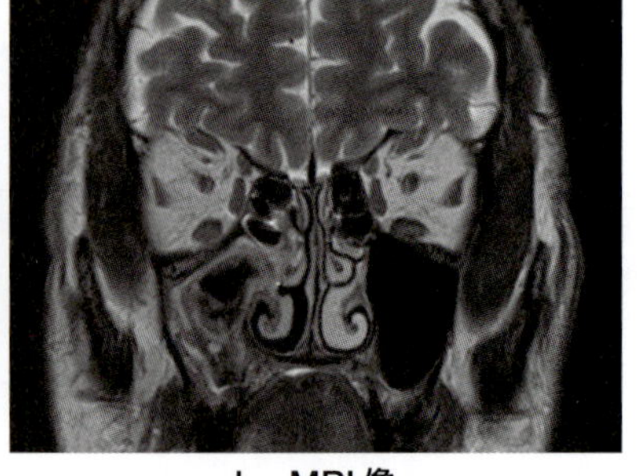

b. MRI像

▶図 5-23　副鼻腔真菌症

● **診断**　非浸潤型では，CT にて一側性副鼻腔陰影をみとめる(▶図 5-23)。上顎洞病変が多い。真菌塊の石灰化と慢性炎症による副鼻腔壁の肥厚がみられる。MRI では，T2 強調像で真菌塊が低信号を呈するので，T1 強調画像や CT と比較し術前診断が可能である。アレルギー性真菌性副鼻腔炎では，貯留物はニカワ状のムチンが多く，CT で高信号域となる。組織診断では，粘膜浸潤を伴わない真菌の存在をみとめる。一方，浸潤型は，脳神経症状を含む重症で多彩な症状と画像診断での骨破壊や眼窩内・頭蓋内への浸潤所見をみとめる。真菌のなかでもムコール属で生じやすい。

● **治療**　非浸潤型では，内視鏡下鼻副鼻腔手術により真菌塊を除去する。アレルギー性真菌性鼻副鼻腔炎では，内視鏡下鼻副鼻腔手術に加えて術後にステロイド投与を行う。浸潤型は，手術治療と抗真菌薬の全身投与をあわせて行う。

● **予後**　電撃型で合併症が頭蓋内などへ及ぶ場合の予後はよくない。

5　歯性上顎洞炎

● **概念**　上顎歯の歯根部の炎症が上顎洞に及んで副鼻腔炎を生じた状態である。一側性である場合が多く，副鼻腔炎の一側性陰影の鑑別疾患として念頭におく。

● **症状**　患側の頬の痛み，膿性鼻汁がおもな症状である。上顎歯が治療中または治療後である場合が多い。

● **診断**　鼻内は，上顎洞からの膿性鼻汁が中鼻道にしばしばみとめられる(▶図 5-24-a)。鼻副鼻腔 CT にて上顎歯根部と上顎洞底の交通がみとめられる(▶図 5-24-b,c)。歯科的な診察も必要とする。

● **治療**　炎症に対しては慢性副鼻腔炎の治療に準じる。痛みがあるなどの急性期であれば，急性副鼻腔炎の治療に準じる。薬物療法と歯科治療によって改善しない場合は，鼻副鼻腔手術を検討する。

● **予後**　歯科と連携して治療を行うことで，治癒を見込める。

6　副鼻腔囊胞

● **概念**　なんらかの原因により，副鼻腔粘膜が内部に液体を貯留して囊胞

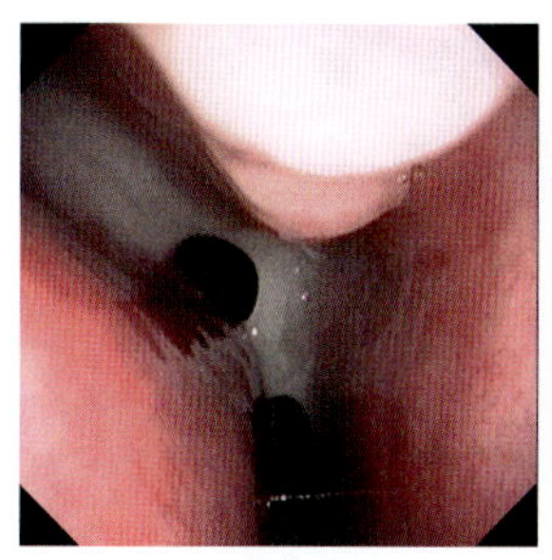

a. 鼻内所見
中鼻道に濃性鼻汁の流出がみとめられる。

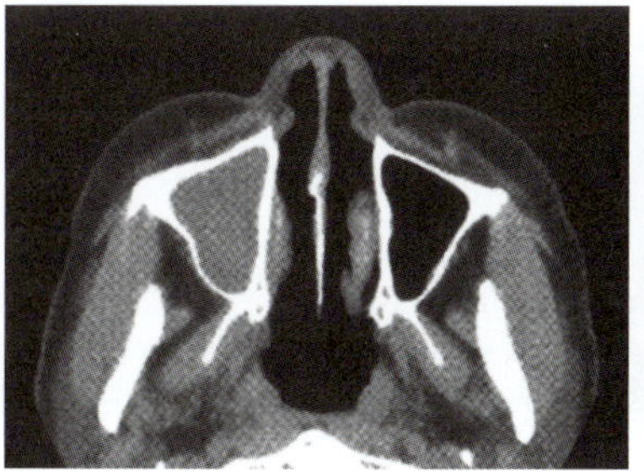

b. CT 所見(水平断)
右側の上顎洞に陰影をみとめる。

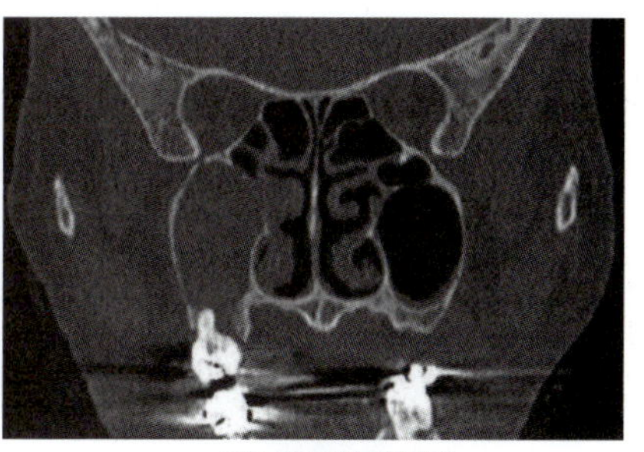

c. CT 所見(冠状断)
歯根部が上顎洞に突出している。

図 5-24 歯性上顎洞炎

を形成した状態である。貯留物の性状によって粘液囊胞 mucocele と膿囊胞 pyocele に分けられる。発生機序により分類され，粘膜の慢性炎症によって形成される**原発性囊胞**と，外傷や副鼻腔術後に囊胞が形成される**術後性副鼻腔囊胞**がある。

● **症状** 囊胞が増大し，周囲の骨を圧排，破壊していくと囊胞の部位により，腫脹，痛み，眼球運動障害などの症状が出現する。

● **診断** 症状に加えて，過去の手術歴の聴取，画像による診断を行う。CT にて囊胞の部位や大きさ，周辺の骨の状態を評価し，MRI にて囊胞内部の性状などの評価を行う。

● **治療** 無症状のこともあり，その場合は経過観察とすることも多いが，増大傾向で合併症も伴う場合には，囊胞開放術を行う。

● **予後** 一般的には予後良好である。

7 鼻副鼻腔良性腫瘍

● **概念** 鼻副鼻腔に発生する良性腫瘍には，鼻前庭囊胞，乳頭腫，血管腫などがある。**鼻前庭囊胞**は鼻腔の入り口に形成される囊胞である。**乳頭腫**は，ヒトパピローマウイルス感染が原因で生じる鼻副鼻腔内の良性腫瘍であるが，一部が悪性化することがあるため，手術加療が必要である(図 5-25)。**血管腫**は鼻副鼻腔には比較的まれであり，毛細血管に由来していることが多いとされる。また，上顎洞などに生じる易出血性の良性腫瘤について，血瘤腫と臨床上よぶ場合がある。これらは繰り返す鼻出血の原因となる。

● **症状** 鼻前庭囊胞は，鼻の入り口の腫脹として自覚される。乳頭腫は，片側性鼻閉がおもな症状であり，鼻出血の原因となっている場合もある。増大する場合が多く，進行性の片側性鼻閉の場合には鑑別疾患として念頭におく。血管腫の症状も同じく鼻閉，鼻出血がみられる。

● **診断** 症状および局所所見，画像検査にて診断する。乳頭腫では MRI にて脳回様に蛇行する線状構造が特徴である。血管腫は造影 CT にて腫瘍に造影効果をみとめる。各疾患ともに組織学的診断も有用である。

● **治療** どの疾患も原則的には手術にて切除を行う。乳頭腫は一部が悪性

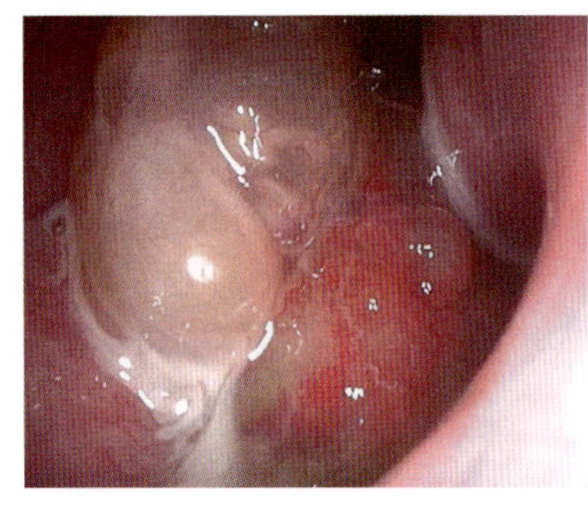

図 5-25　乳頭腫
内視鏡所見である。乳頭腫により鼻閉が生じている。

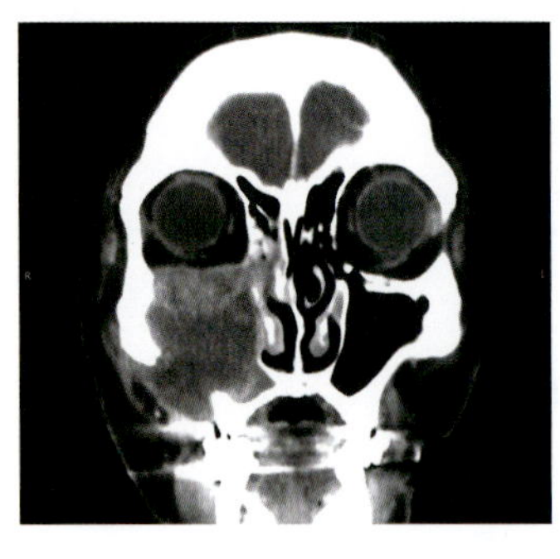

図 5-26　上顎がん

化していることがあるため，切除検体の検索を精密に行う。

● **予後**　乳頭腫は再発することがあるため，長期間の経過観察を行う。鼻前庭嚢胞・血管腫の予後はよい。

8 鼻副鼻腔悪性腫瘍

● **概念**　鼻副鼻腔の悪性腫瘍は，上皮性の鼻副鼻腔がんと非上皮性の悪性リンパ腫とに大別される。**鼻副鼻腔がん**は部位別では上顎洞が最も多く約60%を占め，組織型は扁平上皮がんが多い。副鼻腔炎の遷延がリスク因子の1つと考えられており，副鼻腔炎の罹患率の減少により鼻副鼻腔がんも減少傾向にある。そのほかのリスク因子としては，ニッケルへの曝露，喫煙などがあげられている。また，鼻腔の内反性乳頭腫は約10%ががん化するとされており，注意すべき疾患である。

● **症状**　鼻副鼻腔がんは初期症状に乏しいが，ある程度進行すると患側に鼻閉，鼻漏，出血などがみられる。さらに進行すると骨破壊，顔面腫脹や疼痛，眼球運動障害，複視，頭痛，鞍鼻などがみられる。

● **診断**　鼻咽腔内視鏡や副鼻腔CT・MRI検査を行い，生検材料の病理組織学的検査により診断される(図5-26)。

● **治療**　鼻副鼻腔がんは手術を基本とするが，顔面の切除を伴うことも多く，整容面での課題がある。抗がん剤投与による薬物療法，放射線治療の併用もある。一方，悪性リンパ腫では化学療法が基本となる。

4 外傷

鼻に生じる外傷には，鼻骨骨折・眼窩吹き抜け骨折・視神経管骨折などがある。骨折に伴って視力障害が生じた場合，治療は緊急性を要する。整容面に配慮し，形成外科と合同で治療にあたることもある。頭蓋底骨折があるとその数％に髄液鼻漏が合併する。

◆ 鼻骨骨折

● **症状**　鼻の変位とそれに伴う鼻出血，鼻閉，疼痛などがおもな症状である。受傷直後は創部周囲組織が腫脹しており，変形が不明瞭なことが多い。

● **診断**　視診や触診・単純X線撮影にて鼻骨骨折の診断が可能である。詳細に所見を得るために鼻副鼻腔CTを行うとよりよい(▶図5-27)。

● **治療**　変位がなければ保存的に経過観察となることもある。変位や鼻閉などの症状がある場合には，手術治療を原則とする。

◆ 眼窩吹き抜け骨折

● **症状**　眼窩底・眼窩内側壁が骨折の好発部位である(▶図5-28)。受傷直後は鼻出血や眼周囲の内出血がみられる。眼球運動障害，複視を伴うことが多い。鼻を強くかむと眼窩内に空気が入るので，鼻かみ禁止となる

● **診断**　鼻副鼻腔CTにて骨折部位を精査する。眼球運動障害の有無を調べるために眼科にて眼球運動の精査を行う。

● **治療**　手術治療を原則とする。変位がなければ保存的に経過観察となることもある。

◆ 視神経管骨折

● **症状**　眉毛外側への外力により引き起こされることが多い。外傷を受けた側の視力の低下と視野障害が生じる。受傷後に意識障害を伴うこともある。

● **診断**　CT検査にて，視神経管の骨折，蝶形骨洞や後篩骨洞の粘膜肥厚な

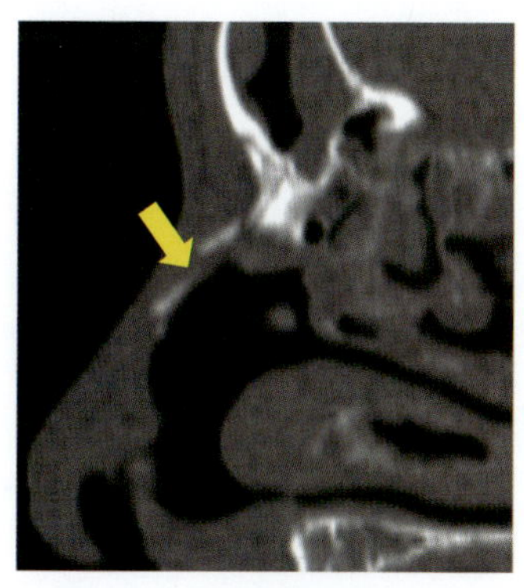

▶図5-27　鼻骨骨折

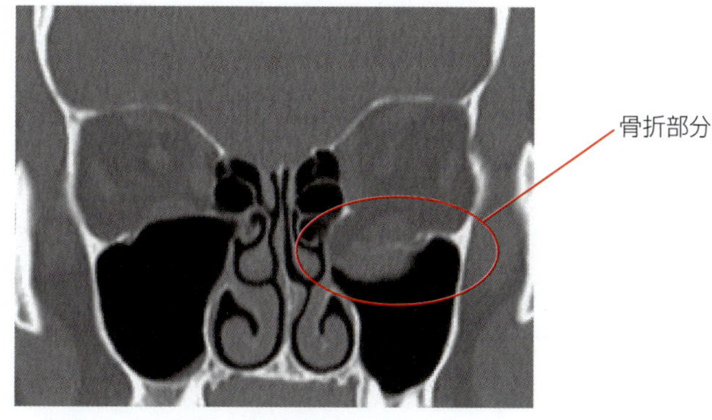

▶図5-28　眼窩吹き抜け骨折

眼窩下壁に骨折がみとめられる。

どをみとめる。MRI 検査では視神経鞘内に出血所見や浮腫の所見がみられる。

● **治療**　保存的に経過を見る場合には副腎皮質ステロイド投与を行うが，1週間以内に症状の改善がなければ手術により視神経管を開放する。骨折部位により，経鼻アプローチと経頭蓋アプローチがある。

◆ 髄液鼻漏

● **症状**　水様性鼻汁が続き，下頭位にて増悪する。一側性であることが多い。外傷後から水様性鼻汁が持続し，原因として急性炎症やアレルギー性鼻炎などがない場合には，頭蓋底骨折および髄液鼻漏を疑う。

● **診断**　髄液検査としてのテステープ，β_2 トランスフェリンの検出，画像検査，脳槽造影，RI 脳槽シンチグラフィーなどを行う。

● **治療**　骨折の状態や程度にもよるが，いずれにしても基本的には安静臥床とし，自然に閉鎖しない場合には手術にて漏出部位を閉鎖する。

D　口腔・口唇・唾液腺・咽喉頭疾患

1　口腔・口唇疾患

1　舌炎

● **概念**　舌の炎症を**舌炎**という。機械的な刺激でおこる場合，ウイルスや真菌などの感染でおこる場合，貧血などの全身疾患からおきている場合などがある。

● **症状**　舌の痛み，舌がしびれる感覚，舌の色調の変化などがみられる。

● **診断**　視診にて発赤，びらん，潰瘍形成などの有無をみる。触診にて硬結などがないか確認する。感染がかかわっている場合もあり培養検査を行うこともある。難治性の場合は，舌がんの可能性も考慮して，細胞または組織検査を行う。

● **治療**　歯列などの機械的な刺激があれば改善策を歯科などと検討する。全身疾患に伴うものは，その治療に準じる。

2　真菌症

● **概念**　口腔粘膜に真菌が感染する表在性真菌症が主であり，カンジダ症が多い。患者が易感染性の状態を生じやすく，糖尿病，副腎皮質ステロイド剤や免疫抑制剤，抗がん剤の投与，HIV 感染，高齢などは危険因子となる。口腔内の衛生状態も影響する。

● **症状**　口腔カンジダ症は頻度が高く，口腔内の粘膜に白色の偽膜が形成される。偽膜が剝離すると粘膜に発赤びらんを生じていることが多い。また，偽膜を形成せず発赤が見られる場合もあり，焼けるようなピリピリした痛みを感じる。

● **診断** 臨床症状と所見から診断できることが多いが，培養検査で真菌を確認できれば確実である。

● **治療** 抗真菌剤の使用を行うとともに，誘因の同定と対応も必要である。抗真菌剤はおもに外用薬として使われることが多く，含嗽剤，ジェルなどの口腔内塗布剤を使用する。

● **予後** 本症自体が致命的になることはないが，誘因となる疾患には重篤なものも含まれる。

3 アフタ性口内炎

● **概念** 小円形～卵円形で境界明瞭，粘膜上皮が欠損した小さな黄白色形の潰瘍を**アフタ**という❶。表面は黄白色の偽膜がかぶっている。周囲は発赤していることが多い。アフタ性口内炎は，これらの病変が単発または複数口腔粘膜にみられる疾患である。機械的刺激やウイルス感染・自己免疫性疾患などが背景にあることが多いが，原因不明の場合もある。

NOTE

❶アフタとは疾患名ではなく病態をさす言葉である。

● **症状** 局所の疼痛を生じる。

● **診断** 局所所見での白色偽膜と周囲の発赤が特徴である。これに加えて臨床症状から診断する。再発性の場合には，ベーチェット病などの自己免疫疾患や難治性口腔咽頭潰瘍，HIV などの免疫不全状態の関与や，悪性疾患の可能性も検討する。

● **治療** 全身疾患の一部である場合は，その疾患の治療を行う。局所に対しては口腔内用の副腎皮質ステロイド軟膏の塗布とビタミン B_2 剤投与などを行う。

● **予後** 一般的には約 1 週間前後で治癒する。難治性の場合は前述した疾患の鑑別を行う。

4 口唇粘液囊胞(下口唇粘液囊胞)

● **概念** 口唇には小唾液腺がある。そこに唾液が貯留し囊胞を形成することがあり，**口唇粘液囊胞**(**下口唇粘液囊胞**)という。

● **症状・診断** 口唇に薄い膜におおわれた小さな囊胞をみとめ，視診にて診断可能である。下口唇に多い。

● **治療** 外来にて局所麻酔下に摘出することが多い。小児で安静にすることがむずかしい場合は全身麻酔下での摘出を検討する。薄い粘膜を破損しないようにていねいに剝離して摘出する。

● **予後** まれに再発する。

5 舌小帯短縮症

● **概念** 舌小帯とは，舌の裏面の正中から口腔底につながっている索状あるいは膜状のひだのことである。生下時よりこの舌小帯から異常に短い場合には，**舌小帯短縮症**という。

● **症状**　舌を前方に突出した際に，舌小帯が極端に短いことで舌尖が前方に出きらずに，舌がハート型になる。症状がなければ保存的に経過観察でよいが，哺乳障害，構音障害などの支障をきたしている場合には，治療を検討する。摂食障害もときに見られる。構音障害では，ラ行，タ行など舌尖を使う子音の発音が不明瞭となる。

● **診断**　症状から本症を念頭におき，視診にて診断する。機能面の程度も評価する。

● **治療**　舌小帯を延長させるような手術方法もあるが，適応や年齢基準などの一定した見解が得られていない。切開する場合はワルトン管の損傷や結紮を行わないよう注意する。

6 口腔内良性腫瘍

● **概念**　口腔内の良性腫瘍には，歯原性のものと非歯原性のものとがある。歯原性のものは増大しない限りはほとんど無症状である。非歯原性のものは多彩で，線維腫・乳頭腫・血管腫などのほか硬口蓋骨腫などがある。いずれも所見によっては悪性疾患との鑑別が必要となる。

● **症状**　ほとんどが無痛性で，偶発的にかんでしまってアフタ性口内炎を生じたことから自覚するなどで気づかれる。巨大化することもまれなため機能面の支障もないことが多い。

● **診断**　口腔所見から腫瘤をみとめ，表面の状況や可動性，疼痛の有無などを確認する。病理学的検査は重要であり，細胞診，組織診などを行う。大きいものであれば画像検査で内部の様子や周辺の状態を精査する。

● **治療**　確定診断を兼ねて切除を検討する。

7 口腔内悪性腫瘍

● **概念**　口腔内悪性腫瘍は，さまざまな部位に発生する。舌がん，歯肉がん，頬粘膜がん，口腔底がんなどである（▶図5-29）。そのなかでは舌がんが最も多く約60％を占め，組織学的にはほとんどが扁平上皮がんである。

● **症状**　局所の痛み，硬結などがみられる。難治性の口内炎は悪性疾患の可能性があり要注意である。

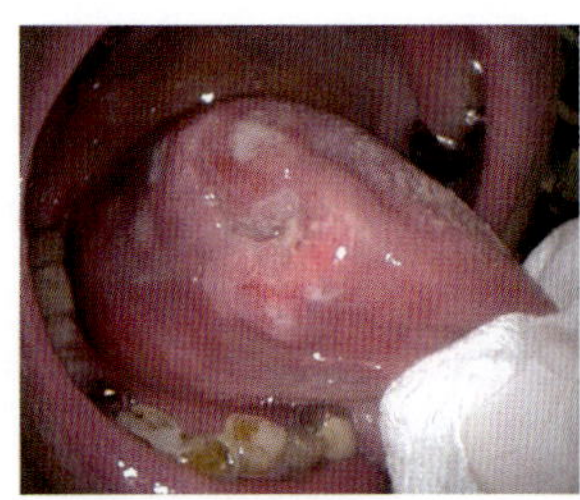

a．舌がん
舌右縁に潰瘍を伴う病変をみとめる。

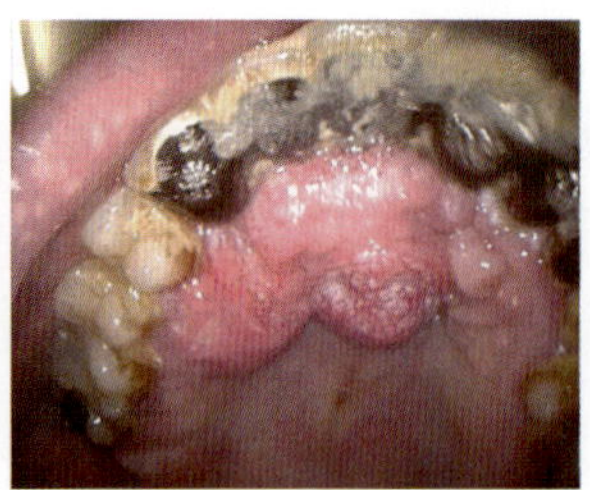

b．口腔がん
表面に隆起をみとめる。

▶図5-29　口腔内悪性腫瘍

● **診断** 視診，触診にて腫瘍の大きさやかたさ，可動性をみる。画像検査は，造影検査を含む頸部CT検査やMRI検査を行う。病理診断も重要であり，細胞診・組織診をすみやかに実施する。

● **治療** 舌がんでは手術療法が第1選択となる。小線源放射線治療が行える施設は全国でも限られている。手術では，原発巣の切除や転移性リンパ節群の郭清を行い，原発巣である舌の切除範囲によっては術後のQOLなどを考慮して再建手術も行う。舌半切以上では欠損部位に皮弁を移植する。おもな皮弁には，前外側大腿皮弁・前腕皮弁・腹直筋皮弁・大胸筋皮弁などがあり，切除範囲などを考慮して選択する。術後は嚥下機能・咀嚼機能・構音機能の口腔リハビリテーションを行いQOLの向上に努める。他部位と同様に手術以外の方法や，術後の補助療法として，放射線治療，抗がん剤治療も検討される。

● **予後** 舌がんの5年生存率はステージIの場合80〜90%であり，早期発見早期治療が重要である。

2 唾液腺疾患

1 急性化膿性耳下腺炎

● **概念** 口腔内から唾液腺管を経由して逆行性に感染がおきた場合や，唾液腺管の閉塞などによっておこる唾液腺の炎症である。

● **症状** 耳下腺の腫脹，同部位の皮膚の発赤，疼痛，ステノン管からの膿汁排泄などの症状がみられる。

● **診断** 視診と触診により耳下腺部の炎症性変化をみとめる。血液生化学検査にて，CRPやAMYの上昇をみとめる。膿瘍形成がないか，超音波検査や造影CT検査を行う。

● **治療** 抗菌薬投与が主となる。膿瘍形成がみとめられた場合には，切開排膿を検討する。

2 流行性耳下腺炎

● **概念** ムンプスウイルスの感染により引きおこされる。小児期と青年期に好発する。感染してから発症するまでの潜伏期間は2〜3週間といわれている。乳幼児期にワクチンを接種することにより感染の予防が可能となるが，抗体価が徐々に低下していくこともあり，成人期には有効な抗体量をもっていない場合もあるので注意が必要である。飛沫により感染し感染力は強い。流行性耳下腺炎は，「感染症法」において五類感染症とされ，定点報告対象であり，指定届出機関❶は週ごとに保健所に届け出なければならない。また，「学校保健法」では，唾液腺の腫脹が発現した後5日を経過し，かつ全身状態が良好になるまで出席停止と規定されている。

● **症状** 唾液腺の腫脹・圧痛や発熱を主症状とし，通常1〜2週間で軽快する。唾液腺腫脹はおもに両側または片側の耳下腺にみられるが，顎下腺・舌

NOTE

❶全国約3,000か所の小児科定点医療機関が指定届出機関となっている。

下腺にもおこることがある。感染しても症状があらわれない不顕性感染も少なくない。合併症に，無菌性髄膜炎・精巣炎・卵巣炎・難聴・膵炎などがある。このほか，ムンプスウイルスの感染により内耳炎が生じることがあり，高度な感音難聴を呈する。これを**ムンプス難聴**とよぶ。通常は一側性である。

● **診断**　臨床症状に加えて，一般的には血清学的診断が行われる。種々の方法があるが，EIA 法にて急性期に IgM 抗体を検出するか，ペア血清で IgG 抗体価の有意な上昇をみとめる。難聴の疑いがあれば純音聴力検査，DPOAE 検査を施行する。

● **治療**　基本的に対症療法であり，痛みや発熱などに対しては鎮痛解熱剤の投与を行う。予防はワクチンが唯一の方法である。集団生活に入る前にワクチンを接種することで，感染や重症化の予防が可能となる。

3 反復性耳下腺炎

● **概念**　おもに小児でみられる。片側または両側の耳下腺腫脹を繰り返すが，原因は明らかでない。

● **症状**　片側または両側の耳下腺腫脹や疼痛を繰り返す。10 歳くらいになると自然に治癒することが多い。

● **診断**　前述の症状を繰り返し，ほかに明らかな原因がない場合に診断される。

● **治療**　対症療法で自然に軽快し，年齢とともに症状が出現しなくなる。

4 軟部好酸球性肉芽腫症(木村病)

● **概念**　**軟部好酸球性肉芽腫**(**木村病**)は，全身の軟部組織に好酸球浸潤を伴う炎症性肉芽腫ができる疾患である。とくに頭頸部に好発する。末梢血好酸球および血中 IgE の増加を特徴とするまれな疾患である。アジアの若年男性の頭頸部領域に好発するといわれる。とくに耳下腺や耳介周囲に多い。検査所見では好酸球の増加を伴う白血球増加をみとめ，また，血清 IgE 値の増加もみとめられる。

● **症状**　顔面・頸部の皮下軟部組織の境界不明瞭なやわらかい腫瘤として触知される。

● **診断**　視診，触診に加え，超音波検査や CT・MRI などの画像検査，血液生化学検査を行うことで診断される。

● **治療**　確立された治療法はなく，外科的切除，ステロイド投与，放射線療法などがある。

● **予後**　外科的切除を行っても再発が多い。

5 IgG4 関連疾患

● **概念**　**IgG4 関連疾患**は，わが国から発信された疾患概念で，指定難病の1つである。全身の諸臓器の腫大や結節・肥厚性病変などをみとめる原因不明の疾患である。単一臓器にあらわれるタイプでは，自己免疫性膵炎や涙腺唾液腺炎(ミクリッツ病)などがある。各種自己抗体の存在，血中 IgG4 高値，ステロイドが有効なことなどから自己免疫機序の関与が考えられており，ステロイド治療が行われるが，多くの例で再発がみられ，難治性の疾患である。

● **症状**　障害される臓器によって，症状は異なる。頻度の多いものとして，閉塞性黄疸，上腹部不快感，食欲不振，涙腺腫腫脹，唾液腺腫脹，水腎症，糖尿病に伴う口乾などがあげられる。

● **診断**　診断基準に基づいて診断を行う（▶表5-6，5-7）。

● **治療**　ステロイド投与が第一選択薬である。しばしば再発をみとめる。

6　シェーグレン症候群

● **概念**　指定難病の1つで，原因不明の自己免疫性疾患である。おもな症状は慢性唾液腺炎と乾燥性角結膜炎で，乾燥症状が主となる。唾液腺，涙腺を中心に，全身の外分泌腺が系統的に障害される。関節リウマチや全身性エリテマトーデスなど，ほかの膠原病を合併する二次性のシェーグレン症候群もある。血液検査にて，さまざまな自己抗体が検出される。おもなものに，γグロブリン，抗核抗体，リウマトイド因子，抗SS-jA抗体，抗SS-B抗体などがある。

▶表5-6　2020年改訂IgG4関連疾患包括診断基準

1. 臨床的に単一または複数臓器に特徴的なびまん性あるいは限局性腫大，腫瘤，結節，肥厚性病変をみとめる。
2. 血液学的に高IgG4血症（135 mg/dL以上）をみとめる。
3. 病理組織学的に以下の2つをみとめる。
   a. 組織所見：著明なリンパ球，形質細胞の浸潤と線維化をみとめる。
   b. IgG4陽性形質細胞浸潤：IgG4/IgG陽性細胞比40%以上，かつIgG4陽性形質細胞が10/HPFを超える。
   c. 特徴的な線維化，特に花筵状線維化あるいは閉塞性静脈炎のいずれかをみとめる。

診断のカテゴリー
確定診断群（definite）：1＋2＋3を満たすもの
準確診群（probable）：1＋3を満たすもの
疑診群（Possible）　：1＋2を満たすもの
（厚生労働省難治性疾患等政策研究事業IgG4関連疾患の診断基準並びに診療指針の確立を目指す研究班：2020年改訂IgG4関連疾患包括診断基準，日本内科学会雑誌，110(5)：962-969. 2021）

▶表5-7　IgG4関連涙腺・眼窩および唾液腺病変の診断基準

1. 涙腺・耳下腺あるいは顎下腺の腫脹を持続性にみとめる。
   a. 対称性，2ペア以上
   b. 1か所以上
2. 血液学的に高IgG4血症（135 mg/dL以上）をみとめる。
3. 涙腺・唾液腺組織*に著明なIgG4陽性形質細胞浸潤（G4陽性/IgG陽性細胞が40%以上，かつIgG4陽性形質細胞が10/hpfを超える）をみとめる。

診断は，項目1a＋項目2または項目3を満たすもの，ないしは項目1b＋項目2＋項目3を満たすものを確診とする。全身性IgG4関連疾患の部分症であり，多臓器病変を伴うことも多い．鑑別疾患に，サルコイドーシス，多中心性Castleman病，多発血管炎性肉芽腫症，悪性リンパ腫，がんなどが挙げられる．したがって，項目1a＋項目2で確診とされる場合も可能であれば生検を施行することが望ましい。
（注釈＊）生検組織には口唇腺を含む
（日本IgG4関連疾患学会：IgG4関連涙腺・唾液腺炎の診断基準．2020）

表 5-8　シェーグレン症候群　診断基準

1. 生検病理組織検査で次のいずれかの陽性所見をみとめること
   A) 口唇腺組織でリンパ球浸潤が 4 mm^2 当たり 1 focus 以上
   B) 涙腺組織でリンパ球浸潤が 4 mm^2 当たり 1 focus 以上
2. 口腔検査で次のいずれかの陽性所見を認めること
   A) 唾液腺造影で stage I(直径 1 mm 未満の小点状陰影)以上の異常所見
   B) 唾液分泌量低下(ガムテスト 10 分間で 10 mL 以下，またはサクソンテスト 2 分間 2 g 以下)があり，かつ唾液腺シンチグラフィーにて機能低下の所見
3. 眼科検査で次のいずれかの陽性所見を認めること
   A) シルマー(Schirmer)試験で 5 mm/5 min 以下で，かつローズベンガルテスト(van Bijsterveld スコア)でスコア 3 以上
   B) シルマー(Schirmer)試験で 5 mm/5 min 以下で，かつ蛍光色素(フルオレセイン)試験で陽性(角膜に染色あり)
4. 血清検査で次のいずれかの陽性所見を認めること
   A) 抗 SS-A 抗体陽性
   B) 抗 SS-B 抗体陽性

診断のカテゴリー
以上 1，2，3，4 のいずれか 2 項目が陽性であればシェーグレン症候群と診断する。

(厚生労働省：シェーグレン症候群(SjS)改訂診断基準，1999)

● **症状**　おもな症状は乾燥症状であり，眼・口腔・皮膚などに乾燥症状がみられる。慢性唾液腺涙腺炎を生じ，唾液腺・涙腺腫脹がみられる。それらの症状に，関節痛・間質性肺炎・リンパ節腫脹・皮疹などが合併していることが診断の契機となることが多い。

● **診断**　厚生労働省が示す診断基準にて診断を行う(表 5-8)。

● **治療**　乾燥症状に対しては，対症療法が中心となる。眼乾燥症には点眼薬の使用，口腔乾燥症には人工唾液の噴霧が行われる。唾液の減少は齲歯の発生につながるため，頻回に含嗽を行うことで予防する。唾液分泌促進薬を内服することもある。腺外病変を伴う場合はその治療を行う。悪性リンパ腫を合併することがあり，その場合にはすみやかに化学療法の適応となる。ほかの膠原病を合併している場合には，その治療を優先する。

7　唾石症

● **概念**　唾石とは，唾液腺または唾液を口腔へ送り込む腺管内に形成される物質で，おもな成分はリン酸カルシウムとタンパク質であり，歯石の成分に類似している。唾液腺には耳下腺・顎下腺・舌下腺・小唾液腺があるが，ほとんどは顎下腺に生じる。まれに耳下腺・舌下腺に生じることがある。小唾液腺に生じることはほとんどない。唾石は 1 個だけとは限らず，複数存在することもある。

● **症状**　食事の際に，唾液腺が腫脹し，ときに痛みも伴う。食後数時間が経過すると腫脹がひくことが特徴である。顎下腺の腺管内唾石では，顎下腺とともに口腔底のワルトン管も腫脹し，触診にて硬結を触れる。ワルトン管の口腔内の開口部から膿汁の流出をみとめることもある。

● **診断**　食事に伴う唾液腺の腫脹と数時間後に軽快するという特徴的な症状で，診断の予測が可能である。ワルトン管内唾石は視診および触診でも診

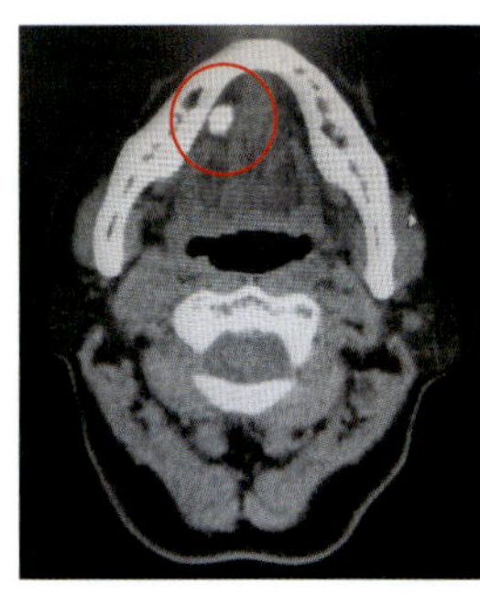

▶図 5-30 唾石症
唾石症の CT 像である。赤丸部分に唾石が形成されている。

断ができる。単純 X 線検査または CT 検査にて，唾石の存在が確認できれば，確定診断となる(▶図 5-30)。

● **治療** 自然排泄することもあるが，それが見込めない場合は外科的治療を行う。ワルトン管内の唾石の摘出方法は，口腔内から切開して摘出する口内法，切開せずにワルトン管開口部から内視鏡下に摘出する方法，耳下腺や顎下腺とともに摘出する外切開法に大別される。

● **予後** 外切開にて唾液腺摘出を行った場合には，再発はしない。口内法や内視鏡での摘出を行った場合，唾石が再形成されることもある。

8 ガマ腫

● **概念** 舌下腺または舌下腺から口腔内へ唾液が流出する管腔が閉塞し，唾液が貯留して嚢胞を形成した状態を**ガマ腫**という。原因は不明である。舌下腺は口腔底の粘膜下に存在し，唾液を流出する管には，顎下腺と合流するものと，舌下ヒダに開口する小舌下腺管がある。その位置関係から，ガマ腫は口腔底の粘膜下の腫脹や，外側からは上頸部のやわらかい腫脹として触れる。

● **症状** 多くの場合痛みはなく，内部に唾液が貯留していることから硬結ではなく軟性の腫瘤として触知される。徐々に大きくなることもある。

● **診断** 視診，触診の所見，CT や MRI により舌下腺部位から発生している内部に液体が貯留した嚢胞であること，腫脹部位から唾液が穿刺吸引されることで診断される。

● **治療** 保存的には，嚢胞の内容物を穿刺吸引し嚢胞を縮小させることで，経過観察することが可能である。また，OK432 製剤(ピシバニール®)を注入して炎症を意図的におこし，嚢胞の癒着と縮小を誘導する方法もしばしば行われる。炎症がおこる際には痛みや腫脹などを伴うことがあるので，十分な説明が必要となる。手術療法には，嚢胞を完全摘出する方法と嚢胞を口腔内へ開放するのみにとどめる方法がある。

● **予後** 穿刺吸引のみ施行した場合や，手術療法にて摘出が不十分だと，再発することが多い。ピシバニール® の注入は一回のみで完治することは少なく，複数回施行することが多い。

9 唾液腺良性腫瘍

● **概念**　唾液腺には大唾液腺と小唾液腺があり，そこに発生する良性腫瘍は，圧倒的に大唾液腺に多い。その多くは耳下腺に発生するとされる。そこで，本項では，耳下腺良性腫瘍についておもに述べる。

耳下腺の腫瘍は，病理組織学的に▶表5-9のように分類される。良性腫瘍のなかで最も頻度が高いのが多形腺腫で全体の約2/3を占め，ついで多いのがワルチン腫瘍である。多形腺腫は女性に多く，ほとんどが片側に発生して緩徐であるが徐々に増大し，悪性化する場合があること等が特徴である。ワルチン腫瘍は高齢の男性に多く，両側発生が20%にみられることなどが特徴である。

● **症状**　耳下腺の良性腫瘍は，多くは無痛性である(▶図5-31)。長期間に及ぶ痛みを伴う，顔面神経麻痺をみとめる，増大傾向にある，所属リンパ節も腫脹しているというような症状を合併している場合は，耳下腺悪性腫瘍を鑑別にあげて診断を行っていく。

● **診断**　視診，触診に続き，悪性腫瘍との鑑別のために，腫瘍マーカー値の確認や超音波検査下での穿刺吸引細胞診・超音波検査・CT検査・MRI検査を行う。ワルチン腫瘍ではテクネシウムシンチグラフィーにて集積をみとめることが多く，診断上有用である。

● **治療**　多形腺腫の一部は悪性化するリスクがあること，腫瘍への有効な薬物治療は存在しないこと，術前診断で組織型に確定診断をつけることがむずかしい場合もあることなどをふまえ，唾液腺良性腫瘍では手術療法が第一選択となる。

● **予後**　耳下腺腫瘍の手術の合併症として，顔面神経麻痺，フライ症候群❶などがおこることがある。また，腫瘍の再発もまれにあり，術後しばら

NOTE

❶フライ症候群

フライ症候群とは，耳下腺領域の外傷や手術後に生じる合併症である。食物を摂取する際に，創部に発汗や発赤・知覚過敏などが生じる。

▶表5-9　耳下腺良性腫瘍の病理組織学的な種類

分類	疾患名
非腫瘍性上皮性病変	結節性オンコサイト過形成，リンパ上皮性唾液腺炎
良性腫瘍	多形腺腫，基底細胞腺腫，ワルチン腫瘍，オンコサイトーマ，唾液腺筋上皮種，細管状腺腫，唾液腺嚢胞腺腫，導管乳頭種，乳頭上唾液腺腺腫，リンパ腺腫，脂腺腺腫，介在部導管腺腫/過形成，線条部導管腺腫，硬化性多嚢胞腺腫，硬化性多嚢胞腺腫，角化嚢胞腫
悪性上皮性腫瘍	粘表皮がん，腺様嚢胞がん，腺房細胞がん，分泌がん，微小分泌腺がん，多型腺がん，硝子化明細胞がん，基底細胞腺がん，導管内がん，唾液腺導管がん，筋上皮がん，上皮筋上皮がん，粘液腺がん，硬化性微小嚢胞腺がん，多形腺腫由来がん，唾液腺がん肉腫，脂腺腺がん，リンパ上皮がん，扁平上皮がん，唾液腺芽腫，唾液腺がんNOS
唾液腺特異的間葉系腫瘍	唾液腺脂肪腫

(日本唾液腺学会：日本唾液腺学会公認唾液腺腫瘍WHO分類第5版：日本語訳．2024 <https://www.daekisen.org/pdf/who2024.pdf><参照2024-09-24>)

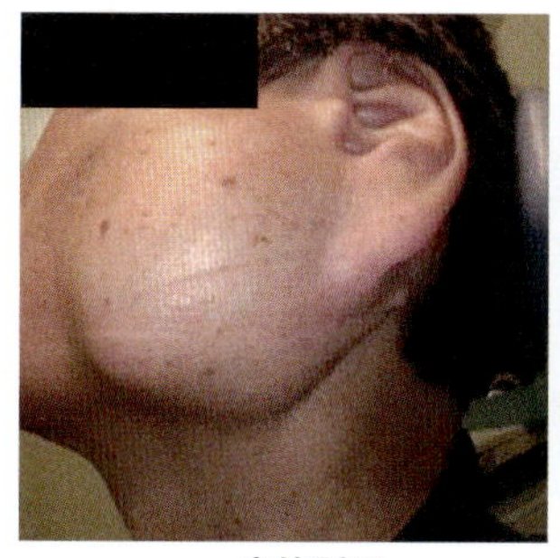
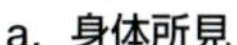
a. 身体所見

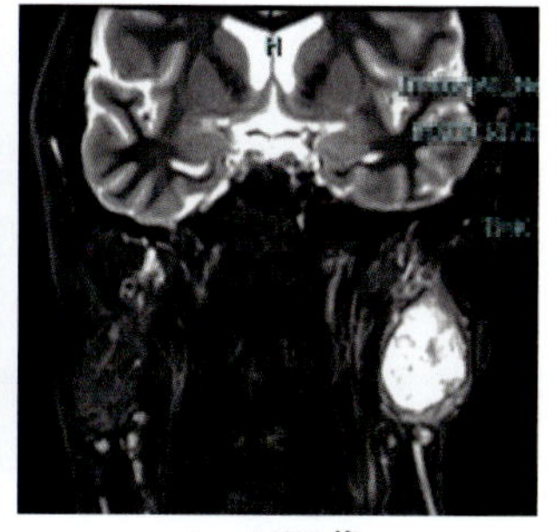
b. MRI 像

図 5-31 耳下腺がん
左耳の前部に腫瘤がみとめられる。

くは経過観察を行う。

10 唾液腺悪性腫瘍

● **概念** 唾液腺の悪性腫瘍は，耳下腺・顎下腺・小唾液腺・舌下腺のいずれにも発生しうる。耳下腺には良性腫瘍が多く発生し悪性腫瘍はまれであるのに対し，顎下腺や小唾液腺・舌下腺に生じた腫瘍は悪性腫瘍の割合が高い。さまざまな組織型の腫瘍がみられるが，なかでも多いものは，粘表皮がん・腺様囊胞がん・多形腺腫由来がんなどである。唾液腺の悪性腫瘍では，組織型表記自体が悪性度を反映する。

● **症状** 自覚症状は唾液腺部の腫脹である。顔面神経麻痺を伴うものや，長引く疼痛などがある場合には悪性腫瘍を疑う。

● **診断** 視診・触診に加え，CT 検査・MRI 検査・超音波検査を行う。穿刺吸引細胞診を超音波検査下で行う。その際には，播種に気をつける。

● **治療** 手術療法が第一選択となる。耳下腺腫瘍や顎下腺腫瘍では，顔面神経とその分枝への操作を慎重に行う。放射線治療の効果は限定的であり，化学療法に関しては組織型が多様であることもあって確立されたレジメン❶はない。

● **予後** 耳下腺がんに比べ，そのほかの唾液腺がんの予後は不良である。高悪性度の組織型のがんであっても，完全摘出ができれば局所再発の制御は期待できるが，遠隔転移の制御はむずかしく，今後の課題である。

NOTE
❶**レジメン**
がん薬物療法における治療計画を示したもの。

3 咽頭疾患

1 急性・慢性咽頭炎

● **概念** 咽頭粘膜と咽頭のリンパ組織の急性炎症を**急性咽頭炎**という。多くはウイルス性であるが，細菌感染のこともある。一方，**慢性咽頭炎**は，同部位の慢性炎症のことをいい，アレルギーによるものや，喫煙・飲酒・化学物質といった持続的な咽頭粘膜への刺激によるもの，乾燥症状，後鼻漏などが関係している。

● **症状** 急性咽頭炎は，かぜ症候群の症状のひとつであることが多く，咽頭痛・発熱・咳・痰などがおもな咽頭症状で，鼻炎症状を伴うことも多い。慢性咽頭炎は持続的な咽頭痛・のどの違和感・痰などの症状をみとめる。

● **診断**　視診や喉頭内視鏡検査による局所の所見と血液検査による炎症や感染の程度の評価で診断する。また，ウイルスが原因と考える場合には迅速検査を行う。

● **治療**　急性咽頭炎はおもにウイルス性であるため対症療法を行う。細菌性が疑われる場合には抗菌薬投与を検討する。慢性咽頭炎は，原因となるものが明らかであればそちらの治療や対応を優先する。

● **予後**　比較的良好である。

2 急性扁桃炎

● **概念**　一般的に扁桃炎というと，口蓋扁桃の炎症をさす。小児ではウイルス性が多く，成人では細菌性が多い。ウイルスはアデノウイルス，細菌ではA群β溶血性レンサ球菌が多い。口蓋扁桃の炎症が強いと，周辺組織まで炎症が及び重症化する。口蓋扁桃でおきた免疫反応によりできた免疫複合体が全身に運ばれると，遠隔臓器でも抗原抗体反応による炎症がおこる。それを病巣感染症という。おもな病巣感染症には，掌蹠膿疱症，IgA腎症などがある。

● **症状**　咽頭痛，発熱，嚥下障害などがみられる。口蓋扁桃には白色～灰白色の膿栓が付着している(▶図5-32)。痛みが強いと唾液が嚥下できなくなり，口腔内に唾液をためる様子がみられる。

● **診断**　細菌性かウイルス性かについて迅速キットも併用しながら調べていく。培養検査も行う。なかには伝染性単核球症の症状の1つであることもあり，血液検査で炎症や感染の程度，ウイルス抗体価のチェックを行う。

● **治療**　鎮痛薬などを投与する対症療法や，感染では抗菌薬を追加する。病巣感染症では，身体状況と病状との兼ね合いをみつつ，口蓋扁桃摘出術を行う。

● **予後**　一般的には1週間程度で症状が落ち着く。痛みが持続している場合には，扁桃周囲炎や扁桃周囲膿瘍などを起こしているおそれがあり注意が必要である。また，症状が長引いている場合，急性扁桃炎以外の疾患の鑑別も行う。

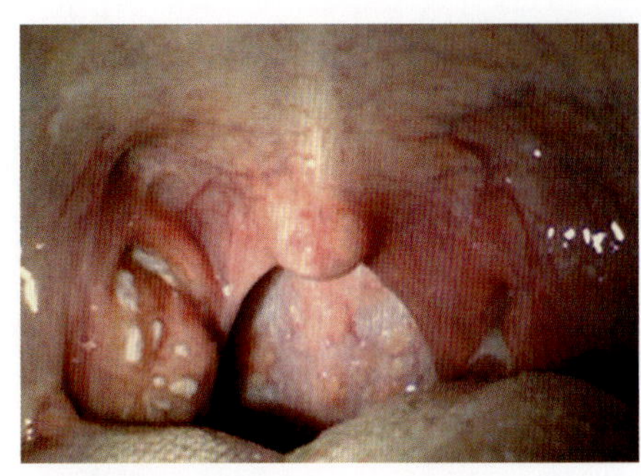

▶**図5-32　急性扁桃炎**
口蓋扁桃に白色の膿栓の付着がみられる。

3 慢性扁桃炎(反復性扁桃炎)

● **概念**　**慢性扁桃炎**は扁桃炎の症状が長期間持続している状態をいう。**反復性扁桃炎**は急性扁桃炎の症状が反復される状態のことをいう。扁桃炎を繰り返す要因として，局所の免疫能低下などが考えられている。

● **症状**　慢性扁桃炎は，軽度の咽頭痛や咽頭違和感，微熱の持続などがある。

反復性扁桃炎は，しばしば急性扁桃炎の症状を繰り返す状態である。頻回な発熱や咽頭痛によって学校や仕事を休むことになると，日常生活に支障をきたす。

● **診断**　視診により扁桃の炎症所見をみとめる。起炎菌同定のために細菌培養検査を行う。溶連菌やアデノウイルスを疑う場合には迅速検査キットを用いる。血液検査にて感染と炎症の程度を評価する。

● **治療**　軽症であれば対症療法で経過をみる。急性扁桃炎の反復によりQOLの低下がある場合には，手術適応となり，両側口蓋扁桃摘出術を行う。術後しばらくは術後出血に注意する。

● **予後**　扁桃摘出後の予後は良好である。慢性扁桃炎に病巣感染症を伴うことがあるため，症状の有無に注意する。

4 伝染性単核球症

● **概念**　**伝染性単核球症**は，EBウイルスの初感染により発症する疾患である。通常は乳幼児期に初感染し軽症または無症状で経過するが，思春期以降の初感染では有症状となる。EBウイルスは口腔内粘膜に存在しつづけ，唾液とともに排出されるため，感染は唾液を介しておこる。その感染経路からキス病 kissing disease ともよばれる。

EBウイルス以外でも同じような症状を見ることがあり，伝染性単核球症様症候群とされる。

● **症状**　潜伏期間は比較的長期で約4〜8週間とされる。発熱や頸部リンパ節腫脹・急性扁桃炎様症状(咽頭痛・扁桃発赤腫脹・口蓋扁桃や咽頭扁桃表面の白色偽膜形成などの症状)がおもな症状で，肝脾腫などの肝機能障害や皮疹も伴うことが多い。発熱は高熱を呈し，1〜2週間ほど続く。皮疹は体幹に生じ1週間程度で消退する。ペニシリン系薬剤の投与により皮疹が誘発または増悪することがあるため，急性扁桃炎への投薬の際は，本症も念頭におくことが必要である。ほかの系統の抗菌薬でも皮疹が誘発されることがある。

● **診断**　臨床症状から本症を推測する。血液検査ではウイルス感染所見をみとめ，とくに異型リンパ球の増加が見られた場合には本症の可能性が高い。肝機能障害を合併することが多く，肝機能関連の値が高値となる。ウイルス抗体価の上昇を確認すれば確定的である。鑑別診断には，急性扁桃炎や白血病・悪性リンパ腫などを考える。

● **治療**　EBウイルスに特異的な治療薬はなく，対症療法を行う。二次感染を起こした場合は抗菌薬を併用するが，その際には皮疹の誘発や増悪に留意する。合併症として血小板減少などの血液疾患があり，血液検査を適宜施行する。

● **予後**　頸部リンパ節腫脹や全身倦怠感，肝脾腫などは，数か月間持続する場合があるので，内科とも協力しつつ，経過観察を行う。

5 扁桃周囲炎・周囲膿瘍

● **概念**　口蓋扁桃の周囲には，扁桃周囲間隙という間隙が存在する。先行する急性扁桃炎の炎症が扁桃周囲間隙へ及んだものを**扁桃周囲炎**という。また，炎症が増悪し同部位に膿瘍を形成することがあり，これを**扁桃周囲膿瘍**という。

● **症状**　急性扁桃炎による咽頭痛に続発して，強い痛みのほか，開口障害や構音障害（含み声）・発熱・痛みによる嚥下困難とそれに伴う流涎などをみとめる。通常は一側性であるが，まれに両側性のこともある。炎症が扁桃周囲間隙からさらに広がった場合，浮腫や腫脹によって喉頭浮腫などの気道閉塞をおこすこともある。開口障害は，疼痛や内側翼突筋への炎症波及などに起因する。

● **診断**　視診にて，口蓋扁桃に発赤，腫脹，膿栓や白苔の付着などの炎症所見がみられるほか，前口蓋弓の発赤腫脹や口蓋垂浮腫などがみられる。腫脹部位の膿瘍形成の有無は，穿刺や造影 CT などの画像診断にて行う。画像診断は膿瘍の有無の確認と広がりの評価ができ，有用である。

● **治療**　安静・抗菌薬投与・補液が基本的な治療である。扁桃周囲膿瘍に対しては，穿刺および切開排膿を行う。本症を繰り返す場合には，口蓋扁桃摘出術の適応となる。

● **予後**　扁桃炎を繰り返す場合，本症も繰り返す可能性が高い。症状や回数などから患者の QOL を考慮し，手術適応を考える。

6 咽後膿瘍

● **概念**　咽頭後間隙は椎前筋膜と咽頭収縮筋の間の間隙のことをいい，この部位に形成された膿瘍を**咽後膿瘍**という。3歳未満の乳幼児では，この部位にある咽頭後リンパ節が化膿して膿瘍を形成することがある。成人でも見られることがある疾患である。

● **症状**　多くは，咽頭痛などの感冒様症状に続き，高熱が出て発症する。咽頭後壁が腫脹することで，嚥下痛や呼吸困難感などの症状を呈する。接触は痛みが強くむずかしい。

● **診断**　喉頭内視鏡検査にて，咽頭後壁の膨隆をみとめる。血液検査では炎症反応が高値となる。CT 検査などの画像検査も加え診断する。

● **治療**　全身麻酔下に切開排膿を行い，同時に抗菌薬を投与する。

● **予後**　早期に治療をすれば予後は良好である。長引くと縦郭まで膿瘍が及ぶ場合があり，重篤である。

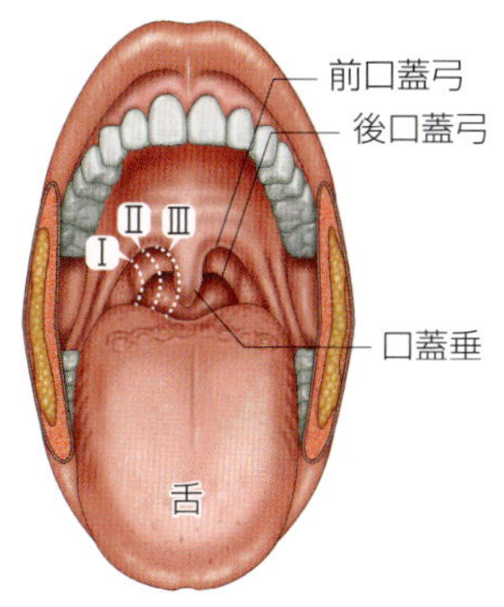

図 5-33　マッケンジーの分類

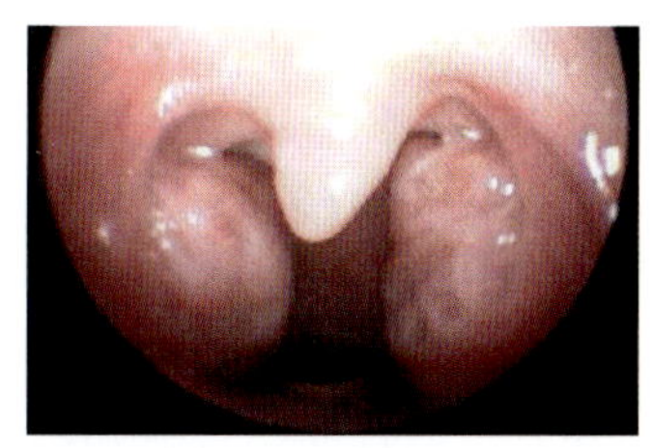

図 5-34　扁桃肥大
局所所見の様子である。左右の口蓋扁桃が肥大している。

7 扁桃肥大（口蓋扁桃・アデノイド・舌根扁桃）

● **概念**　口蓋扁桃および咽頭扁桃は，乳幼児期に生理的に肥大し，小学校低学年までに最大となってから縮小傾向となる。

● **症状**　口蓋扁桃の肥大は**マッケンジーの分類**により，Ⅰ度，Ⅱ度，Ⅲ度に分類される（図 5-33）。扁桃肥大が高度の場合は食物が中咽頭を通過しづらくなり成長障害の原因となることがある。

咽頭扁桃肥大が高度な場合は鼻閉の原因となる。また，睡眠時もいびきが高度になり，睡眠障害をおこすこともある。耳管咽頭口をおおう大きさの場合には耳管狭窄をおこし，滲出性中耳炎を引きおこす。小学校高学年のころには，ほぼ縮小する。まれに同部位に腫瘍が発生している場合があり，鑑別に注意する。舌根扁桃肥大は，咽頭違和感やいびきの原因となる。

● **診断**　通常の視診のほか，咽頭扁桃や舌根扁桃は鼻咽腔および喉頭内視鏡診察も有効である（図 5-34）。X 線検査や CT 検査でも肥大を確認できる。扁桃には腫瘍が発生することがあるため，臨床経過や視診上の所見・画像検査などから通常の扁桃肥大とは異なると思われる場合には，病理組織診断を行う。

● **治療**　肥大のみで症状がない場合には，保存的に経過観察する。扁桃炎を繰り返したり，重症な睡眠時無呼吸の原因となったりしている場合には，手術的な切除を検討する。

8 咽頭異物

● **概念**　中咽頭では口蓋扁桃・舌根扁桃に異物が嵌頓していることが多い。下咽頭は，中咽頭に比べて異物の嵌頓の発生頻度が低く，異物の発見や摘出がむずかしい場合がある。異物の種類は，おもに食物由来のものが多く，なかでも魚骨が最多である。そのほかに内服薬の包装（PTP 包装シート），義歯などもみられる。菓子に同梱されている乾燥剤や，天ぷらのエビの尾，やわかためのニンジンの煮物など，食卓にのっているものであれば，どの品物も異物になりうる。そのほかに，小児では玩具を口に入れてしまうことがあり注意が必要である。気道が近い部位であり，異物による窒息の可能性をつねに念頭において診療すべきである。

● **症状**　咽頭異物感や疼痛が主となる。成人では，みずから経緯を説明することが可能だが，小児の場合は異物が咽頭に嵌頓する瞬間に保護者が立ち会えていないと，診断に苦慮することがある。小児では，急に食事をしたがらなくなった，しゃべらなくなった，のどが痛いと訴える，啼泣するなどのきげんのわるさや流涎などの症状をみとめる。中咽頭・下咽頭にある異物が，なんらかのタイミングで喉頭を閉塞したり気管内へ落下したりする危険性はつねにあるため，診察はすばやく慎重に行う。呼吸困難を訴える場合は緊急性が高い。

● **診断**　口蓋扁桃異物は口腔内から視認できることが多い。口蓋扁桃でも裏面や下極であれば，経鼻内視鏡での観察が有効である。舌根，下咽頭は内視鏡下で確認する。視認できないが，明らかに異物の存在を示唆するような症状をみとめる場合は，CT 検査を行う。異物の材質や大きさによっては画像上での確認はむずかしい場合もあるが，ある程度の大きさがある異物に対する診断は有効である。

● **治療**　口蓋扁桃異物などは口腔内か直接除去を試みる。舌根部・下咽頭の異物は喉頭ファイバーを用いる。異物の位置によっては，全身麻酔下での処置も検討する。ラリンゴマイクロサージェリーという口腔内からの除去法や頸部を切開し咽頭異物を除去する方法もある。

● **予後**　異物の存在に気づかず長期間が経過していると，頸部膿瘍や縦隔膿瘍を合併する場合もあるため，異物を確認したらすみやかに除去するようにし，膿瘍形成がある場合には，切開排膿術や補液を行う。

9　咽頭の良性腫瘍

● **概念**　上咽頭・中咽頭・下咽頭のいずれの部位にも良性腫瘍は発生する。良性腫瘍には，上皮性由来・筋由来・神経由来のものなどがある。おもなものに，乳頭腫・多形腺腫・腺腫・異所性甲状腺・嚢胞・血管腫・血管線維腫・頭蓋咽頭腫などがある。

● **症状**　良性腫瘍の場合，疼痛の訴えはほとんどなく，違和感や異物感などから発見されることが多い。血管線維腫の場合は鼻出血を繰り返し，出血が多量なこともしばしばある。

● **診断**　視診上，内視鏡などで明らかな腫瘍をみとめる場合には，さらにCT 検査や MRI 検査などの画像評価を行い，組織診断のために局所から生検を行う場合もある。また，表面上はやや膨隆している程度の所見の場合もある。症状などから本疾患を鑑別にあげ，画像検査を検討することが望ましい。

● **治療**　第一選択は手術療法である。

● **予後**　一般的に予後は良好である。

10 咽頭の悪性腫瘍

● **概念**　上咽頭がん・中咽頭がん・下咽頭がんに分類される(▶図 5-35, 5-36, 5-37)。

1 **上咽頭がん**　おもに EB ウイルスが関与している。東南アジアで頻度が高い。

2 **中咽頭がん**　喫煙や飲酒が危険因子となる従来の扁平上皮がんのほかに，ヒトパピローマウイルス(HPV)が原因となっているものが近年増加傾向にある(▶図 5-35)。HPV 陽性の中咽頭がんは，治療への感受性が高く，予後が従来型よりもよい。上咽頭，中咽頭ともに，悪性リンパ腫をみとめることもある。

3 **下咽頭がん**　ほとんどが扁平上皮がんであり，比較的高齢の男性に多い。危険因子として喫煙と飲酒が重要である。部位により，輪状後部，梨状陥凹，咽頭後壁と分類する。輪状後部に発生する腫瘍は女性に多く，鉄欠乏性貧血がリスクファクターとなっている。

● **症状**　上咽頭がん・中咽頭がん・下咽頭がんの症状は以下である。

1 **上咽頭がん**　サイズがかなり大きくなるまでは，自覚症状に乏しいことが多い(▶図 5-36)。サイズが大きくなると，鼻閉や，耳管咽頭腔をふさぐことにより滲出性中耳炎をきたすことで発見される。

2 **中咽頭がん**　咽頭異物感のほかに，放散痛としての耳痛などを生じる。頸部リンパ節転移が早期からあり，頸部のしこりを主訴に受診することもある。

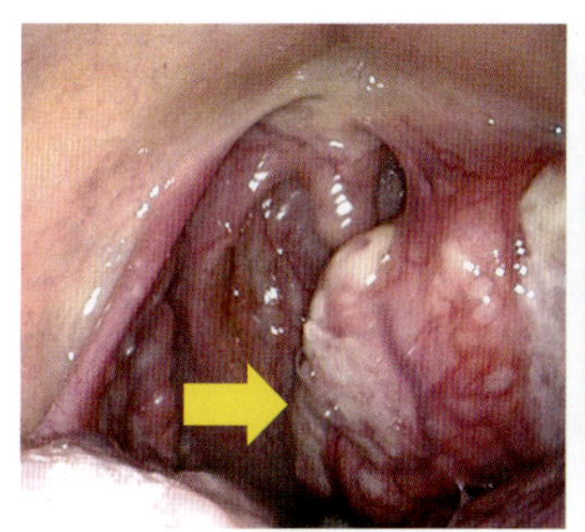

a. 身体所見

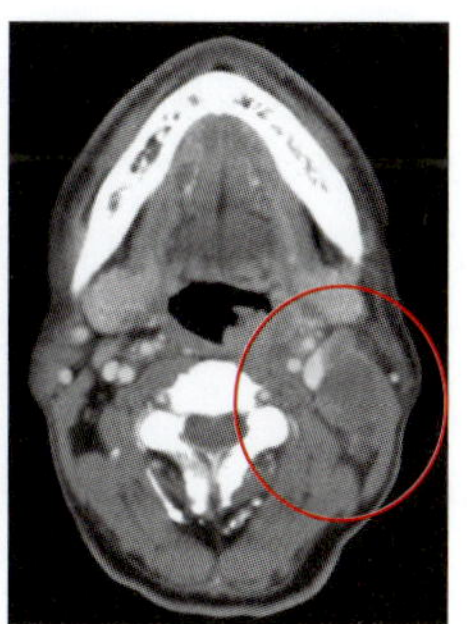

b. CT 像

▶図 5-35　HPV 陽性中咽頭がん
(a)の内視鏡所見では，左口蓋扁桃に腫瘍がみとめられる。(b)の CT 像では，左頸部に嚢胞様の転移性リンパ節をみとめる。

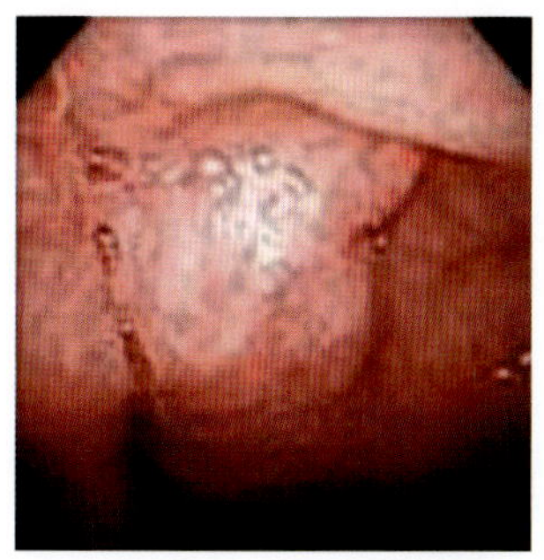

▶図 5-36　上咽頭がん
上咽頭がんの内視鏡所見である。上咽頭の右側に腫瘤性病変をみとめる。

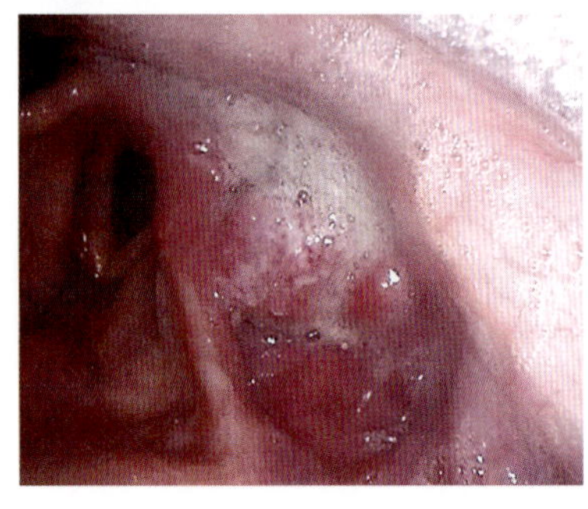

▶図 5-37　下咽頭がん
左梨状窩に腫瘍性病変をみとめる。

③ **下咽頭がん**　初期はのどの違和感，つかえ感，しみる感じなど，不定愁訴のような症状であるために受診をしないまま経過し，診断されたときには進行がんであることが多い(▶図5-37)。進行すると咽頭痛や耳への放散痛・嚥下障害・血痰・喉頭への進展による呼吸困難などの症状が出てくる。

● **診断**　すべての部位において，まずは視診や内視鏡にて確認する。内視鏡検査では，近年普及している狭帯域光観察 narrow band imaging(NBI)が診断に役だつ場面も多い。加えてCT検査やMRI検査などで腫瘍の大きさや広がり，リンパ節転移の有無などを見る。適宜生検を行い，組織学的診断をする。

● **治療**　上咽頭がん・中咽頭がん・下咽頭がんの治療は以下である。

① **上咽頭がん**　周囲に重要な臓器が隣接しており解剖学的な位置関係から手術治療はむずかしいことが多い。そのため，化学療法や放射線療法が中心となる。

② **中咽頭がん**　手術療法・薬物療法・放射線治療・化学放射線治療などが疾患の状態によって選択される。

③ **下咽頭がん**　根治性や気道管理，音声などについて考慮をしながら，放射線治療・薬物療法・手術治療などから適切なものを，ときには組み合わせて選択していく。手術療法はさまざまな方法が考案され，経口的咽喉頭切除 endoscopic laryngo-pharyngeal surgery(ELPS)や部分切除・下咽頭喉頭摘出術などがある。

● **予後**　上咽頭がん・中咽頭がんにおいて，HPV陽性の場合は放射線や化学療法の効果が高く，予後はHPV陰性のがんと比較してよい。

4　喉頭疾患

1　急性喉頭炎

● **概念**　ウイルスや細菌などの感染，アレルギー，発声過多などさまざまな原因により喉頭に炎症がおきている状態を**急性喉頭炎**という。

● **症状**　のどの違和感や軽い咳嗽などの症状があり，炎症が強くなると発熱・疼痛・嗄声なども伴う。炎症により喉頭の腫脹が高度になると呼吸困難をきたす場合もある。

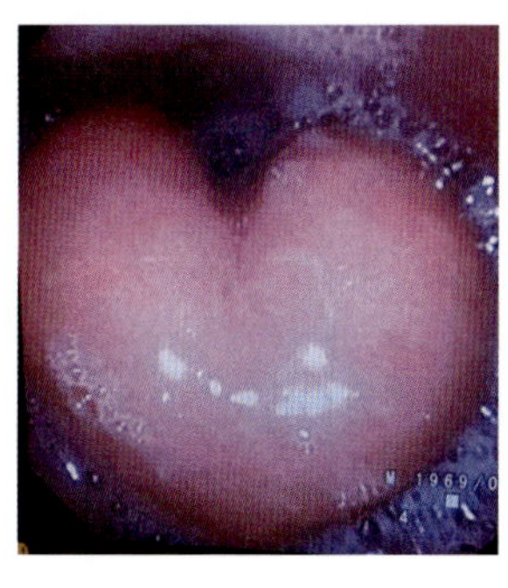

▶図 5-38 急性喉頭蓋炎
喉頭蓋の腫脹をみとめる。

● **診断** 喉頭内視鏡検査にて，声帯の発赤，腫脹，喀痰増量などの喉頭の炎症所見をみとめる。

● **治療** 対症療法中心となる。嗄声に対しては声の安静，疼痛には消炎鎮痛剤などを投与する。

2 急性喉頭蓋炎

● **概念** 喉頭蓋に強い発赤腫脹などの炎症をきたした状態を**急性喉頭蓋炎**という(▶図 5-38)。喉頭蓋のみに限局している場合もあるが，急性扁桃炎や扁桃周囲膿瘍の炎症が波及して生じる場合もある。気道狭窄の原因となるため緊急性が高い疾患の1つである。細菌感染でおこるとされ，とくにインフルエンザ菌B型(Hib)が多いとされる。疫学的には成人男性に多い。

● **症状** 強い咽頭痛や嚥下痛・呼吸困難感がある。気道狭窄が強いと喘鳴や起座呼吸となる。発熱は必ずしも伴わない。

● **診断** 喉頭内視鏡検査にて，喉頭蓋に炎症所見をみとめる。口腔内からの観察だけでは診断できない。扁桃周囲膿瘍から炎症が波及している場合もあるため，咽頭痛症例では必ず喉頭所見を確認する。

● **治療** 喉頭蓋の腫脹が軽度で気道狭窄症状がなければ，副腎皮質ステロイド薬や抗菌薬の投与など保存的な治療を行う。喉頭蓋の腫脹が中等度から高度の場合，呼吸困難の可能性を考慮して気道確保にふみきることを検討する。喉頭蓋の腫脹や浮腫は急激に悪化する場合があるため，緊急気管切開術がいつでも行えるように準備し，保存的に経過を見る場合でも，こまめな所見の確認が必要である。

● **予後** 呼吸苦を予防し適切な投薬と処置を行えば，通常は1週間程度で治癒する。発症初期は喉頭蓋の腫脹が急激に悪化し呼吸困難にいたる例があるため十分注意する。

3 急性声門下喉頭炎

● **概念** **クループ**とはジフテリア感染により声門下粘膜の腫脹と狭窄をきたす疾患のことであるが，近年はジフテリア感染症が減少し遭遇することはまれになった。そこで，急性の声門下部の炎症による腫脹や狭窄を**仮性クループ**とよんでいたが，**真性クループ**であるジフテリア感染症にほとんど遭遇しなくなったため，仮性クループというよび方は使われなくなり，現在では狭義のクループが本症に該当する。広く声門下の腫脹や狭窄のことは**クループ症候群**と総称されている。**急性声門下喉頭炎**は，おもにウイルス感染に起因する。原因ウイルスとしてはパラインフルエンザウイルスが最多である。細菌の二次感染がおきていることもある。乳幼児期に罹患しやすい。

● **症状**　咽頭痛などの急性上気道炎の症状に引きつづき，犬吠様(けんばいよう)咳嗽・吸気性喘鳴・嗄声などが生じる。乳幼児では，呼吸困難症状が増悪すると多呼吸や肋間の陥没呼吸などを呈する。一部の症例では気道閉塞により重篤な状態になることがあるため注意を要する。

● **診断**　喉頭内視鏡所見にて声門下部の粘膜に腫脹や浮腫をみとめ，上記症状を伴っていれば診断できる。頸部を聴診すると吸気に狭窄音が聴取できる。血液検査では特異的な所見はない。

● **治療**　ウイルス感染が主体であり，アドレナリン吸入や吸入・内服・点滴静注などのステロイド投与，安静といった対症療法で経過観察を行うことが多い。

● **予後**　重症の場合は，入院して点滴や吸入を行う。場合により気管切開術を施行することもある。

4　慢性喉頭炎

● **概念**　喉頭粘膜が長期間炎症をおこしている状態を**慢性喉頭炎**という。喫煙・後鼻漏・逆流性食道炎・アレルギーなどが誘因として考えられている。

● **症状**　数か月間にわたり，のどの違和感や喀痰・咳嗽・嗄声などが続く。

● **診断**　喉頭内視鏡検査にて，喉頭粘膜の発赤や腫脹・喀痰のからみなどを観察するが，急性喉頭炎と比較し軽症であることが多い。粘膜にびらんや潰瘍形成などがみとめられる場合には，組織学的検査を行うことも肝要である。

● **治療**　消炎剤や鎮咳剤を使用するほか，副鼻腔炎・気管支炎・胃食道逆流・アレルギーなど併存疾患の治療を行う。喫煙習慣があればやめるように指導する。声の濫用がある場合には，声の衛生指導を行っていく。

● **予後**　適切な対処により落ち着くが，さまざまな要因がからんでいると遷延することも多い。症状が悪化する場合には，ほかの疾患も念頭において鑑別をしていくことも重要である。

5　喉頭結核

● **概念**　喉頭への結核菌の感染により生じる。多くは肺結核に続発する。

● **症状**　嗄声・咽頭痛・咳嗽・咽頭違和感などを生じる。気道狭窄になることもある。

● **診断**　病変は声帯にみられることが多い。肉芽様の白色隆起病変で，通常は片側である。組織学的に結核菌を確認できれば診断にいたる。そのほかに，結核菌感染症の検査として，喀痰培養やＴスポット，クオンティフェロン検査などのインターフェロンγ遊離試験が有用である。診断がつきしだい，すみやかに保健所に申告する。

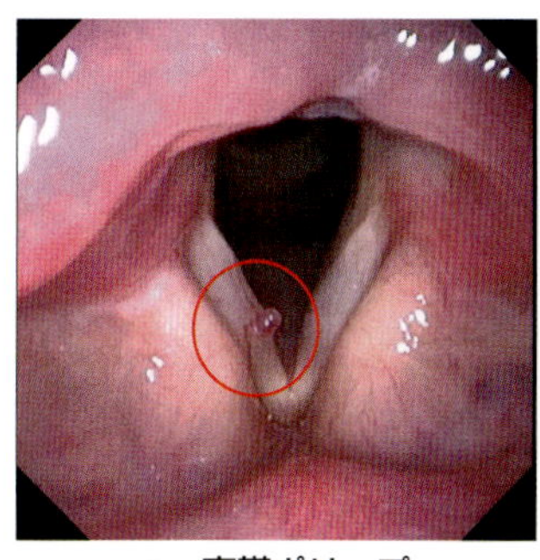

a. 声帯ポリープ

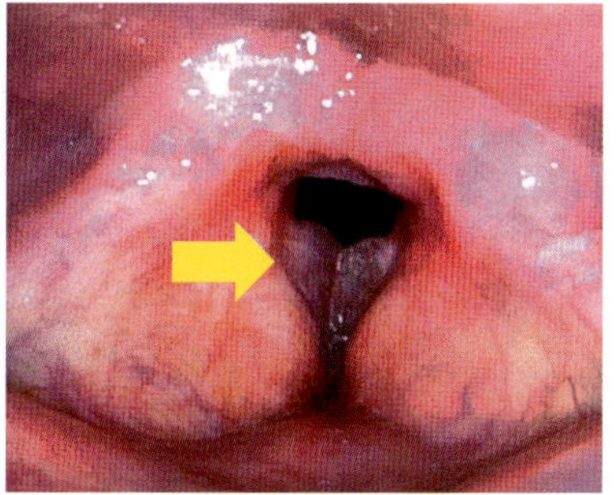

b. ポリープ様声帯

図 5-39　声帯ポリープ・ポリープ様声帯

● **治療**　抗結核薬の投与による全身化学療法が第一選択である。排菌している場合にはすみやかに結核専門病院で隔離のうえ治療を行う。排菌がない場合には外来通院による加療をする。結核治療は厚生労働省の結核医療の基準にもとづいて行われる。

● **予後**　抗結核薬のなかで，ストレプトマイシン硫酸塩・カナマイシン一硫酸塩は，内耳毒性があるため，使用する場合には耳症状に注意する。耐性菌感染の場合には治療期間が長引く可能性がある。

6 声帯(喉頭)ポリープ，ポリープ様声帯，声帯結節

● **概念**　**声帯ポリープ**は，声帯が過剰な発声によって物理的な刺激を受けつづけることにより，声帯粘膜の微小血管が出血して血腫や浮腫が生じるといわれている(図 5-39-a)。一般的には片側に発生するとされる。**ポリープ様声帯**は声帯の粘膜固有層(ラインケ腔)の浮腫によるものである(図 5-39-b)。原因として喫煙や声の酷使があげられる。**声帯結節**は，保育士，小学校の先生など発声する機会が多い人にしばしばみられる。

● **症状**　3 疾患ともに嗄声をきたす。ポリープ様声帯では典型的には声のピッチが低くなり，粗糙(そぞう)性嗄声(一般にだみ声といわれる)となる。声帯結節では気息性嗄声であることが多い。

● **診断**　声帯ポリープでは，喉頭内視鏡所見にて声帯表面に隆起上の病変をみとめ，通常は一側性である。がんとの鑑別のために組織学的検査を手術時に行う。ポリープ様声帯は，通常両側性に声帯の浮腫性の膨隆をみとめ，発声時にはその声帯がはためいている。声帯結節は，おおよそ声帯前 1/3 に両側性に小さな隆起をみとめる。

● **治療**　原則は手術治療となる。

● **予後**　再発は比較的少ないが，しばらく外来で経過観察を行うことが望ましい。

7 声帯溝症

● **概念**　声帯膜様部に全長にわたり萎縮に伴うと思われるみぞをみとめる状態を**声帯溝症**という。発声する際に間隙が生じ，嗄声となる。加齢変化と

して見られることが多い。

● **症状**　声の出しにくさや嗄声をみとめる。

● **診断**　喉頭内視鏡所見をもとに診断を行う。

● **治療**　おもに音声リハビリテーションにより改善を試みる。症状が高度な場合，声帯内へのコラーゲン注入などが検討される。

● **予後**　根本的な治癒はむずかしい。

8 喉頭肉芽腫

● **概念**　おもに声帯軟骨部から披裂部に見られる隆起上の腫瘤性病変のことを**喉頭肉芽腫**という（▶図5-40）。喉頭手術の術後や気管挿管後，慢性咳嗽や慢性的な発声による刺激，胃食道逆流症などが原因としてあげられる。

● **症状**　病変は声帯後方であることが多いため，嗄声は生じにくい。症状はなく，健康診断などで上部消化管内視鏡検査を受けた際に，発見されることも多い。

● **診断**　喉頭内視鏡所見にて，腫瘤性病変をみとめる。他疾患との鑑別のため組織学的診断が必要である。

● **治療**　胃食道逆流症 gastroesophageal reflux disease（GERD）など原因が明らかな場合は，その疾患の治療を行うなどして原因を取り除く。副腎皮質ステロイド投与にて肉芽が消失することもあるため，試みる。手術治療により肉芽腫を切除することもあるが，再発も多い。

● **予後**　一般的に再発しやすいと言われているため，治療にていったん軽快していても，外来で定期的なフォローは必要である。

9 喉頭の運動麻痺

● **概念**　喉頭の運動麻痺のうち，おもなものは反回神経麻痺である。反回神経は声帯を動かす神経で，左反回神経は大動脈弓をまわってから声帯へ分布するため，右反回神経よりも走行距離が長く，胸部疾患の影響を受けることから，麻痺をおこす可能性が右反回神経よりも高い（▶30ページ，図2-17-d）。原因としては，中枢病変や甲状腺腫瘍・食道がん・大動脈瘤・肺がん・縦隔腫瘍・心疾患などがあげられる。

● **症状**　声帯運動の麻痺により，嗄声や誤嚥をみとめる。

● **診断**　喉頭内視鏡検査にて，声帯運動不全を確認する。引きつづいて原因疾患を調べる。

● **治療**　両側麻痺で呼吸困難を生じている場合には，緊急で気道確保を行う。手術治療法は複数あり，コラーゲンや脂肪などの声帯内注入法，甲状軟骨形成術などが行われる。

10 喉頭の悪性腫瘍

● **概念**　喉頭がんの多くが組織学的には扁平上皮がんである。危険因子として喫煙，飲酒があり，男性に多い。声帯に発生することが多く（**声門がん**），ついで声帯より上部のがん（**声門上がん**）が続く。声帯よりも下部（**声門下が

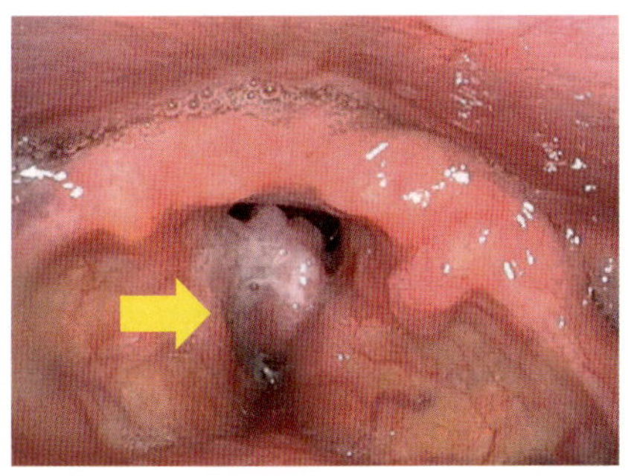

図 5-40　喉頭肉芽腫

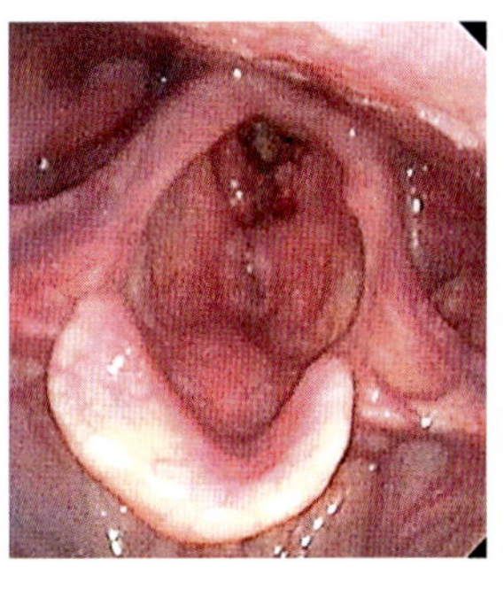

図 5-41　喉頭がん

ん)のがんはまれである。

● **症状**　声門がんは声帯に生じるために嗄声が出現し，早期に発見される場合も多い。声門上がんでは嗄声はがんが進行しないと生じず，咽頭違和感などが初期の症状となる。喉頭がんは全般的に，進行すると血痰・喘鳴・呼吸苦を生じる(図 5-41)。リンパ節への転移も見られ，頸部に腫瘤があることから受診し，喉頭がんが発見されるケースもある。

● **診断**　喉頭内視鏡検査にて，喉頭に腫瘍性病変をみとめる。頭頸部は多重がんが好発するため，口腔咽頭領域も念入りに診察することが重要である。頸部リンパ節転移の有無は病期にかかわるため，触診を行う。CT や MRI などの画像検査で局所の進展度と所属リンパ節や遠隔転移の評価を行う。PET-CT も転移病変の検索に有用である。組織型は局所やリンパ節の組織学的検査にて診断する。

● **治療**　大きく分けて，放射線療法・化学療法・外科的療法がある。早期であれば喉頭を温存しながらの治療が可能であるが，進行例では化学放射線治療と手術療法を検討する。放射線単独療法は早期例に行われることが多い。

外科的治療では，顕微鏡や内視鏡を使用する術式と，外切開を加える術式がある。顕微鏡下喉頭微細手術・内視鏡切除術・経口的切除術などの低侵襲な方法は，表在性病変に対して行われることが多い。早期治療では喉頭の機能の 1 つである音声の保存も可能となっている。内視鏡的粘膜下層剝離術 endoscopic submucosal dissection (ESD)，内視鏡的咽喉頭手術 endoscopic laryngo-pharyngeal surgery (ELPS)，経口的ビデオ喉頭鏡下手術 transoral videolaryngoscopic surgery (TOVS) などの方法がある。外切開を加える従来からの術式は，垂直部分切除術・水平部分切除術・喉頭亜全摘出術・喉頭全摘出術がある。

喉頭全摘出術は進行例および放射線治療後の症例に対して検討される。声帯を用いた発声は手術後できなくなるが，そのかわりの方法として，食道発声・電気喉頭・気道食道シャントなど**代用音声**がある。呼吸は頸部正中に作成する永久気管口から行う。同部位の管理は患者の術後の QOL にもかかわる。

● **予後**　声門がんは，早期に発見されることも多く，頭頸部がんのなかでは比較的予後がよい。喉頭がん全体での 5 年生存率は，I 期では 87%，IV 期で約 40% といわれている。

5 特殊な感染症

1 COVID-19

● **概念** SARS コロナウイルス 2(SARS-CoV-2)による感染症を新型コロナウイルス感染症(COVID-19)という。5 類感染症である❶。

2019 年に中国の武漢市で発生した原因不明の肺炎が全世界的なパンデミックとなり，2020 年 3 月に WHO よりパンデミック宣言が発せられた。当初は病態が不明で致死的となることもあり，医療現場ではかなりの緊張感がかけめぐったが，まもなく mRNA ワクチンが開発され，ウイルスも変異を繰り返し弱毒化していった。COVID-19 は呼吸器感染症であり，侵入経路は鼻腔と口腔である。咽頭痛などの症状は必発であり，耳鼻咽喉科と関連深い感染症であるといえる。

> **NOTE**
> ❶当初は，2 類感染症として感染対策に努めていたが，ある程度状況が落ち着いた 2023 年 5 月に 5 類感染症へと移行された。2023 年 5 月の段階で，全世界で約 680 万人が死亡したと伝えられている。

● **症状** 全身の倦怠感や下気道炎症・嗅覚味覚障害などが当初から特徴的な症状としてみられた。変異株が出現するとともに，症状にも変化がみられるようになった。たとえば，2021 年 11 月に南アフリカで発生が報告された SARS-CoV-2 の変異株 B.1.1.529 系統(オミクロン株)は，従来の変異株よりも感染性が高く，咽頭痛や鼻汁，鼻閉などの上気道炎症状が強い[1)]。咽頭・喉頭・気管の発赤や腫脹，白苔など高度な炎症がみられる症例のほか，急性喉頭蓋炎・喉頭浮腫・急性声門下喉頭炎により上気道狭窄を呈して気道確保を要した症例が報告されており，COVID-19 流行下では，重度の急性喉頭炎症例に関して COVID-19 を鑑別にあげる必要がある。

● **診断** 抗原検査や PCR 法によるウイルスの同定にて診断される。感染者との接触の有無などの問診や，X 線での肺炎像なども参考所見となる。

● **治療** 軽症であれば対症療法で軽快に向かう。肺炎などを合併し重症な場合は入院のうえ，呼吸管理と抗ウイルス薬，副腎皮質ステロイド薬の投与などにより加療を行う。合併症をもつ症例では予後がわるい傾向にあると言われている。

2 梅毒

● **概念** 口腔咽喉頭の梅毒は，性感染症の 1 つとして認識されている。近年，患者数が増加しており社会的問題となっている。

● **症状** 第 1 期では初期硬結と硬性下疳を性器や口唇・舌・扁桃などにみとめる。かたくて小豆大で痛みなどはなく，放置していると数週間で消退する。第 2 期は，粘膜斑がみられる。好発部位は，扁桃と口峡で，口蓋垂を中心に蝶が羽を広げたような所見をみとめる❷。ほとんどの抗菌薬に感受性があるため，咽頭炎として加療されて所見は消退することが多いので，そのま

> **NOTE**
> ❷この所見はバタフライアピアンス butterfly appearance とよばれる。

1）日本耳鼻咽喉科学会：新型コロナウイルス感染症(オミクロン株)による上気道狭窄への注意喚起.（https://www.jibika.or.jp/modules/covid19/index.php?content_id=3)（参照日 2024-09-27).

ま潜伏し晩期の梅毒へ移行することもある。

● **診断**　梅毒血清反応，病理組織学的な菌の検出により診断される

● **治療**　ベンジルペニシリンベンザチン水和物またはアモキシシリン水和物が第一選択薬となり，治療が行われる。

● **予後**　一般的には良好だが，遷延，再感染に注意する。

3 淋菌・クラミジア感染症

● **概念**　口腔咽頭から淋菌が侵入し感染する。性感染症の1つである。

● **症状**　無症候の場合も多いが，一部，咽頭炎や扁桃炎症状を呈する。特徴的な所見はないので，問診なども重要となる。

● **診断**　淋菌とクラミジアは混合感染している場合が多く，通常は同時に検査をする。咽頭ぬぐい液・咽頭含嗽液などからPCRなどを行って検出する。

● **治療**　淋菌ではセフトリアキソンナトリウム水和物(CTRX)の静注，クラミジアではマクロライド系，キノロン系の抗菌薬が用いられる。淋菌では耐性菌の問題が深刻である。

● **予後**　一般的には良好だが，遷延，再感染に注意する。性感染症では，ほかにも性感染症をもっている場合があるので，症状をふまえて患者本人と相談しながら，それらの検査についても検討する。

6 喉頭外傷

● **概念**　喉頭外傷には，外部からのものと内部からのものがある。狭義の喉頭外傷は外部からの損傷のことをさし，ここでは狭義の喉頭外傷について説明する。外力が強いと，喉頭軟骨が骨折したり，喉頭の枠組みがこわれて脱臼したりすることがある。外力がかかる原因には，交通事故による外圧やスポーツでの打撲，頸部の絞扼，ナイフなどによる開放性損傷などがある。

● **症状**　嗄声や呼吸困難・嚥下困難・出血などを生じる。

● **診断**　視診・触診ののち，喉頭内視鏡にて変形や粘膜損傷・出血・腫脹・浮腫などの有無を確認し，CTで甲状軟骨・輪状軟膏・披裂軟骨に変位や脱臼・骨折がないか，気道の狭窄や血腫・皮下気腫がないかなどを確認する。

● **治療**　受診時に気道狭窄がなくても，急激に喉頭浮腫が進む場合もあり，慎重に経過をみる。タイミングを逃さずに，気道確保を行えるように準備する。呼吸困難の可能性が高い場合は気管切開術を施行する。骨折や変位に関して整復術を行う。

● **予後**　軽症例はほとんどが治癒する。中等症以上の外傷では嗄声や違和感などの後遺症が残ることもある。

E　気管・食道・頸部疾患と音声・言語障害

1　気管・食道の疾患

1　気道異物

● **概念**　**気道異物**は窒息にいたる可能性があり，緊急度の高い疾患である。喉頭・気管・気管支は解剖学的に連続しているため，喉頭異物が落下して気管や気管支異物へと移行することもあり，総括的に考える必要がある。気道異物は，嚥下機能が十分でない乳幼児と高齢者に多い。喉頭に引っかからずに落下するサイズの物で，乳幼児ではピーナツなどのマメ類や玩具など，高齢者では義歯などが気道異物としてみられる。食物を十分に咀嚼せずに嚥下したものが，喉頭付近で嵌頓し気道異物となることもある。

● **症状**　異物誤飲直後は，激しい咳嗽・呼吸困難・喘鳴をみとめる。気管入口部分を閉塞するサイズであれば気道閉塞により死にいたることがある。異物がそれほど大きくない場合には，気管・気管支内に入り込んで固定することがある。ある程度の呼吸経路が保たれれば，慢性的に経過することもある。長期の咳嗽の原因が，気道異物のこともある。

● **診断**　詳細な問診は重要である。本疾患は，乳幼児や高齢者に多くみられるため，状況からの推察で本疾患を疑うことが必要である。喉頭に異物が存在しない場合は，気管・気管支の異物を検索するために，積極的にX線検査やCT検査を行う。異物が強く疑われた場合には，治療を兼ねて気管支鏡検査を施行する。

● **治療**　気道異物摘出術は，窒息や低酸素脳症のリスクをもち，慎重かつ迅速な対応が求められる。摘出には硬性気管支鏡や軟性気管支鏡などが用いられる。

2　食道異物

● **概念**　食道内に停留し，胃へと到達しない物を**食道異物**という。咀嚼や嚥下の機能が低下している高齢者に多く，魚骨や肉片のほか，義歯や錠剤の包装材(PTPシート)などがある。このほか小児の場合には，玩具や硬貨・ゲーム機などに使用するボタン型電池などが食道異物としてみられる。停留位置は食道が生理的に狭窄している箇所❶に多く，なかでも第1狭窄部である食道入口部分での異物が最多である。

● **症状**　強い異物感がおもな症状となる。魚骨や金具がとがった義歯などでは痛みも伴うことがある。乳幼児や高齢者で認知機能が低下している場合は本人が異物の誤飲を訴えられない場合もある。異物による嚥下障害が原因となり，摂食不良や流涎などの症状を呈し，周囲が気づくこともある。また，異物が鋭利で食道穿孔をおこすこともある。その場合には縦隔炎や縦隔膿瘍

NOTE

❶食道には生理的な3か所の狭窄部があり，これを生理的狭窄部とよぶ。第1狭窄部は食道の起始部で第6脊椎付近にある。第2狭窄部は，食道と大動脈が交差する第5胸椎の高さにある。第3狭窄部は食道が横隔膜を貫く位置にある。

がおこり，発熱や呼吸困難症状を伴うこともある。

● **診断**　喉頭内視鏡検査を行い，食道入口部分の異物の一部が下咽頭にみられないか，また粘膜の損傷や浮腫など食道異物を疑う所見がないかを確認する。異物がみとめられない場合には，頸部CT検査が有用である。ただしX線では映らない材質の異物もあるので注意する。治療を兼ねて上部消化管内視鏡により異物の存在を確認する。

● **治療**　異物摘出のため，上部消化管内視鏡や食道直達鏡を用いて摘出する。食道穿孔などにより食道内からの摘出がむずかしい場合には，外切開による摘出術を行う。

ボタン型電池のリチウム電池は，起電力が高いため組織を傷害しやすく，異物のまま放置すると消化管粘膜に潰瘍が生じ，気管食道瘻や摘出後の瘢痕収縮による狭窄など，重大な合併症を併発することがあるため，可能な限り早期に摘出する。

2　頸部疾患（甲状腺を含む）

1　正中頸囊胞

● **概念**　胎生期の甲状腺の発生に関連してできる囊胞である。甲状腺の原基は，胎生4週ごろに舌背後方に出現し，胎生7週ごろまでに甲状舌管とともに前頸部正面の位置まで下降してくる。通常は下降後に甲状舌管は消失するが，まれに遺残し，生後に正中頸囊胞となる。理論上，甲状舌管の経路のいずれにも発生しうるが，舌骨前が多い。

● **症状**　乳幼児期に気づかれることは少なく，成長してから前頸部正中の腫瘤として受診する場合が多い。通常は無痛性で，炎症などを合併すると腫脹や発赤をみとめる。

● **診断**　前頸部の舌骨の位置近くで，正中にあり，弾性硬❶の境界明瞭な腫瘤として触知される。そのほかの頸部腫瘤と鑑別が必要である。穿刺吸引では液体成分が引ける。画像検査として超音波検査やCT検査にて，境界明瞭な囊胞性病変として描出される。

> **NOTE**
> **❶弾性硬**
> 腫瘍のかたさをあらわす表現で，ゴムの塊のようなかたさをさす。

● **治療**　手術療法が第一選択となる。遺残している甲状舌管を可及的に追及して結紮し，舌骨正中の一部とともに合併切除することで，囊胞の再発予防となる。この手術法をシストランク法という。感染をおこしている場合は抗菌薬で消炎してから手術を行う。

● **予後**　きわめてまれではあるが甲状腺乳頭がんの発生が報告されているため，手術療法にて摘出することが一般的である。完全に摘出できれば再発もなく，予後は良好である。

2　側頸囊胞（側頸瘻）

● **概念**　胎生期の咽頭の発生に関連して生じる囊胞を**側頸囊胞**（**側頸瘻**）という。咽頭の原基となるものを鰓弓器官という。そこには5つの隆起（鰓弓）

と4つの溝（鰓溝）が形成される。側頸嚢胞は発生過程で第2鰓溝が閉鎖せずに遺残し，生後に頸部の嚢胞としてみられるものである。体表や咽頭腔へ交通して側頸瘻を形成する場合もある。嚢胞は思春期以降に発見されることが多い。

● **症状**　嚢胞は胸鎖乳突筋の前縁にみられる無痛性の辺縁平滑な腫瘤である。感染症を合併することがあり，発赤・腫脹・疼痛などをきたす。

● **診断**　超音波検査・CT検査・MRI検査などで診断する。頸部の嚢胞性疾患との鑑別が必要である。

● **治療**　手術による完全摘出が根治的治療となる。咽頭へ連続する瘻管があれば，可能な限り追跡して結紮し摘出する。

● **予後**　完全に摘出すれば，再発は少ない。

3 頸部リンパ節炎

● **概念**　全身には数百個のリンパ節があり，その3割が頸部に存在している。頸部リンパ節が腫脹する原因として，炎症や腫瘍があげられる。炎症原因はおもに感染である。耳・鼻副鼻腔・口腔・咽頭・喉頭・頭頸部皮膚への感染により，リンパ管を経てリンパ節まで感染が及び炎症をおこす。ウイルス・結核菌の感染や亜急性壊死性リンパ節炎などがある。腫脹のもう1つの原因として悪性腫瘍のリンパ節転移がある。

● **症状**　頸部リンパ節炎ではウイルス感染や細菌感染によりリンパ節にも炎症が及ぶと，腫脹や疼痛が生じる。炎症が高度の場合，腫脹したリンパ節に膿瘍が形成されることもある。ウイルスでは伝染性単核球症やクラミジア感染症，結核性リンパ節炎などがおもなものとなる。

● **診断**　問診にて，リンパ節腫脹の発症形式が急性であるか，長期間，腫脹が持続しているのか，ほかの部位に原因になりそうな症状がある箇所はないか，痛みの有無などを確認する。視診・触診後，画像検査を行う。頸部超音波検査は侵襲も少なく比較的簡便に行え，リンパ節の性状などを知るために有用である。超音波ガイド下に穿刺吸引細胞診を行い，炎症性か悪性疾患かを調べる。頸部リンパ節が腫脹している場合，頭頸部領域に原因となる病変がないかを検索する。耳・鼻副鼻腔・口腔咽喉頭を内視鏡も用いてよく観察し，CT検査・MRI検査にて，リンパ節を含めた周辺の臓器を精査する。穿刺吸引細胞診にて悪性疾患の可能性が高い場合，原発巣が明らかであれば原発巣から組織学的検査を行うが，原発巣が明らかでない場合には，リンパ節の生検を行う。

● **治療**　炎症性の腫脹であれば，抗菌薬投与と対症療法により治癒する。結核性リンパ節炎は結核の治療に準じる。転移性がん・悪性リンパ腫の場合は原発巣の治療方針にそってすみやかに治療を開始する。

● **予後**　それぞれの疾患の予後による。

4 深頸部膿瘍

● **概念**　急性扁桃炎・扁桃周囲炎・扁桃周囲膿瘍・頸部リンパ節炎・齲歯

などから派生して，頸部の深部にある組織間隙に感染が及び形成された膿瘍のことを**深頸部膿瘍**という。重症感染症で，縦隔炎・敗血症などもおこしうる。高齢者，糖尿病との合併，副腎皮質ステロイドや免疫抑制剤の使用といった易感染性にある患者はリスクが高い。

● **症状**　頸部の発赤・腫脹・疼痛のほか，場合により呼吸困難を伴うこともある。喉頭内視鏡検査にて下咽頭から喉頭を観察すると咽頭の側壁や後壁の腫脹がみられることもあり，咽頭痛が強くこのような所見がみられたら，深頸部膿瘍を念頭におく。

● **診断**　臨床症状から本症を疑ったら，CT 検査をすみやかに行い，膿瘍形成の有無を確認する。

● **治療**　膿瘍形成に対し，外切開にて排膿を行い，抗菌薬の投与も同時に開始する。悪化すると縦隔炎・敗血症・膿瘍圧迫による気道閉塞など致命的な状態をきたす可能性があるため，迅速で慎重な対応が必要である。

5 頸部の良性腫瘍

頸部に生じる腫瘤性病変には，前述したリンパ節の腫脹のほかに，腫瘍性病変もある。良性腫瘍では，頸動脈小体腫瘍・神経鞘腫・リンパ管腫がおもなものとなる。

◆ 頸動脈小体腫瘍

● **概念**　頸動脈分岐部にある圧受容体の傍神経節細胞から発生し，副交感神経由来の腫瘍である。近年 *SDH* 遺伝子の変異が報告されている。まれに悪性腫瘍としての性質ももつ腫瘍も存在し，その場合は転移病巣をみとめる。

● **症状**　無痛性で拍動性の頸部腫瘤をみとめる。

● **診断**　画像検査として超音波検査・CT 検査・MRI 検査を組み合わせて診断を行う。頸動脈小体腫瘍では，造影 CT・造影 MRI にて高い造影効果が得られ，MRI にて特徴的な salt & pepper 所見❶がみとめられる。安易な細胞診や生検は禁忌となる。

● **治療**　頸動脈小体腫瘍は，ほとんどは良性であるが，まれに悪性の場合もある。手術による摘出が第一選択で，術前に血管塞栓術を行い，出血量を少なく抑えるようにする。重要な神経が腫瘍に巻き込まれていることがあるが，可能な限り神経は温存する。また，頸動脈を合併切除しなければいけない場合があり，その場合は血行再建を行う。

NOTE

❶MRI では造影効果の高い出血部位(salt)と暗色の像となる血管の flow void(pepper)とで織りなす所見を salt & pepper 所見という。

◆ 神経鞘腫

● **概念**　シュワン細胞から発生する良性腫瘍で，頭頸部領域は好発部位である。頸部の神経鞘腫は，迷走神経・腕神経叢・頸神経叢・交感神経に由来していることが多い。

● **症状**　神経鞘腫では，無痛性の腫瘤をみとめる。徐々に増大傾向にある場合もある。由来神経の神経症状がみられることはまれである。

● **診断**　画像検査として超音波検査・CT 検査・MRI 検査を組み合わせて

診断を行う。

● **治療**　症状や大きさによって経過観察を行いながら，場合により手術による摘出を検討する。その場合は術後の神経脱落症状の可能性も考えながら適応を判断する。摘出術後に原因神経の神経障害が生じることがある。

◆ 嚢胞状リンパ管腫

● **概念**　先天的な形態異常である。側頸部や後頸部にみられることが多い。

● **症状**　嚢胞状リンパ管腫は，小児期に気づかれることが多く，無痛性腫瘤でやわらかい腫瘤である。感染すると疼痛や発赤などを伴う。

● **診断**　画像検査として超音波検査・CT 検査・MRI 検査を組み合わせて診断を行う。嚢胞性リンパ管腫では画像検査にて多房性の嚢胞をみとめる。

● **治療**　嚢胞状リンパ管腫は周囲組織の組織の間に入り込みながら進展していることが多く，手術による完全摘出がむずかしい腫瘍である。そのため，近年は硬化療法が第一選択となっている。病変を穿刺して嚢胞内のリンパ液を排出後，嚢胞内に硬化剤である OK-432(ピシバニール®)を注入する。

● **予後**　頸動脈小体腫瘍は，後年に再発や遠隔転移・悪性例がまれにみられる。そのため，長期間の経過観察が必要である。

6 頸部の悪性腫瘍(頸部リンパ節転移，悪性リンパ腫)

頸部リンパ節が腫脹する原因には，炎症や腫瘍がある。ここでは頸部の悪性腫瘍について取り上げる。

◆ 頸部リンパ節転移

● **概念**　**頸部リンパ節転移**は，さまざまながんでみられる。原発巣は目だたず，転移性リンパ節を主訴として受診する例も少なくない。

● **症状**　硬性で可動性不良のリンパ節を触知する。徐々に増大し抗菌薬の投与などでは改善しない。片側性の場合も両側性の場合もある。

● **診断**　喉頭内視鏡検査にて，頭頸部領域にリンパ節腫脹をおこす原因病変がないかを確認する。詳細な所見が必要であり，CT や MRI 検査なども行う。採血によって腫脹マーカーのチェックも行う。

● **治療**　原発巣の治療方針にそう。

● **予後**　原発巣の状態にそう。

◆ 悪性リンパ腫

● **概念**　**悪性リンパ腫**は，全身のあらゆる部位で発生する可能性がある。なかでも頭頸部領域は好発部位であり，とくにワルダイエル輪と頸部リンパ節は重要部位である。**ホジキンリンパ腫**と**非ホジキンリンパ腫**に分類され，わが国では非ホジキンリンパ腫が多い。非ホジキンリンパ腫は，さらにB細胞性と T/NK 細胞性に分類され，わが国ではB細胞性が多い。

● **症状**　あらゆる部位に発生し，頸部リンパ節腫脹の原因としても重要である。通常，疼痛はなく，転移性がんと比べるとやわらかめな弾性硬，表面平滑，可動性もわるくないことが多い。複数のリンパ節が腫脹していることが多い。

● **診断**　喉頭内視鏡検査にて，頭頸部領域にリンパ節腫脹をおこす原因病変がないかを確認する。詳細な所見が必要であり，CTやMRI検査なども行う。採血によって腫脹マーカーのチェックも行う。

● **予後**　組織型と病期によって治療方針が異なる。

7 甲状腺の良性腫瘍

● **概念**　甲状腺腫瘍は，**びまん性甲状腺腫**と**結節性甲状腺腫**に分類される。本項では良性腫瘍ということで良性の結節性甲状腺腫について記載する。良性腫瘍には，濾胞腺腫・腺腫様甲状腺腫・囊胞などがある。**濾胞腺腫**は，通常は単発で全周性に被膜におおわれている。徐々に増大することもある。**腺腫様甲状腺腫**では，多発性である。出血，囊胞形成，石灰化などの二次的な変化を伴っていることが多い。全周性の被膜はない。

● **症状**　頸部に腫瘤を自覚することがあるが，検査で偶然発見されることもある。

● **診断**　頸部に腫瘤を触知する。血液検査では甲状腺機能の評価やサイログロブリンなどのマーカーの検査も行う。甲状腺病変の診断には頸部超音波検査が有用である。悪性の疑いがあったり比較的大きな腫瘤であったりする場合には，超音波下にて穿刺吸引細胞診を検討する。

● **治療**　良性と診断されれば，年1回程度の超音波検査と甲状腺機能検査を行い，保存的に経過観察を行う。増大傾向や性状の変化をみとめればそのつど細胞診を行い，悪性の可能性が否定できない場合のほか，大きさによっては周辺臓器を圧迫することがあるので腫瘍の大きさなどの症状を鑑みながら，手術も検討する。

● **予後**　予後は良好であるが，濾胞がんとの鑑別が困難なため，長期的なフォローが望まれる。

8 甲状腺の悪性腫瘍

● **概念**　甲状腺の悪性腫瘍には，乳頭がん・濾胞がん・髄様がん・未分化がんがある。分化型の乳頭がんと濾胞がんは年齢によって病気分類が異なる。髄様がんは半数近くが遺伝的要因で発生する。未分化がんは高齢男性に多く，経過が急で致命的であることがしばしばである。

● **症状**　甲状腺の部位にある無痛性のしこりとして気づかれる。甲状腺腫瘍では反回神経への圧迫や浸潤の可能性があるため，局所の診察とともに，喉頭ファイバー検査を必ず行う。

● **診断**　血液検査による各種マーカーのチェックを行う。超音波検査は甲状腺病変に有用であり，穿刺吸引細胞診の際にも用いる。CTやMRIでの検査も行う。

● **治療**　微小乳頭がんの予後は良好のため，保存的に経過観察を行い，変化があればそのつど検査をオーダーしていく。そのほかの病変に関しては，原則は手術療法である。甲状腺の切除範囲により，片側・半切・亜全摘・全摘に分けられる。手術以外の治療法では，術後に甲状腺刺激ホルモン(TSH)を抑制し再発を予防するTSH抑制療法，甲状腺全摘後の残存組織や転移巣を治療するため放射性ヨウ素を内用する方法(内照射療法)，手術不能な場合の放射線外照射療法，未分化がんに対しての術前・術後の化学療法などがある。近年，甲状腺がんに対しても分子標的薬であるチロシンキナーゼ阻害薬(TKI)が用いられることがあり，ほかの治療が無効な場合に検討される。

● **予後**　乳頭がんの予後はよく10年生存率が約90%である。一方で未分化がんの経過は急速であり，1年後の生存が厳しい場合もある。

3 音声・言語障害

1 音声障害

● **概念**　音声は，高さ・強さ・音質の3つの要素からなる。嗄声は音質の障害であり，喉頭病変で高確率に生じる症状である。ここでは，喉頭に異常所見がない機能性音声障害について解説する。**機能性音声障害**のおもなものに，心因性発声障害，音声衰弱症，痙攣性発声障害がある。

[1] **心因性発声障害**　心因的な要素により喉頭筋のはたらきに異常をきたし，発声が困難となる状態である。声門が閉鎖せず声が出なくなる。

[2] **音声衰弱症**　声帯萎縮などにより声門の閉鎖不全がおこり，十分な音量と明瞭な音声が発せられない状態である。

[3] **痙攣性発声障害**　内転型と外転型に分類され，約9割は内転型である。内転型では内転筋が不随意収縮して声門が過剰閉鎖をした状態，外転型は外転筋が不随意収縮し声門閉鎖不全をおこした状態のことをいう。

● **症状**　心因性発声障害は，高度な気息性嗄声で，ほぼ失声型が多い。音声衰弱症は，声門が閉鎖しないため呼気が抜けて音量も小さくなる。声が続かないという訴えもある。痙攣性発声障害の内転型では声がつまり，途切れて，緊張でさらに悪化する。外転型では発声時に声門が開口して音声が抜ける。

● **診断**　問診と喉頭ファイバー所見で，ほぼ診断が可能である。

● **治療**　言語聴覚士により，発声障害となった背景をよく聞きとりしつつリハビリテーションを行う。心因性や痙攣性発声障害では，強いストレスが原因のことがあり，精神科や臨床心理士などともこまめに連絡を取り合う。

2 言語障害

● **概念**　言語を正常に発するためには，複雑な過程を経て発語されなくてはいけない。**言語障害**には，言語発達障害・構音障害・失語症・リズム障害などがある。**言語発達障害**は言語理解に障害があるような知的発達障害や中枢性疾患の合併，聴力障害により言語を正常に修得できない場合などでおこ

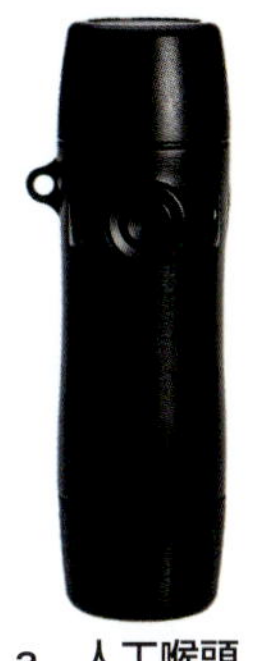

a. 人工喉頭

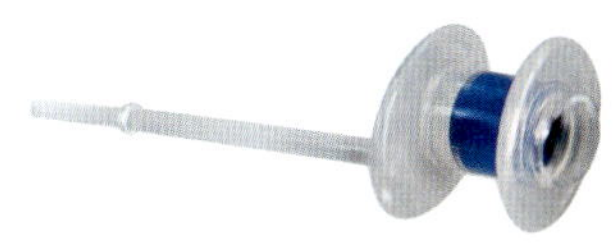

b. ボイスプロテーゼ

▶図 5-42 代用音声
(写真提供：Coloplast)

る。**構音障害**は，器質性構音障害(音声を発する口腔や舌などの器官の異常による構音障害)や機能性構音障害(構音器官の形態に視診上の異常はないがサ行とタ行を区別して発音できないといった構音障害)がある。**失語症**は脳梗塞や脳腫瘍などで言語中枢に障害が生じるとおこる。**リズム障害**は，早口や吃音のことを言う。

● **症状** 発音が明瞭でない，話す言葉が少ない，スムーズに話せないなどの症状がある。

● **診断** 発語に関係する器官に異常がないか調べる。聴覚も同時にチェックする。心理学的側面・精神神経科学的な側面も検討する。

● **治療** 原因疾患がわかるものに対しては，まずその治療が行われる。言語療法を言語聴覚士に依頼し，行う。

3 音声機能の消失

● **概念** 喉頭がんや下咽頭がん・頸部食道がんにおいて，進行がんであれば喉頭の温存はむずかしいことがしばしばある。喉頭全摘出術により，発声が不可能となり音声機能を消失することになるが，それを補うために**代用音声**がある。

● **症状・治療** 代用音声として，食道発声・人工喉頭・発声機能再建術による発声(天津式，ボイスプロテーゼ)がある(▶図 5-42)。これらの方法には利点と欠点があるため，慎重に選択をすることが肝心である。

work 復習と課題

❶ 耳鼻咽喉疾患にも救急疾患がある。どのようなものがあるのか，看護の要点も含めまとめてみよう。

❷ 耳鼻咽喉科の疾患では難聴，めまい，嗅覚障害，味覚障害などの感覚障害が生じ，心因的要素への配慮が必要となる。看護にあたってどのような配慮ができるかを考えてみよう。

❸ 第 6 章や第 7 章で取りあげられている事例の疾患がどのようなものかまとめてみよう。

第 6 章

患者の看護

A 疾患をもつ患者の経過と看護

耳鼻咽喉疾患は，聴覚・嗅覚（きゅうかく）・味覚・平衡覚などに影響を及ぼし，患者の日常生活に多大な変化をもたらす。手術による外見の変化だけでなく，生命を維持するための「呼吸する」「食べる」機能のほか，社会生活を営むために不可欠な「話す」「聞く」といったコミュニケーション機能が障害され，患者は身体的な苦痛だけでなく，心理・社会的な問題もかかえることとなる。したがって，耳鼻咽喉疾患をもつ患者に対して看護を行う際には，ほかの診療科や他職種との連携が必然的に求められる。また，疾患をもちながら社会生活を営むために生活の再構築が必要であり，地域医療者との連携や就労支援，継続的な精神的支援が必要になる。

ここでは，頭頸部がんのなかでも患者数の多い喉頭がんを発症し，集学的治療（手術療法と化学放射線療法）を受ける患者の事例を取り上げる。急性期・回復期・慢性期・終末期という経過をどのようにたどるのか，耳鼻咽喉疾患患者の全体像を理解し，経過にそった看護について学んでほしい。

1 急性期の患者の看護

治療の開始前から患者はさまざまな症状を自覚している。喉頭がんの場合には，嚥下（えんげ）時の違和感，痛み，嗄声（させい），息苦しさなどのほか，病変が進行していれば，腫瘍（しゅよう）の浸潤による出血や気道閉塞（へいそく）などを生じ，生命の危険にさらされる状況に陥ることもある。急性期には患者の生命の安全と心身の苦痛の緩和をはかるとともに，治療までの過ごし方と治療後の生活の再構築について理解できるよう支援することが重要となる。治療開始までの限られた時間に，いかに心身の状態を最良に整えられるかが，治療後の身体機能回復や精神的安寧，適応を促進することにつながる。

急性期　**喉頭がんの診断から手術後1週間までのAさん**

Aさんの 回復期 173ページ　慢性期 175ページ　終末期 177ページ

症状の自覚から手術を受けるまで

Aさん，68歳男性。タバコ3箱/日（20歳から48年間），飲酒2合/日，ひとり暮らし，遠方に姉がいる。60歳までは新聞記者をしていた。その後は清掃員をしており，早朝に出勤，午後3時ごろ帰宅して，飲酒をするのが日課である。タバコは3か月前から禁煙している。

3か月前から咽頭痛と嗄声が出現し様子をみていたが，増悪傾向であり，総合病院の耳鼻咽喉科を受診した。診察時の発声でストライダー❶をみとめた。採血，喉頭鏡検査や内視鏡検査，CT撮影などの検査を行い，外来で1週間後に進行喉頭がん（声門上がん）と診断され，告知を受けた。医師からは喉頭全摘出術と術後補助療法（化学放射線療法）を行うか，喉頭全摘出術と放射線療法を行うか，いずれかの治療法を提案された。その際，「どちらの治療法を選択しても，喉頭全摘出術を行う必要がある。手術は根治が望める可能性があるが，喉頭全摘出術を受ける場合，術後は声が出なくなり電気式人

NOTE

❶ストライダー

喉頭や気管支の狭窄（きょうさく）や閉塞により生じる連続ラ音の1つ。吸気相に聴取される。

工喉頭や食道発声による発声となる。また，呼吸のために永久気管孔を造設することになる」と説明を受けた。Aさんは「歳も歳だし，なにもしなくてもいいかな。でもあと4，5年は生きたいと思う」とつぶやいた。看護師はAさんの動揺が落ち着くまでそばに付き添い，医師の説明内容をどのように理解したのか，思いを表出してもらった。

数日後の再診でAさんは「あれから考えたんですけど，手術治療を受けます」と話した。看護師は，手術に備えて禁酒と禁煙を継続すること，入院までに歯科治療を受けること，歯みがきを毎日行うこと，食事摂取状況をもとにした食事などのアドバイスを行った。また，Aさんが術後の状態をイメージできるよう，術後の安静期間や過ごし方，コミュニケーション方法などについて説明を行った。また，独居であるため，姉と病気や治療のことを話し合うことをすすめた。ソーシャルワーカーへ面談を依頼し，医療費や就労支援，身体障害者認定申請などについて説明してもらった。

入院日～術後

入院日，Aさんは「覚悟を決めたよ。仕事も休みをもらえた。遠方の姉の協力も得られる」と話した。翌日，手術(喉頭全摘出術，両側頸部リンパ節郭清(かくせい)術，永久気管孔造設術)を実施した。手術当日はICUへ入室し，翌日には病棟へ戻り，疼痛(とうつう)緩和をはかりながら，理学療法士と歩行することができた。発声機能の喪失にショックを受けていたが，口パクで単語を「おはよう」「ありがとう」など発するようになった。永久気管孔にはまだ目を向けようとしない。

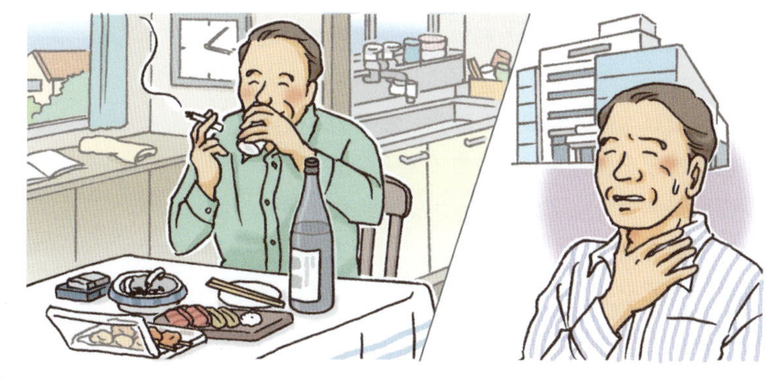

看護のポイント(術前)

● 治療選択の支援　喉頭がんは自覚症状が出現してもすぐに受診行動につながらず，進行した状況で診断されることが多い。診断までは外来で検査を進めていくが，その間も患者は症状を自覚しながら，「がんかもしれない」という不安をもって生活している。さらに，がんと診断され告知を受けたと同時に治療の選択を迫られるため，悲嘆や不安などの衝撃を受けながら，どう生きていくかを決定する必要がある。そのような切迫した状況で適切な治療を選択することは容易ではない。患者がいま起きていることを受け入れ，将来を見すえ，術後の機能障害や生活の再構築の必要性を理解したうえで治療選択ができるように，十分なインフォームドコンセントと意思決定支援が行われなくてはならない。また，必要時はセカンドオピニオンを受けることや重要他者にもインフォームドコンセントの場に同席を求めることを提案するなど，患者が十分な情報をもとに意思決定できるよう支援する必要がある。

● **治療に向けた心身の準備**　治療に向け，以下のケアを行った。

(1) 禁煙指導と口腔(こうくう)ケア：術後は無気肺などの呼吸器合併症のリスクが高いため，禁煙指導を行う。喫煙は歯周組織への影響が大きく，歯肉炎・歯周病・齲蝕(うしょく)の原因となるため，術前に歯科診察をしておく必要がある。また，毎日の歯みがきも励行する。禁煙は生涯にわたり継続できるよう，がんの診断・治療を契機に禁煙外来などのフォローにつなげる。

(2) 栄養状態を整える：BMIや血液データおよび生活習慣(偏食・飲酒量など)，現在の摂取状況，嚥下障害の有無などの情報のほか，食事の準備や買い物をするのは誰かなどの生活状況を把握し，手術に向けて栄養状態が改善するための支援を行う。アルコール多飲の場合は，食事摂取量が少なくなる傾向にあるため治療前から禁酒と規則正しい食事に改善し継続できるようにする。すでにがんの症状で食事摂取量が減少している場合は，栄養士による栄養指導や栄養剤などの摂取も検討する。

(3) 手術前リハビリテーション(呼吸訓練・肺理学療法)：手術前から禁煙を徹底し，呼吸訓練・筋力・持久力トレーニングを開始する。手術前からリハビリテーションを習得し，術後に正しい効果的な方法で実施・継続できることを目ざす。

(4) 術後の形態変化や機能喪失に対する援助：手術は声帯を含めた喉頭すべてを摘出するため，気道の構造変化や失声(しっせい)などの形態変化や機能喪失について，術前から患者・家族が十分に理解できるよう援助し，その受容過程をサポートしなければならない。術後の状態や変化・喪失する機能の代償方法などについて事前に情報を提供し，術後のイメージができるようにたすける。また，手術直後のコミュニケーションは筆談や文字盤が主となるため，そのための準備も促す。

(5) 心理的支援：患者はがんによって死を身近に感じるほか，失声などの機能喪失への不安・恐怖が高まる。インフォームドコンセントや手術直前などの要所を見きわめて患者のそばに付き添い，患者が不安を表出できるようかかわることが大切である。また，患者を支える重要他者の存在を明確にし，患者をともに支援できるよう関係を構築する。

● **生活の再構築に向けた準備**　術後の生活を支えるためにさまざまな社会資源があることを説明し，準備を進めておく。入院期間が長期に及ぶため，経済状況の確認も必要である。

看護のポイント(術後)

手術直後の看護は，合併症の予防と早期離床が重要となる。

● **手術侵襲による全身管理と合併症予防**　術野となる喉頭周辺は気管・肺・食道といった重要臓器が近接しており，術後は全身状態の管理を徹底して行う。出血量や呼吸・循環動態，意識レベルや痛みの程度などを経時的に観察し，患者が安全で安心かつ最小限の苦痛で過ごせるように管理する。喫煙習慣のある患者は，とくに咳嗽(がいそう)の頻度や痰(たん)の量が増える。口腔ケアの励行や気道内分泌の貯留を防ぐため，痰の吸引・喀出（かくしゅつ）を促すケアが不可欠である。また，気管カニューレやドレーン，胃管など術後の回復に必要な管類が誤抜去されないように管理する必要がある。

● **早期離床と栄養管理**　創部痛があり，管類が挿入された状態で離床を行うことになるため，患者は抵抗感や困難感を感じる。理学療法士と協力しながら，患者が主体的に実践できるように支援する。呼吸器合併症予防のためにも，早期離床は重要である。医師の指示のもと鎮痛薬などを積極的に服用することで，痛みをやわらげて早期離床を促進する。また，手術直後の栄養は咽頭皮膚瘻予防のために経腸栄養となるため，経腸栄養❶による腹部症状を観察しながら，適切な栄養が投与されるようにする。

● **精神的な支援**　麻酔から覚醒（かくせい）し，意識状態が安定しはじめると，患者は自身の身体機能の変化や喪失に関心が向きはじめ，「がんは取りきれたのか」「声が出ない」などさまざまな不安をかかえる。患者のニーズを理解するために，筆談や文字盤などを用いてコミュニケーションをとる必要があるが，同時に疲労感も増強させることを忘れてはならない。患者のニーズの把握は安心感につながり，術後せん妄を予防することにもつながる。

NOTE

❶経腸栄養

腸管を通じて栄養素を吸収する栄養補給法。栄養療法は，経口栄養法と非経口栄養法（経腸栄養法，静脈栄養法）に分類される。

本書で取り上げる急性期患者の看護

耳鼻咽喉領域にはほかにも急性の経過をたどる疾患や，手術が適応となる疾患がある。本書では，急性期看護の理解を深めるため，以下の代表的な疾患の看護を解説している。

- 突発性難聴患者の看護（▶201 ページ）
- 顔面神経麻痺患者の看護（▶206 ページ）
- 声帯ポリープ患者の看護（▶215 ページ）

2 回復期の患者の看護

回復期は，急性期の生命の危機状態を脱して，健康状態の安定や生活の再調整がはかられる時期である。

この時期は，急激な侵襲（しんしゅう）により感覚・平衡機能，発声機能，嚥下機能などが低下した状態から心身の回復をはかり，形態・機能の変容への受容を促進し，それらを考慮したリハビリテーションと生活の再調整が求められる。

回復期　**手術後 30 日までの A さん**

A さんの 急性期 170 ページ　慢性期 175 ページ　終末期 177 ページ

A さんは術後せん妄をおこすことなく，順調に経過していた。手術直後は経腸栄養を行っていたが，術後 10 日目に嚥下機能を確認し，嚥下訓練を継続し，流動食が開始された。徐々に食上げ❷し，術後 3 週目には，軟菜・全がゆ食を 7 割程度摂取できるようになった。創部がある頸部の絞扼（こうやく）感が出

NOTE

❷食上げ

摂食・嚥下機能に障害のある患者や消化機能が低下している患者に対し，機能回復の状態に合わせて，食事形態を段階的に上げていくことを食上げという。

現し，「死ぬかもしれない」と眠れない期間もあったが，現在は絞扼感も消失している。身体機能の回復は順調であったが，Aさんは暗い表情で，「声が出ないのがつらい，筆談もたいへんで1人でどうやって生きていけばいいのか。こんなにたいへんだと思わなかった」と筆談した。

看護のポイント

目標の設定　術後補助療法に備え，リハビリテーションや生活の再調整を進めていく時期にある。まずは，疾病や治療に伴い影響を受けた身体機能の状態，それを代償する方法などを患者や家族が十分理解することが必要である。リハビリテーションにかかわる医師・看護師・言語聴覚士などがチームとなって，患者が現実を受けとめ，生活の見通しがたてられるように，心理・社会的側面を考慮に入れながらゴールを設定し，それに向けた具体的な看護やリハビリテーションなどの包括的な支援の計画を設定する。

術後合併症の予防　術後は嚥下機能低下があり，嚥下機能の再獲得が必要である。食事形態の拡大に合わせ，誤嚥性肺炎や窒息などを予防する必要がある。その間，栄養状態の悪化がないように努める。気管切開部から痰を喀出するほか，気管切開部を清潔に保つことで，肺炎やそのほかの感染症を予防する。創部の治癒過程で組織の線維化に伴う絞扼感が出現することがあり，「首を絞められる」感覚に死や恐怖を連想することがある。医師の診察とともに創部の観察を続け，不安を軽減するケアを実施する。

機能障害に応じた生活の構築とセルフケアの支援　永久気管孔の造設やそれに伴う嚥下障害，発声機能の喪失など，治療により生じたさまざまな形態・機能障害への適応や，機能の改善・獲得を目ざす。

(1) コミュニケーション手段の獲得：発声機能を喪失した場合には，食道発声や電気式人工喉頭による代用発声など，新たな発声機能獲得への取り組みを支援する。言語聴覚士と連携してリハビリテーションを継続し，日常生活の場を想定した他者とのコミュニケーションの練習を行っていく。また，筆談のみを選択する患者には，携帯電話やパソコンのメール機能などを活用するとともに，緊急時の対応なども検討しておく。

(2) 食事援助：術後数日は胃管からの経腸栄養となるが，創部が落ち着き，嚥下造影検査で問題がなければ，胃管を抜去し，経口摂取が開始される。喉頭全摘出後は，すすれない，熱いものを吹いて冷ますことができないといった食べにくさが生じる。喉頭部分切除の場合には，喉頭の挙上障害，気道内圧低下，気道開放による嚥下反射の鈍化による嚥下障害がおこりやすい。看護師・栄養士・言語聴覚士といったチームによる摂食・嚥下訓練および栄養管理が重要である。食事摂取量や体重などから栄養状態をアセスメントし，必要時は経腸栄養や補助食品も検討する。

(3) 安全な生活の工夫：患者・家族が術後の構造・機能の変化と，それに伴う生活上の留意点を理解し，セルフケアを獲得できるように支援する。永久気管孔が造設された場合，加温や加湿，異物除去などの上気道機能が失われる。外気を直接気管に吸い込むようになるため，気道粘膜が乾燥し，痰の分泌が増加する。とくに冷気は気管を刺激し，気道平滑筋の収縮を引きおこすこともある。適宜，痰の喀出を行い，永久気管孔の清潔を保つように自己管理するとともに，外気温を考慮した活動をする必要がある。上気道機能を補うために人工鼻を併用することもある。また，永久気管孔に水が入らないよう，入浴や洗髪では，湯船のお湯は胸の高さまでにすることや，気管孔用エプロンやケープを使うなどの工夫を指導し，徐々に患者個人に合った方法を習得できるようにする。永久気管孔の場合，息をこらえることも困難であり，重いものを運ぶときや排便コントロールなども留意する必要がある。救急時の事故予防のために，安全カードを携行することも有効である。本人だけでなく，重要他者が永久気管孔の特徴を理解し，事故を予防するための役割を担う必要がある。

(4) 患者会・社会資源の情報提供：患者会への参加や社会資源の活用などを知ることで，自身のかかえる問題に対する現実的な受けとめや対処法を獲得していくことができる。また，喉頭機能の喪失(発声機能・言語機能または咀嚼(そしゃく)機能の喪失)は身体障害者３級の認定を受けることができる。身体障害者手帳の交付は申請から２か月程度かかるため，早期に交付の手続きを進める。医療ソーシャルワーカーとも連携し，必要な社会資源が取得できるように支援する。

本書で取り上げる回復期患者の看護

耳鼻咽喉領域にはほかにも回復期の経過をたどる疾患や，手術が適応となる疾患がある。

- 摂食・嚥下障害患者の看護(▶241ページ)

3 慢性期の患者の看護

慢性期は，急性期治療による侵襲から回復し，慢性的な疾患や障害に対するセルフケアを継続していく時期である。身体的な状態は落ち着いているが，長期にわたるコントロールが必要であり，増悪や合併症をおこしてさらなる加療が必要になることもある。とくにがんの場合は，術前のがんの進行度や術後の病理診断の結果に基づき，術後補助療法(化学放射線療法)が行われることもある。患者はセルフケアを行いつつ，入院または外来で次の治療にのぞむことになる。

慢性期　術後補助療法を受けるＡさん

Ａさんの 急性期 170ページ 回復期 173ページ 終末期 177ページ

Ａさんは再発のリスクが高いと判断され，術後に化学放射線療法を追加で行うことが手術前から説明されていた。術後28日目に手術創の病理解剖結果が伝えられ，身体機能が安定し，体力が回復した術後35日目から化学放射線療法が開始となった。Aさんは「やっとたいへんな手術が終わったのに，まだ治療が続くのか……この先1人で暮らしていくことも不安だ」と筆談した。看護師は治療と並行して，退院支援を行うことをAさんに伝えた。化学放射線療法の開始から2週間後，頸部・前胸部に発赤（ほっせき），表皮にヒリヒリした痛みがあらわれ，咽頭粘膜炎が悪化し，唾液（だえき）を飲み込むだけでも痛みを訴えるようになった。

看護のポイント

●十分な説明と不安の緩和　放射線療法と化学療法を同時に行うため，抗腫瘍効果という利点とともに有害事象の問題も大きい。化学放射線療法中や治療後には，唾液分泌量の減少とそれに伴う口腔の乾燥，味覚障害，粘膜炎，粘膜浮腫（ふしゅ）による嗄声，皮膚炎・食道炎，嚥下障害による肺炎，骨髄抑制などの有害事象が発生することがあり，治療意欲を減退させうる。薬剤師や放射線科などと連携し，事前に症状の特徴と予防的ケアの方法について説明し，患者が過度な不安をいだかないようにする。また，放射線療法には早期と晩期の副作用があり，長期にわたり副作用のコントロールが必要であることを十分に説明する。

●有害事象に対するセルフケアの支援　治療の時期に応じた有害事象を予測した観察を行い，予防的ケアや有害事象の早期発見，悪化予防を行う。また，おこりうる問題点とそれに対するケアを患者に指導し，セルフケアの獲得を目ざす。

●治療完遂のための身体的・精神的な支援　治療効果を最大限にもたらすには，化学放射線療法を完遂することが重要である。一方，多様な有害事象に伴う苦痛を経験するため，患者の身体的・精神的負担は大きい。有害事象による食事摂取量の減少は体重減少につながり治療の効果を減弱させうる。また，落ち込みや不眠，不安などの精神症状は筆談などのコミュニケーション意欲を減退させるため，患者の表情や行動などを観察し，思いが表出できるように支援する。

●退院支援・退院調整　術後補助療法の終了後は社会復帰を目ざす時期となる。発声機能を喪失した状態で職場復帰することはできるのか，どのような工夫が必要か，家族や職場の協力は得られるのかなど，患者や家族から情報を得て，ソーシャルワーカーなどと調整する。永久気管孔に伴う生活は，吸引などの医療処置の導入や食事や服薬，緊急時の対応など療養生活の調整も必要であることから，訪問看護・介護などの導入も検討する。必要時は退院前に共同指導などを開催し，患者に安心感をいだかせることも必要である。セルフケアが生涯にわたって必要であることを患者自身が受け入れ，生活をみずから調整できるよう病棟・外来・地域の多職種による支援や連携が求められる。

●療養生活上で生じる精神的負担への支援　退院後は治療前とは異なる形態・機能変容に合わせた生活を再構築していく必要がある。とくに永久気管孔を造設した患者は失声により，感情表現がむずかしく社会的なコミュニケーションを成立させるために多大な労力が必要となり，対人関係に影響を及ぼす。このような生活の継続により，うつ症状をきたすことも少なくない。家族や友人などの重要他者の支援やかかわりは生きる力や目的につながる。また，旅行や社会活動，患者会などへの参加は新たな交友関係や活力を得られる場になる。患者が社会生活を営むにあたり大きな負担をしいられていることを忘れずに，外来や在宅の場で生涯にわたり寄り添い続けていくことが求められる。

本書で取り上げる慢性期患者の看護

耳鼻咽喉領域では，徐々に進行していく疾患であっても慢性期疾患としてとらえる。疾患の病状に応じた観察や，援助については以下の疾患の看護で解説している。

- **慢性中耳炎患者の看護**(▶210 ページ)
- **慢性副鼻腔炎患者の看護**(▶212 ページ)

4 終末期の患者の看護

疾患をもちながら療養生活を継続していくためには，外来診療や生活の場で症状の観察とともに生活上の問題を患者と解決していく必要がある。とくにがんの場合は，進行度により増悪や再発を念頭においておく必要がある。

耳鼻咽喉疾患の終末期にあらわれる身体症状は，出血や気道狭窄，疼痛など生命の危機につながる症状であり，恐怖を感じる。患者や家族に疾患の予後などの理解を促し，療養生活を送れるように支援すると同時に積極的な症状コントロールを行う必要がある。また，残された人生をどのように過ごしていきたいかを患者が関係者と共有し目標がもてるようにすることも，その人の人生を支えていく大切な看護援助となる。

終末期 **症状緩和を中心とした治療に移行したＡさん**

Ａさんの 急性期 170 ページ 回復期 173 ページ 慢性期 175 ページ

Ａさんは退院後，外来通院に加え訪問看護を導入し，民生委員や友人に支援され生活を送っていた。姉とは週に２度携帯電話のメール機能を活用し近況報告を行っていた。

数年後，永久気管孔からの出血をみとめ，救急外来を受診した。喉頭鏡で確認すると腫瘍の再発を疑う所見をみとめた。医師は「腫瘍の再発が考えられる。再発に対する治療をすすめるが，症状の緩和を目的とした治療のみを選択することもできる」と話した。Ａさんは筆談で「姉にも伝えましたが，もう治療はしたくありません。できるだけ自宅で過ごしたいです」と話した。

看護のポイント

● **症状アセスメントと療養生活の支援**　がんの病状進行に応じてさまざまな症状が出現する。とくに耳鼻咽喉疾患のがんでは，のどや口腔からの出血，腫瘍増大による嚥下障害，誤嚥性肺炎，食事量の減少，痛みや息苦しさなど生命の危険に直結する症状が出現する。看護師は症状の変化を観察し苦痛を緩和できるようにかかわる必要がある。また，現在の療養生活に問題はないかをアセスメントし，療養生活の調整を行う。緊急時の連絡方法もあらかじめ決定しておく。患者と家族などの重要他者の病状に対する理解を確認し，必要時は医師からの説明の場を設定するなど，病状や症状の理解を促すように努める。

● **意思決定支援**　患者と最期の瞬間までどこで，どのように生きていきたいかを話し合い，その希望に添えるように療養環境の調整を行う。また，患者の病状や ADL，予測される経過，ケア提供者の負担や受けとめ，経済面など多方面から評価したうえで，患者の希望する場での療養が可能か判断する。耳鼻咽喉疾患のがんの終末期は生命の危機に直結する症状が出現するため，病状の進行により，患者の思いは変化することも念頭におき，適時意思決定が行えるように支援する。

● **家族が死を受け入れるための援助**　患者が死を迎えるにあたり，家族などの重要他者に悲しみや喪失感，困惑などの感情をやわらげるような介入を行い，後悔が残らないようにすることも大切である。とくに耳鼻咽喉科の終末期症状は直視することも困難な症状が出現し，困惑や不安，恐怖といった感情が生じる場合がある。実際に患者が死にいたったとき，家族のイメージしていたものとかけ離れたものにならないように，家族が病状を理解できるように説明したり，ケアへの参加を促したり，患者とのかかわり方を助言したりすることも必要である。家族のグリーフケアも重要となる。

5　患者の経過と看護のまとめ

◆ 急性期の看護

急性期にある患者は症状による苦痛に悩まされながらも，診断を受け，治療を選択・決定することが求められるため，患者の精神的動揺や混乱，不安が強くなる。患者や家族が病状や治療に対して十分な説明を受け，正しい知識に基づき，治療を選択できるような支援が重要である。また，生活習慣を含めた患者の背景を理解し，治療前から治療後の合併症予防，治療に伴っておこりうる障害などを見すえて心身を整える支援が求められる。また，治療が長期に及ぶため，経済状況や就労状況などを情報収集し，安心して入院できるよう整える。手術を受けた患者には，術後，生命の危機を脱するよう全身状態の管理を徹底し，苦痛を緩和するように努める。

◆ 回復期の看護

術後合併症予防のために症状コントロールをはかり，早期離床やリハビリテーションを励行することが重要である。治療に伴う機能変化を受容し，機能障害に応じた生活の再調整，セルフケアの指導を行う。喪失感や今後への不安など精神的な苦痛も支援する。

● 慢性期の看護　継続的なセルフケアの支援を行い，患者が病や障害をもちながら，新たな生活，人生を歩みだせるよう，包括的に援助することが大切である。がん患者に対しては集学的治療が行われ，ひとつの治療を終えても，その後長期的に別の治療が続くことが少なくない。生活の再構築を進めるとともに，化学放射線療法に対する知識や，有害事象に対するケアの方法などを習得し，計画どおりに治療をやりとげられるように支援する必要がある。また，治療後の社会復帰を念頭におき，社会資源などを活用しながら，療養の場の調整も行っていく。

◆ 終末期の看護

がん患者は再発や腫瘍増大により，痛みや呼吸苦など生命に直結する症状を経験し，恐怖に陥り，人生の終焉(しゅうえん)を想像する。苦痛を緩和するとともに，人生をどのようなかたちで過ごし，終えるかを重要他者と共有し，最期までその人らしく生きていけるよう支援する。病状進行に伴い，患者の思いは変化することを前提としながらも，患者の思いを尊重し生をまっとうできるよう支援する。

A さんの経過のまとめ

急性期

発症～診断まで

- 咽頭痛と嗄声が出現し，様子をみていたが増悪傾向であった。
- 診察時の発声でストライダーをみとめた。
- 採血，喉頭鏡検査，内視鏡検査，CT 検査などの結果から，進行喉頭がん(声門上がん)と診断される。

急性期

- 喉頭全摘出術と術後補助療法(化学放射線療法)または喉頭全摘出術と放射線療法のいずれかの治療を提案される。
- 手術(喉頭全摘出術，両側頸部リンパ節郭清術，永久気管孔造設術)を実施。
- 発声機能の喪失にショックを受けていたが，口パクで単語を発するようになる。
- 永久気管孔には目を向けようとしない。

回復期

手術後 30 日までの経過

- 手術直後は経腸栄養を行っていたものの，嚥下訓練を継続した結果，術後 3 週目には軟菜・全がゆ食を 7 割程度摂取できるようになった。
- 創部のある頸部に絞扼感が出現したものの，手術後 30 日時点ではその絞扼感もおさまっている。
- 身体機能の回復は順調であるが，喉頭機能の喪失を受けとめきれず不安を感じている。

慢性期

慢性期　化学放射線療法を開始

- 化学放射線療法を開始した。
- 化学放射線療法開始から 2 週間後，頸部・前胸部に発赤，表皮にヒ

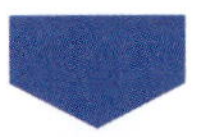

リヒリとした痛みがあらわれ，咽頭粘膜炎も悪化した。
- 治療への不安を訴えていたため，退院支援を行うことが伝えられた。

終末期　**症状緩和の治療へと移行**
- 永久気管孔からの出血がみとめられた。
- 喉頭鏡で確認したところ腫瘍の再発が疑われた。
- 治療はしたくないとの意思が示され，症状の緩和を目的とした治療に移行することとなった。

B　症状に対する看護

1　耳の症状に対する看護

a　難聴のある患者の看護

1　アセスメント

(1)難聴の程度
(2)難聴の種類および原因・誘因となる疾患(▶表6-1)の有無と程度
(3)難聴の発生時期と経過
(4)難聴の随伴症状の有無と程度
　随伴症状の例：耳鳴，めまい，耳痛，耳閉感，顔面神経麻痺，頭痛，吐きけなど
(5)生活上の問題，不安などの精神的苦痛の程度
(6)実施している治療の種類・内容・効果・副作用など

2　看護問題

(1)必要な音が聞こえず，社会生活に影響を及ぼす。
　また，社会的に孤立しうつ状態に陥ることもある。
(2)家族や友人とのコミュニケーションが上手くいかなくなる。

▶表6-1　難聴の種類と原因・誘因となる疾患の例

難聴の種類	原因・誘因となる疾患
伝音難聴	耳垢・異物塞栓，耳小骨離断症，耳硬化症，外耳道炎，中耳炎，耳管炎，腫瘍など
感音難聴	内耳炎，内耳梅毒，内耳神経炎，薬物中毒，加齢性難聴，腫瘍，脳の障害，外傷，先天性のものなど
混合性難聴	進行した中耳炎・耳硬化症，騒音性難聴，側頭骨外傷など
心因性難聴	転換性障害，解離性障害，精神性ショックなど

(3)危険を察知する能力が低下する。

3 看護目標

(1)難聴をもちながらも，安全でその人らしい日常生活・社会生活が営める。
(2)難聴にかわるコミュニケーション手段を習得できる。
(3)難聴による不安・恐怖・無気力・精神的イライラなどがおこらない。

4 看護活動

観察

アセスメント項目を引きつづき観察し，症状の悪化に注意する。

看護ケア

● **円滑なコミュニケーション**　患者は難聴であることを隠そうとしたり，相手への遠慮から話すことに消極的になったりし，孤立しやすい。少しでもわかりやすく話しかけ，ゆっくりと聞く姿勢を示すなど，難聴の程度にあった配慮をし，患者を励まし，安心感を与えることで，互いの意思の疎通をはかり，信頼感を高めることへとつなげる。以下のようなコミュニケーションを心がける。

- 患者の正面に立ち，大きく口を開けてゆっくりと明確な発声をする。
- 聞こえるほうの耳側から話す。
- 表情や身ぶり・動作などを交えて話す。
- 難解な言葉の理解には筆談を用いる。
- 会話に参加できるように，積極的にはたらきかける。

● **事故防止**　難聴のある患者は，聴覚によって環境を認知することがむずかしく，危険を回避するための情報が得られにくくなる。そのため，ほかの知覚を活用し，これらの認知ができるよう，警報・サイレンといった危険を知らせるサインは，音声以外の方法で伝わるように工夫する必要がある。また，不慣れな場所への移動時は介助者が付き添う。

● **精神的な支援**　中途失聴者は，音のある世界から遮断されることにより，深刻な孤独感や不安感などを感じ，心理的混乱をきたしやすい。自分から話すことにも消極的になりやすく，抑うつ状態・精神的イライラ・不眠などの精神的な問題が生じる原因にもなるため，精神的な支援をしていくことが大切である。できるだけ患者のそばにいて，ゆっくりと話を聞くように努め，会話に参加できるよう積極的にはたらきかけるほか，対人関係を発展させたり，リクリエーションなどへの参加を促したりすることも必要である。

● **社会生活復帰の援助**　手話・読唇術など社会復帰のために必要な技術の取得や補聴器の利用など，患者に合わせた情報を提供する。周囲とのコミュニケーションをはかり，その人らしい生活が送れるようになるための知識・技術を獲得できるように指導していくことが重要である。具体的には，以下の調整をしていく。

- 補聴器を使用する患者への援助を行う。
- 社会事業職員や心理関係職員などとの連携・調整を行う。

- 厚生施設を紹介する。
- 社会復帰している難聴者との接触機会を設ける。
- 難聴の程度により，身体障害者福祉法などの社会資源を紹介する。

● **生活指導**　耳にやさしい生活を心がけ，症状の悪化を防ぐセルフケアができるよう以下のことを指導する。

- 大音量でテレビを見たり音楽を聴いたりしない。
- 騒音など，大きな音が常時出ている場所を避ける。
- 騒音下で仕事をする場合には耳栓をする。
- 静かな場所で耳を休ませる時間をつくる。

b 眩暈（めまい）のある患者の看護

1 アセスメント

(1) 眩暈の程度

(2) 眩暈の種類および原因・誘因となる疾患の有無と特徴

- 末梢性前提性めまい：内耳や三半規管の障害が原因となる。実際には動いていない状況で自身または周囲が動いているように感じる回転性めまいが特徴である。
- 中枢性めまい：脳の異常に起因する。ふわふわと浮いているように感じる浮動性めまいが特徴である。
- そのほかの原因：貧血で酸素欠乏によりおこるめまいや，高血圧や起立性低血圧，精神障害，薬剤の副作用，感染症などによる発熱など。

(3) 眩暈の発生時期

- 突然始まる場合：メニエール病を含む三半規管の障害や突発性難聴などの末梢性前庭性めまい，小脳梗塞や一過性脳虚血発作などが原因の中枢性めまいが考えられる。
- 徐々に発症する場合：末梢神経障害，感染症などによる発熱，あるいは下痢などによる脱水，低血糖，内耳炎が原因として想定できる。脳腫瘍は徐々にめまいが始まるということを覚えておく。睡眠薬や抗精神病薬，降圧薬などの薬物に起因している可能性や薬物中毒・ガス中毒などの可能性もある。
- 臥床していて急に起き上がった場合にめまいがおこるようなら，起立性低血圧が考えられる。

(4) 眩暈の経過

- 眩暈が1回の発作で消失するもの，反復するもの，徐々に悪化するもの，慢性化するものなど多様な経過をたどる。

(5) 眩暈の随伴症状の有無と程度

- 随伴症状の例：耳鳴，聴力障害，耳閉感，吐きけ，嘔吐

(6) 眩暈の誘発因子

- 眩暈のおこりやすい体位・頭位，肩こりの有無，どのような行動後に眩暈がおこりやすいかなどを確認する。

(7)生活上の問題，不安などの精神的苦痛の程度
(8)実施している治療の種類・内容・効果・副作用など

2 看護問題

(1)めまい症状による苦痛がある。
(2)生活行動に制限が生じる。
(3)転倒・転落などの危険がある。
(4)再発の不安がある。

3 看護目標

(1)症状が発生せず苦痛が軽減できる。
(2)可能な範囲でセルフケアができる。
(3)転倒・転落せずに安全に経過できる。
(4)症状出現の予防や出現時の対処ができ，不安が軽減できる。

4 看護活動

観察

アセスメント項目を観察し，症状の程度や悪化した際は早期に介入することが重要である。

看護ケア

● 症状悪化の予防　症状の悪化を防ぐには，患者自身の調整と，周囲の人が環境を整えることに協力できるようはたらきかけることが必要である。

- 食事・整容・排泄などについて，生活しやすい環境を整える。めまいがおこっているときは，静かに刺激がないような環境にし，聴力障害が併発していたら，聴力障害の程度や訴えに合わせて，部屋や話し方を考慮する。必要に応じて医師に報告をし，医師の指示に基づいて与薬する。
- 症状があるときは遠慮なく伝えるように説明し，症状が出現する傾向を一緒に分析し，自分でわかったことは伝えるように説明する。

● セルフケア支援　眩暈に対する対処は，自分の眩暈を誘発する要因を知り，要因を避けるなどの適切な対処行動をとることである。患者自身でセルフケアができるよう，以下の支援を行う。

- 眩暈が出現，悪化させる体位を患者自身が知り予防がとれるよう指導する。大きな音が鳴るような場所は避けるよう説明をする。
- 生活行動のできる範囲を把握し，セルフケアできるように援助する。
- ストレスや不規則な生活を改め，生活のリズムを整えるように説明する。

● 転倒・転落などの事故防止　転倒・転落などによる事故を防止するため，以下の支援を行う。

- めまいの出現やふらつきの有無といった体動するときの状況を把握し，転落しないようにベッド柵を使用する。また，必要時は見まもり，車椅子を使用するなど適切な介助をする。
- 体動可能な範囲を把握し，ベッドサイドの不要なものをかたづけ，手の届

く場所に生活用品を配置するなど環境を整える。
- 症状があるときは安静にするように説明し，症状出現時は遠慮なく伝えるように説明する。

● **精神的支援**　次のような支援を行う。
- 不安の有無や程度を把握する。
- 仕事や睡眠時間・行動パターンなど退院後の生活状況を把握し，生活指導をするとともに，症状を誘発する原因や予防方法の理解度を確認し，対処方法を患者とともに考えることで，症状のコントロールができ，生活の幅を広げていけるよう支援する。

C 耳痛のある患者の看護

1 アセスメント

(1)耳痛の程度

(2)耳痛の発現部位
- 痛む箇所は「耳の奥」「耳の穴に近いあたり」「耳の外や周囲」の3つに大きく分けられる。

(3)耳痛の原因・誘因となる疾患の有無と程度
- 耳の病気(内耳炎，中耳炎，外耳道炎など)
- そのほか(急性咽頭炎，急性扁桃炎，顎関節症，ストレスなど)

(4)耳痛の随伴症状の有無と程度
- 耳垂れの有無，頭痛の有無など

(5)生活上の問題，不安などの精神的苦痛の程度

(6)実施している治療の種類・内容・効果・副作用など

2 看護問題

(1)痛みによる苦痛がある。

(2)痛みにより，生活に支障をきたしている。

3 看護目標

痛みが軽減でき，苦痛がなく生活ができる。

4 看護活動

観察

アセスメント項目を観察し，発生部位や症状の程度を把握する。

看護ケア

● **痛みの緩和をはかる**　原因となる疾患の治療が確実に行われるよう，治療方法を知ることが重要である。
- 症状緩和がはかれるように，患者に合った鎮痛薬や点耳薬などの薬物療法の管理をし，適切に投与されるようにする。
- 安静が保持できるよう環境を整え，咀嚼などで痛みが増す場合など，食事

の調整をしていく。

2 鼻の症状に対する看護

a 鼻閉・鼻漏

1 アセスメント

(1) 鼻閉・鼻漏の程度
(2) 鼻閉・鼻漏の原因・誘因となる疾患の有無と程度(▶表 6-2)
(3) 鼻閉・鼻漏の随伴症状の有無と程度
- 随伴症状の例：嗅覚異常・後鼻漏による咳嗽の誘発など

(4) 生活上の問題，不安などの精神的苦痛の程度
- 睡眠状況，食事摂取状況など

(5) 実施している治療の種類・内容・効果・副作用など

2 看護問題

(1) 鼻閉によりなかなか寝つけない，早く目がさめるなどの睡眠障害が生じることがある。
(2) 集中力が低下し，イライラしたり疲れやすさを感じたりすることがある。
(3) においがわからなくなることで，食事への影響が出る。
(4) においがわからないことで，危険察知能力が低下する。

3 看護目標

早期に症状が改善し，不快感を軽減することができる。

4 看護活動

観察

アセスメント項目を引きつづき観察する。

▶表 6-2 鼻閉・鼻漏の原因・誘因となる疾患の例

原因・誘因	原因・誘因を引きおこす疾患の例
鼻腔の粘膜のはれ	鼻炎や副鼻腔炎・アレルギー性鼻炎・肥厚性鼻炎などで炎症やアレルギー反応が生じることにより鼻腔の粘膜がはれる。
鼻汁	鼻炎・副鼻腔炎・アレルギー鼻炎により，鼻汁が過剰に分泌される。また，鼻汁の貯留により，空気の通り道が狭くなる。
構造上の問題(軟骨や骨)	鼻中隔彎曲や肥厚性鼻炎などで下鼻甲介が分厚くなり，空気の通り道が狭くなる。
鼻腔腫瘤	鼻茸や乳頭腫，血管腫などのできものが空気の通り道を妨げる。
鼻咽喉のはれ	アデノイド，鼻咽腔血管線維腫，上咽頭がん，そのほかの腫瘍が空気の通り道を妨げる。

看護ケア

● **効果的な治療**　鼻閉・鼻漏の治療が効果的に行えるよう支援する。ステロイド薬の投与など，投与時間・回数・薬剤の管理方法など，安全・確実な投与ができるよう説明をする。

● **手術時の看護**　投薬で改善がみられない場合，手術を行うことがある。

● **生活支援**　慢性副鼻腔炎によってにおいがわからなくなると，食品の腐敗やこげに気づきにくくなる。また味もわからなくなることが多く，なにを食べてもおいしく感じなかったり，料理の味つけがわからなくなったりするため，食事摂取状況を確認し，食べやすい工夫をする。

● **事故防止**　においがわからないと，ガスもれや火災などに気づきにくくなるなど，危険察知能力の低下にもつながる。環境を確認し，周囲の人にも協力を得ながら生活上の工夫をしていくことも大切となる。

b 嗅覚障害のある患者の看護

1 アセスメント

(1)嗅覚障害の程度
(2)嗅覚障害の原因・誘因となる疾患の有無と程度
- 嗅粘膜の障害(副鼻腔炎，ウイルス感染)
- 嗅神経のダメージ

(3)生活上の問題，不安などの精神的苦痛の程度
- 睡眠状況，食事摂取状況など

(4)実施している治療の種類・内容・効果・副作用など

2 看護問題

(1)においがわからないことで，食事への影響が出る。
(2)においがわからないことで，危険察知能力が低下する。

3 看護目標

(1)症状の改善ができ，不快感を軽減することができる。
(2)安全な生活が送ることができる。

4 看護活動

観察

高齢者など，障害を認識できていない場合があり，ていねいに聞きとりをする。

看護ケア

● **食の支援**　においがわからなくなると，食品の腐敗やこげに気づきにくくなる。また味もわからなくなることが多く，なにを食べても美味しく感じなかったり，料理の味つけがわからなくなったりするため，食事摂取状況を確認し，食べやすい工夫をする。

● **事故防止**　においがわからないと，ガスもれや火災などに気づきにくくなるなど，危険察知能力の低下にもつながる。環境を確認し，周囲の人にも協力を得ながら生活上の工夫をしていくことも大切となる。

● **精神的支援**　嗅神経は再生することがわかっているため，嗅覚障害の改善も期待でき，励ましながらかかわる。

● **治療の支援**　誘因となる疾患の治療が円滑に行われるようにする。

C 鼻出血のある患者の看護

1 アセスメント

(1)鼻出血の程度
- 出血部位(左右どちらからの出血か)
- 鼻腔からの出血と咽頭下降する出血のどちらが多いか

(2)鼻出血の原因・誘因となる疾患の有無と程度
- 原因不明の突発性出血
- 原因が明確な症候性鼻出血(例：血液疾患，高血圧，外傷，腫瘍など)

(3)鼻出血の随伴症状の有無と程度
- 血圧値，貧血症状の有無
- 検査値の把握(肝・腎機能，出血時間，凝固線溶系検査)
- ショック状態の有無

(4)生活上の問題，不安などの精神的苦痛の程度
- 睡眠状況，食事摂取状況など

(5)実施している治療の種類・内容・効果・副作用など
- ガーゼ挿入後の疼痛・呼吸苦・咽頭乾燥の有無
- 止血状況

2 看護問題

出血による貧血症状の出現や大量出血時はショック状態に陥ることがある。

3 看護目標

(1)早期に止血をはかり，精神的に安定がはかれる。
(2)出血の原因を除去できる。

4 看護活動

観察

アセスメント項目を引きつづき観察する。

看護ケア

● **苦痛の緩和**　治療による苦痛を緩和するため以下の支援を行う。

- 鼻内にガーゼが挿入された場合は，口呼吸を余儀なくされるため，咽頭の乾燥感や咽頭痛が生じることがある。加湿器の使用やマスク着用・含嗽などで加湿を十分に行い，症状緩和に努める。

- ベロックタンポン挿入中の患者や高齢者の場合，血中酸素分圧の低下をみとめることがあるため，必要に応じて酸素投与を行う。
- 鼻腔後方からの出血の場合，咽頭血液下流がおこり大量に血液を飲み込んでしまうことがある。胃部不快や吐きけを生じることもあるため，飲み込まずに吐き出すよう説明する。
- 安楽な体位の工夫や衣服をゆるめる，前額部の冷却など苦痛が緩和されるよう整える。

● **薬剤の投与**　患者の状態に合わせて薬剤の投与を行う。

- ガーゼ挿入中の患者は鼻の疼痛や頭痛が生じやすいため，止血剤の投与のみならず，鎮痛薬の投与も検討する。
- ガーゼの刺激で鼻汁が増加する場合は，抗ヒスタミン剤の検討をする。
- 貧血の状況によっては鉄剤を服用する場合もある。

● **生活指導**　鼻出血予防のための生活指導を行う。

- 鼻出血で一番多い原因は，鼻をほじる行為などの機械的刺激による鼻粘膜の傷や，鼻をかむ・くしゃみをする・咳をすることによる一過性の血圧上昇であり，再出血防止のため，注意するよう説明する。
- 基礎疾患や生活習慣により，鼻粘膜や血管の変性が出血につながるため，予防に努める。
- 止血のためのガーゼ抜去後2週間程度は，鼻への刺激・飲酒・運動を控えるよう説明する。
- 長時間の入浴は避けるよう指導する。

3　口腔・咽喉頭の症状に対する看護

a　嚥下障害のある患者の看護

1　アセスメント

(1) 嚥下障害の程度
- 食事中のむせの程度
- 食事時間の延長

(2) 嚥下障害の原因・誘因となる疾患の有無と程度
- 加齢
- 障害
- 既往歴，身体機能，認知機能，姿勢保持能力

(3) 嚥下障害の随伴症状の有無と程度
- 口腔内のよごれ
- 口内食物残渣量や痛みの有無
- 唾液分泌量
- 繰り返す肺炎・咳・体重減少

(4) 生活上の問題，不安などの精神的苦痛の程度

- 睡眠状況，食事摂取状況(食事量，食事にかかる時間，食形態)など

(5)実施している治療の種類・内容・効果・副作用など

2 看護問題

(1)嚥下障害による食欲不振・摂取量の低下が生じる。
(2)嚥下訓練への取り組みが消極的である。
(3)肺炎を繰り返す。

3 看護目標

(1)症状改善により，食欲回復・摂取量が増加する。
(2)嚥下訓練への積極的な取り組みと訓練内容の強化で嚥下機能の回復をはかれ，誤嚥の頻度が減少する。

4 看護活動

観察

アセスメント項目をていねいに観察する。

看護ケア

栄養の維持 食事摂取量が低下しても必要な栄養を摂取できるよう以下の支援を行う。

- 嚥下障害があると，食事中のむせや飲み込みづらさから，食事そのものに対する意欲が低下してしまうことや，食べづらさから食事時間が長くかかってしまい，必要な栄養をとるまでに疲れて食事を中断してしまうことがある。低栄養予防の観点から嚥下リハビリや市販のとろみ調整食品(とろみ剤)の活用，嚥下調整食の利用，栄養補助食品などにより，症状改善と食事摂取量の増加を目ざす。また，管理栄養士やリハビリテーション技師などとのチーム医療を活用できるよう調整する。
- ベッド上で食事をとる患者については，30度の仰臥位をとり，首を少し前に曲げた状態(頸部前屈位)にすると誤嚥しづらい。

嚥下訓練の支援 嚥下訓練に対し，前向きに取り組めるよう以下の支援を行う。

- 訓練することの意義や，嚥下障害を放置しておくとどのような影響があるかを情報提供し，患者が前向きに取り組めるような訓練メニューを作成する。
- 食事前に嚥下体操やアイスマッサージ，息こらえ嚥下などの訓練を実施する。

誤嚥をおこさないセルフケア獲得 食事時に誤嚥をおこさないよう，以下の指導を行う。

- 食事時の姿勢
- 口腔ケアの徹底

b 咽頭痛のある患者の看護

1 アセスメント

(1)咽頭痛の程度
(2)咽頭痛の原因・誘因となる疾患の有無と程度
- 咽頭炎，扁桃炎，扁桃周囲膿瘍，急性喉頭蓋炎など炎症性疾患
- 外傷・異物
- 腫瘍性疾患異常，茎状突起過長症・舌咽神経痛などの神経痛

(3)咽頭痛の随伴症状の有無と程度
- 嚥下時痛，耳痛，発熱，咳嗽などの症状の有無
- 炎症が強い場合，喉頭浮腫・呼吸困難感の有無

(4)生活上の問題，不安などの精神的苦痛の程度
- 睡眠状況，食事摂取状況など

(5)実施している治療の種類・内容・効果・副作用など

2 看護問題

(1)痛みによる苦痛がある。
(2)痛みによる食事摂取困難や睡眠障害など，生活への支障が出る。

3 看護目標

早期に痛みを除去し，苦痛が緩和され生活が整う。

4 看護活動

観察

痛みの部位がわかるように，「食べると，のどの奥が痛い」「話すと痛みが出る」など具体的に表現してもらうことが大事である。

看護ケア

症状緩和への支援　痛みを緩和するための支援を行う。
- 細菌やウイルスが原因の場合，抗菌薬や抗ウイルス薬の処方がされ，炎症や痛みが強い場合，消炎鎮痛薬が処方される。投与法や副作用について説明し，管理できるようにする。
- 含嗽を促し，菌を洗い流すようにする。
- 食べやすい食事の工夫を考える。

生活指導　咽頭痛の原因となる疾患を予防するための生活指導を行う。
- 急性咽頭炎は飛沫感染によって発症するものが多いため，予防目的でマスクを着用することは効果的である。
- 急性上気道炎の病原体として最も頻度が高いライノウイルスは家具類やドアの取っ手などに付着したものから手を介して感染するため，手洗いの励行にも努める。

乳幼児への配慮　乳幼児はみずから症状を訴えることができないため，

症状の観察時にはとくに注意する。

- 水分や食事摂取量の低下の有無を注意して観察し，幼小児の場合は，中耳炎を合併している頻度が高いので，中耳炎症状にも注意する。

C 気道狭窄のある患者の看護

1 アセスメント

(1) 気道狭窄の程度
- 呼吸数　SpO_2 値
- チアノーゼ・末梢冷感・咳嗽・起座呼吸・呼吸困難感・皮下気腫の有無
- 喘鳴などの異常な呼吸音の有無

(2) 気道狭窄の原因・誘因となる疾患の有無と程度
- 咽頭や喉頭の急性炎症による喉頭浮腫
- 慢性閉塞・気管支喘息や肺気腫などによる慢性炎症
- 意識障害患者の舌根沈下
- 吐物や吐血・異物などによる閉塞
- 腫瘍
- 肺挫傷や気管・気管支の損傷
- 気管軟化症

(3) 気道狭窄の随伴症状の有無と程度
- 随伴症状の例：呼吸苦・呼吸困難感・嚥下困難

(4) 生活上の問題，不安などの精神的苦痛の程度
- 睡眠状況・食事摂取状況
- 不安をいだいていないか

(5) 実施している治療の種類・内容・効果・副作用など。

2 看護問題

(1) 気道はガスの輸送路となっているため，狭窄により危機的な状況に陥る可能性がある。

(2) 呼吸苦や呼吸困難感は死をイメージしやすく，精神的苦痛が大きい。

3 看護目標

(1) 気道狭窄をおこしている原因をすみやかに除去・改善することができる。

(2) 精神的苦痛を緩和し，苦痛を最小限にして過ごすことができる。

4 看護活動

観察

気道狭窄は，原因やどの部位で狭窄しているかによって症状も対応方法も異なる。また，症状を訴えられない状況になっている場合もあり，顔色や呼吸音などこまやかに観察を行う。

看護ケア

● **症状コントロール**　喘息発作時には，急激な気道閉塞のリスクがあるため，迅速に対応することが重要となる。喘息をおこす原因となる因子を除去し，喀痰喀出をはかり，必要時に吸引を行う。呼吸しやすい安楽な体位を工夫し，患者のそばに寄り添い，安心感を与える。必要時，医師に報告し指示によって適切な処置を行う。呼吸困難時の薬物の使用方法を指導する。

● **生活指導**　症状出現時の対応や症状を予防するための生活習慣について指導を行う。

- 症状出現時は，すぐに知らせるように伝える。
- 日ごろから，腹式呼吸や口すぼめ呼吸，呼息時間延長などを行うよう説明する。
- 喫煙や刺激物などの嗜好品を控え，アレルギー物質を近づけない生活をこころがける。

● **精神的支援**　気道狭窄は呼吸困難感が強くパニックや錯乱状態になり，強い不安をいだくことがある。不安の軽減に努め，できるだけ落ち着かせるようにし，身体的苦痛と精神的苦痛を緩和することが重要である。

● **急変時の対応**　異物による気道狭窄の場合，マギール鉗子などによって異物を除去する必要がある。また，アレルギーによる咽頭浮腫の場合は，緊急の気管切開や気管挿管を施行して，気道確保を実施する必要が生じる可能性がある。緊急時には，救急カートの準備や酸素投与・呼吸のモニタリング，心電図モニターの装着，点滴ラインの確保などを同時に実施する必要があるため，応援を呼び，すみやかに対応できるように日ごろのシミュレーションも大事である。

C　検査を受ける患者の看護

耳鼻咽喉科の検査では，耳・鼻・副鼻腔・咽頭・喉頭と複雑な管腔を，細く精密な機器を使用し，生じている症状の原因を調べる。また，周囲の音やにおいが検査に大きく影響するため，診察室や検査室は閉鎖された空間であることが多い。聴覚・嗅覚・味覚などの感覚機能や嚥下・発声機能などの繊細な機能に対し，特殊な方法や環境で行われる検査が多くみられるのも特徴である。特殊で精密な物品を使用するため，検査は診療用ユニットがある外来診察室あるいは検査室や耳鼻咽喉科病棟の処置室で行うことが多い。診療用ユニット(▶56ページ，図3-1)には，診察や検査で必要な薬液，吸引装置，送気装置，薬液噴霧措置(スプレー装置)，内視鏡用光源装置などが設置されている。看護師は，精密機器や薬液を管理したり，使用時に準備したりといった業務もになう。安全に検査が行われるように，精密機器の取り扱いや薬液の管理といった環境を整えることも，看護の大切な役割であるといえる。

耳鼻咽喉科疾患の患者は，乳児から高齢者までが対象となり，年齢の幅が広いため，発達段階に応じた説明と介助が必要になる(▶図6-1)。小児は苦

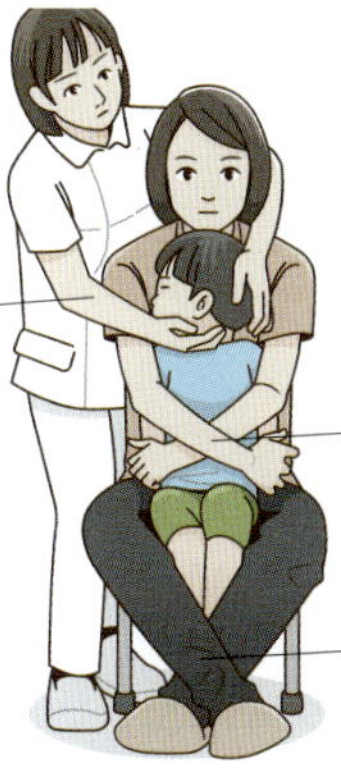

医師が診察しやすいよう，
顔を固定する。

小児が動かないよう，しっかり引き寄せ，
小児の腕が出ないように両腕を交差して
抱きしめる。

足を交差させて，小児の足が
動かないよう固定する。

図 6-1　乳幼児の診察・検査

痛に耐えられずに体動することも考えられるため，保護者の協力や人員の確保を行い，検査を行うことが重要である。成人の場合でも，安心して検査を受けることができるように，医師の説明を理解しているか確認し，患者が安心して検査にのぞめるように環境を整える。

1　耳の検査時の看護

外耳や中耳・鼓膜を観察する際には，耳鏡を使用する。耳道は狭く，暗く，奥深いため，患者に頭部を動かさないように説明し，頭部をヘッドレストにしっかりと固定した状態で検査を行う。患者の心身の状態を観察し，必要があれば，看護師は患者の頭部を押さえるなどの介助をする。

耳の診察や検査は，患者みずからが診察や検査の様子を見ることができないことから，なにをされるのか，不安や恐怖心をいだくことがある。看護師は，患者が安心して診察・検査が受けることができるように，これからなにをするのか，患者にわかりやすいように説明する。

乳幼児の場合には，保護者の協力のもとに保護者の両脚の間に乳幼児の両脚をはさみ，両手で乳幼児の両手と体幹を押さえるように伝え，看護師は頭部を保護者の胸部に固定するよう介助をすると，安全に検査を行うことができる(図 6-1)。

1　聴覚機能検査

聴覚機能検査は，聴覚機能に障害のある患者の聴覚機能を測定する検査である(▶62 ページ)。検査によって，障害されている部位や種類・程度を明らかにすることができ，今後の治療方針や看護へと活用される。聴覚機能検査には，純音聴力検査や語音聴力検査，インピーダンスオージオメトリーなどの検査がある。これらの検査は，患者の返答が検査の結果となるため，意識のない患者や聴力検査のやり方・意味を理解することがむずかしい乳幼児に適さない。

検査前

オージオメーターを用いた純音聴力検査では，ヘッドホンから音が聞こえるかどうかの検査を行い，音が聞こえた際に手もとのボタンで応答した値が結果となる。また，検査は狭い防音室で行われるため，閉所恐怖症がある場合には申し出てもらう。患者が検査の目的や方法・手順を理解し，安心して検査にのぞめるような看護が求められる。

検査中

検査中は，一時的に音に神経を集中させるため，疲労し，めまいや吐きけ・気分不快・冷汗などの症状が出現することがある。看護師は，患者の顔色や表情・反応・行動を観察し，異常がみられる場合にはすみやかに検査をとめる。また，防音室という狭い空間で感覚に集中するため，動悸や緊張感をいだく患者もいる。1人で検査室に閉じ込められることに不安を感じる患者には，介助者をそばにつけるなどの配慮を行う。

2 平衡機能検査

平衡機能検査は，内耳や視覚，深部感覚を調べて平衡機能が正常にはたらいているかを調べる検査である(▶71ページ)。身体の平衡感覚を維持するためには，内耳だけではなく，視覚や深部知覚もともにはたらいている。内耳になんらかの障害があったとしても，視覚や深部知覚によって機能が補われる場合もあるため，自然におこる状態のみではなく，あえてさまざまな負荷を与え，身体のバランスの乱れを観察する。この検査によって平衡障害の部位の診断がつき，末梢性(内耳性)か中枢性(脳)かの鑑別診断ができる。

検査前

医師より検査の意義や方法について説明する。看護師は検査によってめまいが誘発されたり，吐きけや不快感が生じたりすることを患者に説明し，患者が検査中に患者が不安感をもたないように準備を行う。

めまいを誘発する検査のため，検査前の食事は少量にすること，自転車や自動車での来院は避けること，コンタクトレンズは検査の妨げになるため，眼鏡で検査を受けることを説明する。

検査中

内耳に刺激を与えたり，患者に特別な体位や頭位をとらせたり回転などの刺激を加えることもあるため，めまい，吐きけ，不快感による症状，転倒に注意する。

検査後

検査による症状の悪化があった場合は申し出てもらう。

2 鼻・咽頭・喉頭の検査時の看護

内視鏡検査

◆ 鼻内視鏡検査

近年は内視鏡の精密性も高まり，鼻内の内視鏡検査が普及している。鼻内内視鏡には，軟性内視鏡(フレキシブルファイバースコープ)と硬性内視鏡がある。観察したい疾患によって使い分けられる。おもに，急性鼻炎や副鼻腔炎・鼻茸・鼻出血・鼻内異物などの診断に役だつ。

検査・診察時には，検査の説明を行い，患者の同意のもと行っていく。はじめて検査をうける患者への説明では，「どのような検査であるのか」を伝えるほか，検査に使用するフレキシブルファイバースコープを見せたり，苦痛緩和のために麻酔を行うことを伝えたり，苦痛がある場合には手をあげるよう伝えるといった説明を行う。検査時には各鼻道や嗅裂部拡大して深部まで観察ができるように，粘膜収縮剤(アドレナリン 5,000 倍希釈液)と粘膜表面麻酔剤(2～4%リドカイン)のスプレー噴霧や綿棒に浸して鼻腔内に塗布する処置が行われ，疾患によっては生検を行うこともある。この場合，抗凝固薬の内服の確認は必須である。

検査前

薬剤アレルギーの有無を確認し，内視鏡の挿入や生検時には苦痛を伴うため，声をかけて不安の軽減を行う。また，検査が安全・安楽に行われるように椅子に深く腰掛け，顎を引いて頭をヘッドレストにつけるよう介助を行う。必要に応じて，患者に医療用エプロンを着用し，衣服の汚染を最小にする。

検査中

患者の表情を観察する。苦悶した表情に対しては声をかけていく。患者は現在行われている検査を見ることができないため，進行状況などを伝え不安を軽減する。

検査後

鼻汁・鼻出血の有無を確認し，必要であれば診察・検査を行う。

◆ 咽頭・喉頭内視鏡検査

咽頭・喉頭疾患の病変である嗄声やのどの違和感・異物感，痰からみ，血痰などには，視診が重要であり，内視鏡は鼻腔または口腔に挿入し，咽喉頭器官を観察する。この検査は咽頭反射がおきる可能性があるため，食事の前後の検査は避ける。

前処置として，内視鏡を挿入する前に，咽頭反射を防ぐためにリドカインなどの粘膜麻酔を口に含んでもらい，咽頭反射の軽減をはかる。また，鼻腔から行う場合は，鼻腔表面麻酔が行われる。

検査前

薬剤アレルギーを確認する。検査が安全・安楽に行われるように椅子に深く腰掛け，顎を引いて頭をヘッドレストにつけるよう介助を行う。必要に応じて，患者に医療用エプロンを着用し，衣服の汚染を最小にする。前処置の粘膜麻酔は，口に含んで飲み込まず，吐き出すように説明をする。検査中は医師の指示がある場合を除いて声を出してはならないので，発声したい時の合図を決めておく。

検査中

内視鏡の挿入や生検時には苦痛を伴うため，声をかけて不安の軽減を行う。患者の意識や呼吸・脈拍・苦悶様の表情はないか，観察する。

検査後

発声の状態や出血・咽頭痛・不快感の有無を確認する。必要に応じて診察・検査を行う。

D 治療・処置を受ける患者の看護

1 耳の処置時の看護

1 耳洗浄

耳洗浄は，外耳道内にある異物や耳垢・耳漏などを洗い流す目的で行われる。耳内に洗浄液が入ることで不快感や不安をいだくので，実施前には十分な説明を行う。小児の場合は，処置時に動く危険性があるため安全に処置を行うためにも介助者が児の頭が動かないように固定する必要がある(▶図6-1)。

看護の視点

(1) 医師から処置の目的や方法を説明し，患者が理解していることを確認する。また処置中は頭を動かさないことを説明する。
(2) 診察椅子に座らせ，洗浄する側の耳を医師側に向け，衣服がよごれないように肩にドレープまたはガーゼを置く。
(3) 流れてきた洗浄液を受けるため，膿盆は耳の下側に密着させる。
(4) 洗浄液(生理食塩水)の温度が低いと前庭を刺激し，めまいを誘発するため体温程度にあたためておく。
(5) 洗浄液を注射器または耳洗浄水銃器に吸い，耳内に注入し洗浄する。洗浄液の量は医師の指示に従う。
(6) 処置後，耳内や外耳に残った洗浄液をガーゼでふきとる。
(7) 処置中は随伴症状が出るときがあるので，めまい・吐きけ・嘔吐などの症状がないか適宜声かけを行う。

2 鼓膜切開

急性中耳炎などで中耳腔に膿が貯留し，内部に多量に貯留すると，発熱や強い耳痛の原因となる。鼓膜を切開し，膿を排出することで，排膿・減圧をはかる処置が鼓膜切開である。

看護の視点

(1) 医師から処置の目的や方法を説明し，患者が理解していることを確認する。また処置中は頭を動かさないことを説明する。

(2) 鼓膜麻酔を行う。

①時計やアクセサリーなどの貴金属類を外す。

②患側を上にして診察台で側臥位にする(麻酔中の10分間は側臥位のまま維持するよう援助する)。

③麻酔液を体温程度にあたためる。

④患側上腕に生食ガーゼをあてアーム電極を巻く。

⑤医師が外耳道に局所麻酔液を注入し，弱電流を10分程度通電させて麻酔液を鼓膜表面と外耳道に浸透させる❶。

⑥10分後，装置を外し，ガーゼで麻酔液をふきとる。

⑦気分不快がないことを確認し，診察台に移動する。

(3) 鼓膜切開を行う。

- 切開には鼓膜切開刀や炭酸ガスレーザーによる切開法がある。

(4) 終了後，外耳道に綿球を軽くあてる。

(5) 処置後の指導を行う。

- 鼓膜切開後は耳漏が長く流出するため，綿球を詰めたままにせずよごれたら外耳・耳介を清拭し綿球を交換し清潔を保つ。
- 切開当日は過度な運動は避ける。
- 鼻を強くかまない。
- 鼓膜が閉じるまで(5日間ほど)は，患側に水が入らないように注意する。

> **NOTE**
> ❶局所麻酔液に微細な電流を流して鼓膜表面と外耳道に麻酔を浸透させる手法をイオントフォレーゼ法という。

2 切開・排膿時の看護

扁桃周囲膿瘍や咽後膿瘍などは，膿瘍を形成し，著しい咽頭痛や嚥下痛・発熱を伴う。適切な処置を行わなければ，気道狭窄や敗血症などをきたすおそれがある。

看護の視点

(1) 医師から処置の目的や方法を説明し，患者が理解していることを確認する。また処置中は頭を動かさないことを説明する。

(2) 患者を椅子に座らせ，膿盆を顎の下に固定する。

(3) 局所麻酔(0.5%リドカインなど)を扁桃周囲の粘膜および粘膜下に注射し，メスを用いて切開を行い，鉗子などで膿瘍部分まで道筋をつけて中に貯留している膿を排出する。または空の注射器を用いて穿刺排膿を行う❷。

> **NOTE**
> ❷これらの処置は，小児の場合は全身麻酔が必要となるが，成人の場合は外来にて局所麻酔下で行うことが可能である。

(4) 排膿後，十分に含嗽をしてもらい排出された膿は飲み込まないように指導する。

3 手術療法時の看護

1 耳の手術時の看護

慢性化膿性中耳炎や慢性真珠腫性中耳炎，癒着性中耳炎，外耳道閉塞症，耳介奇形，耳硬化症および外耳や中耳の悪性腫瘍などが手術の対象となる。術式は，鼓室形成術・耳介形成術・耳下腺摘出術・アブミ骨形成術などがある。

看護の視点

(1) 疾患および手術を受ける不安や受け止め方について，術前に情報収集しておく必要がある。医師からのインフォームドコンセントを受ける際はできるだけ同席し患者の反応を確認する。同席できない場合は，どのように理解したか，不明な点はなかったかを確認し，不安を最小限にするよう努める。

(2) 患者の不安を最小限にするために術前のオリエンテーションを十分に行う。
- 手術の日程や入室時間，手術日の飲食に関することがらのほか，家族の付き添いの必要性などを説明する。また術後に苦痛が生じた場合の対処法や，安静度などについて，患者の理解度に合わせて手術の流れがイメージしやすいように説明する。
- 手術の前日に入浴や洗髪をすませる。術後2～3日までは清拭やドライシャンプーでの対応になることを伝える。その後は首から下までのシャワーは可能になるが，洗髪は耳に水が入ることがあるため医師の許可後に可能となることを説明する。
- 術後は患側の耳が聞こえにくくなることが多いので，意思疎通の方法を確認しておく必要がある。場合によっては筆談ができるように準備しておく。

(3) 術後の看護では以下を実施する。
- 手術後の一般状態の観察を行う。創部からの出血や痛み・吐きけ・嘔吐・眼振・めまいの有無を把握し，早期に離床ができるよう支援する。
- 術後は数時間の安静臥床が必要となるが，麻酔科医から酸素投与終了時間と安静解除の指示の時間になれば離床が可能となる。
- 離床時，急に立ち上がったりするとめまいや吐きけなどの症状がおこり，転倒する危険もあるので，初回の離床時は看護師が付き添っていくことを説明する。
- ベッド上で臥床するときは，患側を下にしないように指導する。
- 術操作により顔面神経麻痺がおこることもあるため観察する。症状があった場合はすぐに医師に報告する。

- 食事開始後，咀嚼により痛みが強くなることがあるので，疼痛の程度を確認しながら食事形態を調整する場合もある。

2 鼻の手術時の看護

慢性副鼻腔炎・鼻茸・肥厚性鼻炎・上顎洞がんなどそれぞれの疾患に応じ術式は選択される。鼻は毛細血管が豊富にあり術後の出血がおこりやすい場所であるため，術後の観察が重要となる。

看護の視点

(1)疾患および手術を受ける不安や受けとめ方について，術前に情報収集しておく必要がある。医師からのインフォームドコンセントを受ける際はできるだけ同席し患者の反応を確認する。同席できない場合は，どのように理解したか，不明な点はなかったかを確認し不安を最小限にするよう努める。

(2)既往歴や内服歴の把握をし，バイタルサインや血液凝固系に異常がないか検査データなども確認しておく。高血圧がある場合，血圧上昇に伴い術後出血のリスクが高い。

(3)患者の不安を最小限にするために術前のオリエンテーションを十分に行う。

- 手術の日程や入室時間・手術日の飲食に関することがらのほか，家族の付き添いの必要性などを説明する。また術後に苦痛が生じた場合の対処法や，安静度などについて，患者の理解度に合わせて手術の流れがイメージしやすいように説明する。
- 手術の前日に入浴や洗髪をすませる。術後は医師の指示に従い入浴可能となるが，許可がおりない場合は清拭やドライシャンプーでの保清となることを説明する。
- 口腔内に垂れ込んできた血液や分泌物は飲み込んでしまうと，胃部不快感や吐きけ・嘔吐が出現するため，飲み込まずにティッシュに吐き出すように指導する。
- 術後は鼻腔内にガーゼが挿入されるため，口呼吸を余儀なくされる。口腔内が乾燥しやすくなるため含嗽やマスクなどで加湿できるようにする。

(4)術後の看護では以下を実施する。

- 手術後の一般状態の観察を行う。創部からの出血の有無，痛み・吐きけ・嘔吐・頭痛などがないか把握し，早期に離床ができるよう支援する。
- 術後は綿栓がじわじわと汚染されるため，汚染時はこまめに交換する。
- 術後出血が多い場合は，綿栓に血液が多量に染み出してきたり，涙腺から血液が出てきたりすることがある。このようなときはすぐに医師に報告しバイタルサインもあわせて確認する。
- 術後は数時間の安静臥床が必要となるが，麻酔科医から酸素投与終了時間と安静解除が指示されれば離床が可能となる。
- 離床時，急に立ち上がったりするとめまいや吐きけなどの症状がおこり，転倒する危険もあるので，初回の離床時は看護師が付き添っていくことを説明する。

3 のどの手術時の看護

のどの手術は，アデノイド・口蓋扁桃肥大・伝染性単核球症・睡眠時無呼吸症候群・喉頭がんなど多くの疾患で実施される。

看護の視点

(1)疾患および手術を受ける不安や受けとめ方について，術前に情報収集しておく必要がある。医師からのインフォームドコンセントを受ける際はできるだけ同席し患者の反応を確認する。同席できない場合は，どのように理解したか，不明な点はなかったかを確認し不安を最小限にするよう務める。

(2)患者の不安を最小限にするために術前のオリエンテーションを十分に行う。

- 術後，術式によっては一時的に失声または発声を禁止されることもあるため，自身の訴えを声で伝えることができなくなることを十分理解してもらい，患者にあったコミュニケーションツールを患者と一緒に選択する。スマートフォンやタブレットのメモ機能やアプリケーションを用いたツール，文字盤，事前に訴えそうな言葉を書きおこし指でさし示せるようなボードを使用する。一般的には筆談が多いので筆記用具やホワイトボードなどを準備しておく。
- 手術の日程や入室時間・手術日の飲食に関することがらのほか，家族の付き添いの必要性などを説明する。また術後に苦痛が生じた場合の対処法や，安静度などについて，患者の理解度に合わせて手術の流れがイメージしやすいように説明する。
- 手術の前日に入浴や洗髪をすませる。術後は医師の指示に従い入浴可能となるが，許可がおりない場合は清拭やドライシャンプーでの保清となることを説明する。

(3)術後の看護では以下を実施する。

- 口蓋扁桃の手術の場合は血管豊富な部位であるため出血するリスクが高い。そのため，出血の予防と感染予防が重要になる。術後は止血剤入りの輸液や抗生物質の点滴を行う。
- 創部痛や出血・創部の腫脹により呼吸状態が悪化する可能性があるため，呼吸状態の観察・バイタルサインと分泌物の性状に注意し，疼痛コントロールと出血の予防に努める。
- とくに術直後～4時間は出血の可能性が高いため，こまめに状態を観察する。麻酔の影響で分泌物が多い場合，誤嚥する可能性もあるため，顔を横に向けるなど体勢の工夫をする。口腔内にたまった分泌物は飲み込まず，ティッシュに吐き出すよう説明する。
- 食事は，術後医師が止血を確認してから開始することができるが，咽頭痛のため摂取量が低下することが多い。必要な栄養や水分量を確保する必要があるため食事量にも注目する。食事形態は流動食からはじまり徐々に形態を上げていく。

E 疾患をもつ患者の看護

1 耳疾患・鼻疾患をもつ患者の看護

a 突発性難聴患者の看護

1 アセスメント

◆ 身体的側面

難聴の種類と程度

難聴には，傷害された部位により伝音性難聴と感音性難聴，混合性難聴がある。突発性難聴は，内耳から聴神経まで障害が生じたときにおこる急性感音性難聴の代表的疾患である。聴力像のパターンとしては，高音障害急墜型，水平型，低音障害型などを示す。低音障害型は，急性低音障害型難聴や蝸牛型メニエール病とも称される。また，難聴の程度に関しては，問診ときの相手の反応や理解度を観察することである程度推定することができる。大きな声で話すことで話の内容が伝わる場合は伝音性難聴が，大きな声で話しても話の内容が伝わりにくい場合は感音性難聴が疑われる。

随伴症状

難聴に伴い，耳鳴・耳閉感・眩暈などの症状を合併することがある。反復する耳漏を伴う場合は，慢性中耳炎などを推定することができる。

診断基準

突発性難聴は，音を感じとって脳に伝える役割をしている有毛細胞が，なんらかの原因で傷つき，壊れてしまうことで生じる。有毛細胞に血液を送っている内耳血管の循環傷害やウイルス感染などが原因であると考えられているが，明らかにはなっていない(▶115ページ，図5-17)。そのほか，糖尿病が影響しているとの報告もされている。

◆ 心理的・社会的側面

突発性難聴は，急な聴力の低下をきたすため不安をいだく患者が多い。また，治療開始が遅い場合には治療後の効果があらわれにくいとされているため，難聴をかかえて生活していくことへ不安をいく患者も多い。また，内耳血管の循環障害やウイルス感染を原因としているが，その背景に，疲労やストレス・睡眠不足などが関連していることが多いと言われている。

2 看護目標

◆ 急性期

(1)難聴・随伴症状による身体的・精神的苦痛が緩和される。
(2)最小限の副作用で治療が受けられる。
(3)コミュニケーションがはかりにくいことによる精神的苦痛が最小となる。

◆ 回復期

残存した感覚機能を環境に適応させ，自立した社会生活が送れる。

3 看護活動

◆ 急性期

難聴・随伴症状による身体的・精神的苦痛の緩和

● **難聴の種類と程度の把握**　聴力検査による聴力像のパターンを把握して，疾患の鑑別や回復過程をアセスメントする。そのほか，難聴の発生時期やその後の経過についても把握し，原因となりうる身体徴候を観察するとともに，突発性難聴の主症状の有無を観察する。また，コミュニケーションを通して患者の理解度についても観察し，難聴の程度を推定する。

● **随伴症状の観察と身体的・精神的苦痛の緩和**　耳鳴・耳閉感・眩暈などの随伴症状の有無や程度についても観察するとともに苦痛の緩和に努める必要がある。また，急激な聴力低下による不安や，難聴をかかえて生活していくことへの不安などの思いを受けとめ，患者の思いに寄り添い，治療に専念できる環境を調整していく必要がある。

最小限の副作用による治療

● **点滴や内服などの薬物療法の管理**　急激に聴力が低下する場合は，その治療の主体は安静と投薬になる。治療は，発症してから1週間以内が勝負であり，この時期をこえると治療効果は著しく低下すると言われている。治療としては，内服や点滴の副腎皮質ステロイド薬による薬物療法が中心となる。また，血管拡張薬(プロスタグランジン E_1 製剤)や，ビタミン B_{12} 製剤，代謝促進薬(ATP 製剤)などを使用することもある。さらに安静やストレスが緩和されるよう，可能であれば入院加療をする。めまいを伴う場合は，めまいの治療も加える。十分に回復しない場合や全身投与がむずかしい場合は，耳の中にステロイドを注入する「ステロイド鼓室内注入療法」が行われることがある。副腎皮質ステロイド治療中は，①免疫低下による感染徴候，②胃部不快感・吐きけ・嘔吐，消化管出血などの消化器症状，③口渇・多飲・多尿などの高血糖症状，④頭痛，動悸，顔面紅潮，満月様顔貌などの副作用症状の観察を行う。

● **随伴症状による苦痛の緩和**　眩暈や耳鳴のある場合は，吐きけ・嘔吐の有無を観察し症状の緩和に努めるとともに，ふらつきによる危険を防止する。

また，夜間の休息状況も観察し，身体的・精神的安静がはかれるよう整える。

コミュニケーションがはかりにくいことによる精神的苦痛の最小化

健側からゆっくり声をかけ，声の大きさを適切に調整したり，明瞭な言葉を用いたり，要旨を先に簡潔に伝え次にその説明を加えるなど，話し方を工夫する。患者の理解が得られているか反応を綿密に観察しながら話しかけ，患者の状況に応じてメモやパンフレットなどの非言語的コミュニケーションも取り入れるなど，さまざまな工夫と配慮が必要である。

また，内容が患者のプライバシーにかかわる場合は，言葉より筆談のほうがよい場合もある。患者に医療者の意図が適切かつ迅速に伝わるように，メモや図などを示しながら，具体的にすみやかに意思の疎通をはかるための調整をする。

◆ 回復期

残存した感覚機能の適応と自立した社会生活への支援

● **コミュニケーション方法の獲得**　聴力の回復程度に応じて，残された機能を最大限発揮させられるよう，個人に合わせたコミュニケーション方法が獲得できるようにする。また，聞こえないことに伴って生じてくるさまざまな心理的葛藤を，患者自身が乗り越え，新しい自己像を受け止められるように支援する。

● **ストレスコーピングと生活指導**　社会背景や生活習慣に関する情報を収集し，循環障害や感染の背景にある疲労やストレス・睡眠不足などの要因をアセスメントし，ストレスに対するセルフコントロール力を高める。また，入浴や楽しむ時間・十分な睡眠時間の確保など，リラックスできる時間を意図的に日常生活に織り込んでいくよう指導する。

b メニエール病患者の看護

1 アセスメント

◆ 身体的側面

めまいの分類とおこり方，随伴症状による疾患の把握

めまいとは，本来動いていない周囲の風景や自分自身が回転しているような感覚，ふらつきや揺れなど平衡感覚が失われたような感じがする症状をさす。めまいは，原因の部位から末梢性めまいと中枢性めまいの大きく2つに分類される。メニエール病は，末梢性めまいの代表的疾患である。

めまいがどのような状態で推移するかによって，疾患を推定することができる。たとえば，寝返りや起床時など頭位が変化したときに短時間の発作がおきた場合は，良性発作性頭位めまい症が推定できる。一方，急激に激しいめまい発作がおきて，めまい以外の中枢神経症状がなく，数日間持続しているときは前庭神経炎が疑われる。めまい発作が数時間続き，同時に耳鳴・耳閉塞感・難聴を自覚し，かつ繰り返し発作がおきるようであればメニエール

病が考えられる。また，随伴症状の観察は，内耳が関与している末梢性めまいか，小脳や脳幹が関与している中枢性めまいかの鑑別につながる。随伴症状には，①耳鳴・耳閉塞感・難聴，②自律神経症状(吐きけ・嘔吐)，③顔・手足の感覚異常，④手足の脱力・運動障害，⑤複視などの視野異常，⑥舌運動の障害，⑦意識障害などがあり，①の耳鳴・耳閉塞感・難聴が伴う場合には内耳性の末梢性めまいと考えられるが，③～⑦などの症状があれば，小脳や脳幹などの障害を伴っている可能性が高くなる。②の吐きけや嘔吐は自律神経の症状であり，末梢性・中枢性どちらのめまいであっても，急激にめまいが出現した時におこる随伴症状である。

診断基準

メニエール病は，耳鳴・難聴・めまい発作を繰り返し，しだいに難聴が悪化していく。通常は片側だけに難聴がみられるが，両側にまで進行することがある。また，メニエール病はめまい発作が生じる有名な疾患であり，めまいや吐きけ・嘔吐を訴える患者は安易にメニエール病と診断される傾向がある。

◆ 心理的側面

メニエール病は，症状が突然出現する疾患である。また，間欠期にも症状が遷延し，寛解・増悪を繰り返すことから，身体面のみでなく精神面での苦痛や不安感も大きい。また，めまい発作が頻回に繰り返され，病状が改善しない場合や自律神経失調の徴候がみられる場合には，心因性の要素が原因であることも考えられる。

◆ 社会的側面

①既婚者に多いこと，②専門職に多く農林漁業や技能生産など単純労働者に少ないこと，③几帳面で神経質な性格の人に多いこと，④発作は早朝から夕方が多く，夜間は少ないこと，⑤頭脳労働時・肉体労働時・起床時・気象変化時に多いこと，⑥精神的過労・肉体的過労・睡眠不足時に多いこと，⑦両側例は約10%にみとめられること，⑧気圧変化が関与すること，⑨近年60歳以上の高齢者で新規発症する人が増加していることなどがわかっている[1)]。

2　看護目標

◆ 急性期

(1)めまいや随伴症状による身体的・精神的苦痛が最小となる。
(2)確実な治療を受けられ回復に向かっていける。

1）日本めまい平衡医学会編：メニエール病・遅発性内リンパ水腫診療ガイドライン2020年版．金原出版，2020.

◆ 慢性期

再発予防のための生活調整とストレスマネジメントができる。

3 看護活動

◆ 急性期

めまいや随伴症状による身体的・精神的苦痛の最小化

● めまいの具体的症状やおこり方を把握する 患者が訴える具体的な症状を把握する。症状には，①周囲や天井がまわる，②歩くとフラフラして左右どちらかに寄ってしまう，③物が一定の方向に流れる，④船に乗っているような感じ，⑤からだが浮いているような感じ，⑥雲の上を歩くような感じ，⑦地震がおきているような感じ，⑧血のけが引いて真っ暗になるような感じなどがある。①〜③では，一般的に眼振がみとめられることが多い。④〜⑦では，高度の疲労やストレスや睡眠不足が関係していることがある。

● めまいの随伴症状を観察する 耳鳴・耳閉塞感・難聴，自律神経症状(吐きけ・嘔吐)の程度と有無のほか，感覚障害・運動障害・視野障害・意識障害・言語障害などの有無を観察し，末梢性めまいと中枢性めまいの推定を行う。

● 身体的・精神的苦痛を最小とする 吐きけ・嘔吐がある場合は，からだを締めつけるベルトや下着をゆるめ，ゆっくりと口呼吸を促し，急激な動作や体位変換は避ける。離床をはかる際は，めまいや随伴症状の有無と程度を観察しながら安全に離床できるよう整える。残存する浮遊感から来るフラつきによる転倒にも注意する。また，持続するめまいから生じる恐怖心や不安感・ストレスを軽減し十分な睡眠をとれるように支援する必要がある。

確実な治療

● 点滴や内服などの薬物療法の管理 メニエール病の治療では，浸透圧利尿薬(イソソルビド)・内耳循環改善薬・抗不安薬・ビタミンB_{12}製剤・漢方薬などの薬物療法が行われる。急性期は，回転性めまいとともに吐きけや嘔吐などの自律神経症状を伴うため，嘔吐を頻回に繰り返す場合は制吐剤の投与に加えて補液による電解質や水分の補給を行う。また，持続するめまいに対する不安感が強い場合は，不安感を取り除くための抗不安薬などの使用も検討する。

● 安静の保持 刺激を少なくするため静かな部屋で明かりは暗くする。また，メニエール病は患側耳を上にした頭位が楽であるため，側臥位など患者にとって安楽な体位を保持できるよう，枕などを用いて体位の工夫を行い，休息を促す。

◆ 慢性期

再発予防のための生活調整とストレスマネジメント

● 再発予防のための生活指導 メニエール病発症後，2〜3か月で間欠期に入り，発作は数か月に1度程度となる。間欠期となりメニエール病のコントロールが良好であれば，内服薬を徐々に減量し，最終的には薬物療法から離脱させる。発作の再発予防として生活指導は重要である。発作の誘因となる過労・ストレス・不規則な生活習慣や睡眠不足など，患者の生活環境上の問題点を明らかにし，その問題点の改善をはかっていく。たとえば，早めの帰宅と夕食，早めの入眠と早起きなど規則正しい生活習慣を保つことや，過労や睡眠不足などの直接的な発作誘因を回避することをすすめる。また，発作の再発に関係すると考えられる精神的あるいは肉体的ストレスから離脱できるよう，ストレスの軽減のため娯楽や趣味をもち，リフレッシュの必要性を十分に指導することも重要である。適度な運動も必要である。ウォーキング・水泳・ヨガ・ダンスやそのほか有酸素運動も有効であり，ジョギングやエアロビクスなどの有酸素運動を可能な限り取り入れ継続していくようすすめる。

● **ストレスマネジメント**　メニエール病のように心理的要因が発作の誘因となる疾患は，患者自身がかかえたストレスをいかに知るかが，治療や看護の場面できわめて重要となる。その手がかりとして以下のようなことを観察し，社会背景や生活習慣・患者自身の性格なども考慮してアセスメントする。

- 患者を取り巻く環境(育児，嫁・姑問題，家族・友人との死別，病気，職種の変更，上司・部下との人間関係，恋愛関係など)に変化はなかったか。
- なにもないという人に関しては，環境に対して無理やりに適応しようとしていないか。

このような主観的な状況を客観的に知り，患者自身が向き合えるよう支援していく。患者自身が自分の環境を理解して受け入れることが大切である。自己の傾向を知るために，臨床心理学で用いられているSTAI検査(状態-特性不安尺度)などを行い，ストレス耐性を高めていくことも大切である。

C 顔面神経麻痺患者の看護

1 アセスメント

◆ 身体的側面

顔面神経麻痺は第Ⅶ脳神経が障害され，顔面の表情運動が麻痺する疾患である。末梢性顔面神経麻痺の原因は，ベル麻痺やラムゼイ＝ハント症候群・外傷性麻痺・耳炎性麻痺・腫瘍など多岐にわたる。多くの末梢性顔面神経麻痺は一側性で急性に発症するが，まれに麻痺が進行性，あるいは両側に発症することがある。末梢性顔面神経麻痺と中枢性顔面神経麻痺の鑑別として，前者では一側性の顔面が均一に麻痺するのに対して，後者は前額には麻痺が見られないことが特徴とされる。顔面神経麻痺，耳介の帯状疱疹，難聴・めまいなどの症状は，同時に発症することもあるが数日遅れて発症することもある。耳炎性麻痺は，耳痛や耳漏・難聴を伴うことが多い。そのほか，腫瘍による麻痺は進行性で，ギラン-バレー症候群では両側性麻痺を伴うことが多い。

麻痺の重症度や神経障害の程度を評価する検査として，表情筋運動スコア(40点)や誘発筋電図検査，神経興奮性検査などがある。また，神経障害部位を診断する検査には，シルマーテスト，唾液分泌検査，アブミ骨筋反射，電気味覚検査などがある。これらの検査を通して障害部位を推定する。

◆ 心理的側面・社会的側面

患者は，顔面神経麻痺が改善するのかという不安でいっぱいになる。とくに，発症から1週間程度は症状が進行することもあるため，治療に対する不安や今後の生活に対する不安が強くなる。

2 看護目標

◆ 急性期

スムーズに治療が受けられ，身体的・精神的苦痛が緩和される。

◆ 慢性期

(1) 機能障害に対するリハビリテーションの継続とセルフケアの獲得ができる。
(2) 今後に対する不安が緩和される。

3 看護活動

◆ 急性期

スムーズな治療と身体的・精神的苦痛の緩和

● 麻痺の原因・重症度と予後診断　ベル麻痺は原因が不明の場合に診断される除外診断である。したがって，鑑別診断には問診・視診以外に血液検査やCT・MRIなどの画像検査も必要となる。問診では，麻痺発症時の状態や経過，前駆症状，難聴・めまいの随伴症状，既往症などをていねいに聴取する。耳介や口腔粘膜を注意深く観察し帯状疱疹の有無を確認するほか，耳下腺部は触診にて腫瘤の有無を確認する。また，難聴やめまいを合併する場合は，ラムゼイ＝ハント症候群以外に聴神経腫瘍や小脳腫瘍・脳幹梗塞など頭蓋内疾患を鑑別するためにCT・MRIなどの画像検査を行い，血液検査では糖尿病や白血病などをチェックする。

また，治療の選択と麻痺の回復経過や予後を診断するために，表情筋運動の評価(▶図6-2)や麻痺の正確な予後診断のための電気的診断を行う。顔面神経麻痺は表情運動の麻痺以外にも，味覚障害や眼の乾燥をきたすこと，そして顔面の醜貌による精神的苦痛も大きい。患者の思いを傾聴し，適切な説明を行うことで，少しでも不安が緩和されるよう整える。

● 保存的治療の支援　顔面神経麻痺の治療は，麻痺の重症度に応じて副腎皮質ステロイド薬・抗ウイルス薬・ビタミン剤・循環改善薬などによる薬物

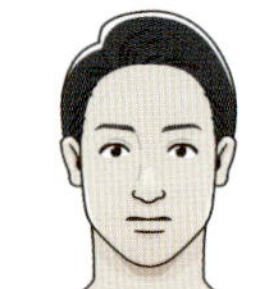
①安静時非対称

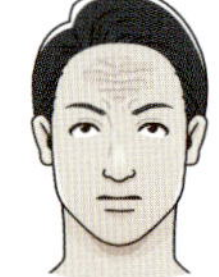
②額のしわ寄せ

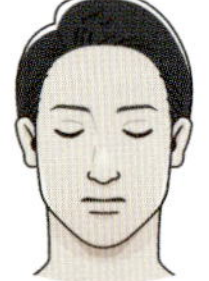
③軽い閉眼

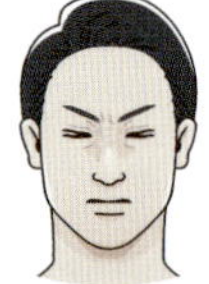
④強い閉眼

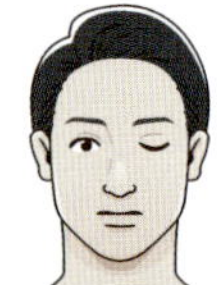
⑤片目つぶり

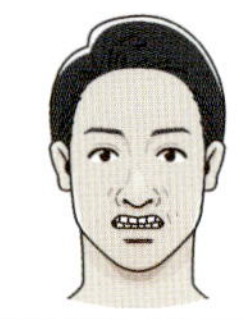
⑥鼻翼を動かす

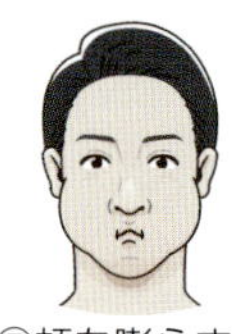
⑦頬を膨らます

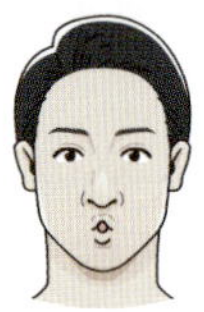
⑧口笛

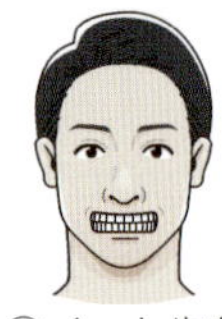
⑨イーと歯を見せる

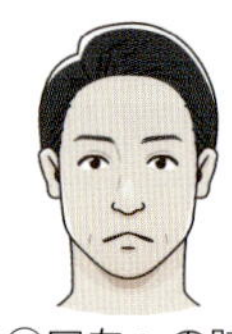
⑩口をへの時に曲げる

柳原法(麻痺程度の評価法)

項目	ほぼ正常(点)	部分麻痺(点)	高度麻痺(点)
安静時非対称	4	2	0
額のしわ寄せ	4	2	0
軽い閉眼	4	2	0
強い閉眼	4	2	0
片目つぶり	4	2	0
鼻翼を動かす	4	2	0
頬を膨らます	4	2	0
口笛	4	2	0
イーと歯を見せる	4	2	0
口をへの字にまげる	4	2	0
合計	40	20	0

評価表の項目に合わせて点数を加算し，10点以上の場合には不全麻痺，8点以下の場合には完全麻痺と評価する。

図6-2 麻痺の重症度診断(柳原法)

療法を行う。副腎皮質ステロイド治療中は，①免疫低下による感染徴候，②胃部不快感・吐きけ・嘔吐・消化管出血などの消化器症状，③口渇・多飲・多尿などの高血糖症状，④頭痛・動悸・顔面紅潮・満月様顔貌などの副作用症状の観察を行う。ビタミン剤・循環改善薬・神経代謝改善薬は，副腎皮質ステロイド薬や抗ウイルス薬を終了した後も継続し，麻痺が改善するまで最長6か月間投与する。

疼痛を合併している場合は，早期よりNSAIDsやアセトアミノフェンを使用し，疼痛の緩和をはかる。疼痛が軽減しない場合は，神経性疼痛緩和薬の使用や神経ブロック療法も検討する。

● 手術治療の支援 薬物療法でコントロールできない高度神経障害例には，神経浮腫を改善させ神経変性の防止と神経再生を促進させる顔面神経減荷術が適応となる。合併症としては，伝音難聴や内耳障害をきたすことがある。したがって，手術後には吐きけや嘔吐・耳鳴の有無を確認するとともに，可能であれば音叉(ウェーバー検査)による難聴のチェックも必要である。そして，それらの症状がみられた場合は早急に主治医に報告する。

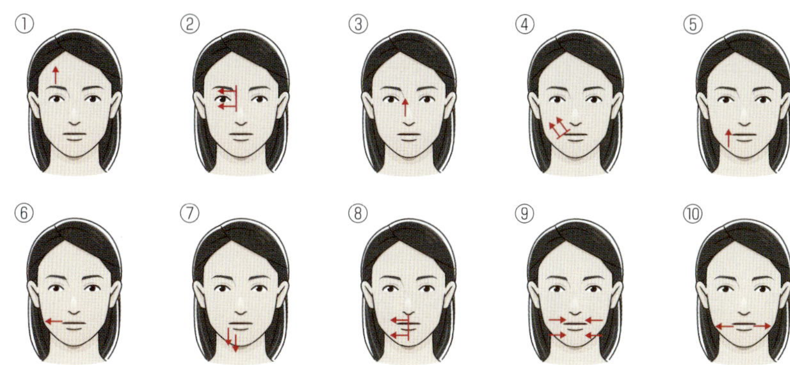

図 6-3　用手マッサージ

慢性期

機能障害に対するリハビリテーションの継続とセルフケアの獲得

リハビリテーション　リハビリテーションは，病的共同運動や拘縮を軽減させる目的で行う。顔面表情筋運動の回復が始まる発症後 2〜3 か月より，用手マッサージ(図6-3)や鏡を用いて，軽く目をつむったり，「イー」「ウー」と唇をとがらせたりなどの顔面表情筋の分離運動と開眼運動を実施する。早く強い表情運動は避け，ゆっくりと大きい，ストレッチのような分離運動を行うよう指導する。また，食事の際に口を動かすと目が閉じるため，目を大きく開いて食事をするよう指導する。そのほか，毎日鏡で顔を見て，自然な表情をつくる練習をするよう指導する。

眼瞼の閉眼不全による眼のケア　顔面神経麻痺が軽度の場合には涙の分泌は保たれるが，高度麻痺の場合には麻痺による眼瞼の閉眼不全と流涙減少により，角膜の乾燥や充血・びらんをきたし，悪化すると感染による角膜混濁や穿孔をきたすこともある。比較的軽症の閉眼不全では，数分ごとに意識的に強く閉眼させ角膜の乾燥を予防する。中等度の閉眼障害では眼帯を装着し，人工涙液を 1 時間ごとに点眼したり，角膜保護点眼薬を 1 日 5 回程度点眼させたりする。乾燥感の強い症例には，下眼瞼を翻転させて抗菌薬眼軟膏を使用したり，テープにて強制閉眼させたりする。とくに，夜間就寝時の角膜乾燥には，眼帯やテープを活用し角膜穿孔を予防する。

今後に対する不安の緩和

精神的不安の緩和　顔面神経麻痺の治療は，軽症でも 1〜2 か月，重症例では 6 か月以上かかることがある。また，1 年経過しても治癒せず後遺症を残すこともある。とくに，入院治療や手術を要した症例は予後不良のことが多い。ベル麻痺やラムゼイ＝ハント症候群は腫瘍性麻痺や外傷性麻痺と異なり，回復する傾向にあることを説明し，あせらずあきらめないよう支援する。味覚障害や聴覚過敏を合併した患者に対しては，麻痺の回復とともに症状は改善するので心配ないことを伝え，励ます。

後遺症の治療　麻痺が完治しなかった場合は，病的共同運動や拘縮，瘂攣，ワニの涙症候群❶などの後遺症が生じる。病的共同運動は，食事や笑ったときに眼裂が狭小するなど，ある表情運動を行うと意図しない別の表情筋までもが不随意に収縮してしまう現象のことをいい，もっとも高頻度に発症する後遺症である。治療には，3～4か月おきのボツリヌス毒素の局所筋注や選択的筋切除術がある。症状の程度や経過によっては後遺症に対する支援も重要となる。

NOTE

❶食事の際に顔面神経麻痺の麻痺が生じている側の目から涙が流れる現象をワニの涙症候群という。ボーゴラッド症候群ともいう。

d 慢性中耳炎患者・中耳真珠腫患者の看護

1 アセスメント

◆ 身体的側面

一般に慢性中耳炎とよばれているものには，慢性穿孔性中耳炎と中耳真珠腫がある。慢性穿孔性中耳炎の主要症状は耳漏と難聴で多くは無痛性である。耳漏は持続性の場合もあれば，反復性の場合もある。難聴は原則として伝音難聴であるが，内耳障害を伴うと混合性または感音難聴となる。経過が不良であれば，顔面神経麻痺・めまい，さらには脳神経症状や脳膿瘍などの重篤な合併症を引きおこすこともある。

中耳真珠腫は，先天性と後天性に分類され，先天性真珠腫は5～7歳以下の小児に多くみとめられ大半は伝音性難聴を自覚するが，成人になってから内耳障害や顔面神経麻痺で発見されることもある。一方，後天性真珠腫の多くは，幼少期に反服する急性中耳炎や滲出性中耳炎の既往をもち，伝音難聴や持続性の耳漏をみとめることが多い。進行すると骨の広範囲な壊死が進み，めまいや顔面神経麻痺をきたす。また，炎症が激しい場合には硬膜外膿瘍や脳膿瘍・髄膜炎などの頭蓋内病変の合併症をおこすこともある。

聴力検査では正確な聴力閾値❷，耳管機能検査では耳管の閉塞を把握する。側頭骨単純CT検査では骨破壊の有無や乳突腔の発育状態，近接する臓器の位置関係を確認する。また，耳漏の細菌検査を行い，抗菌薬の感受性などをチェックし，持続する耳漏症例ではメチシリン耐性黄色ブドウ球菌感染症などに注意する。そのほか，副鼻腔炎の有無や，小児ではアデノイドの検査も重要である。

NOTE

❷骨導閾値上昇をともなう場合の治療法は，抗生薬・ステロイド薬の併用が基本である。さらに骨導閾値上昇のほか，めまいや耳鳴をともなう症例は，治癒まで遷延化することが多い。

◆ 心理的側面・社会的側面

耳漏の程度によっては，頭髪や衣服などへの汚染に対する悩みや不安・不快感をいだいていることが多い。また，聴力の低下をきたした患者に関しては，コミュニケーションがうまくとれないなど日常生活や社会生活に影響を及ぼしている場合もある。

2 看護目標

◆ 急性期

(1) 難聴や耳漏，そのほか自覚症状による苦痛が最小となる。
(2) スムーズに治療が受けられ合併症を起こさず回復に向かうことができる。

◆ 慢性期

再発防止に向けた生活調整ができる。

3 看護活動

◆ 急性期

難聴や耳漏，そのほか自覚症状による苦痛の最小化

中耳疾患の症状は，難聴・耳漏・耳鳴・耳閉塞感・耳痛・めまい・顔面神経麻痺など多彩であるが，多くの症例で難聴を自覚する。両側性の難聴の場合もめずらしくないため，コミュニケーション障害をきたすこともある。一般的に難聴者は，聞き返すことを遠慮したり恥ずかしがったりして理解していなくても適当に返事をする傾向にある。高度難聴者に対しては，大きな声でゆっくりとハッキリした口調で，できれば良聴耳に話しかけ，話の内容を理解しているかを確認しながら会話を進めることが大切である。場合によっては，筆談などの手段を選択することも必要である。

診断には，聴力検査や耳管機能検査・画像検査のほか，耳処置などで所見を観察する。検査や耳処置をこわがり診察時に暴れる小児に対しては，ただちに痛みを伴う処置や手術を行うことはせず，外来通院を通して環境や処置に慣れてもらうとともに，信頼関係を構築していく。

スムーズな治療と合併症の予防

● **保存的治療の支援**　耳の掃除を基本とし，耳洗浄や点耳抗菌薬などを確実に行い聴力の改善をはかる。

● **手術治療の支援**　病態によっては，穿孔閉鎖を目的とした鼓膜形成術や耳小骨連鎖の再建を含む鼓室形成術が選択される。手術前は，鼻症状・咳などの上気道感染症状に注意する。これらの症状がある場合は耳管機能不全になっていることが多く，手術の延期も考慮しなければならない。症状を発見した場合は，ただちに主治医へ報告する必要がある。そのほか，局所麻酔薬や抗菌薬などに対するアレルギーのほか，テープ類に対する皮膚の過敏性も観察しておく。また，術前の患者の不安感を少しでもやわらげられるように，手術内容に関するオリエンテーションを実施し十分に理解してもらう。小児の場合は，発達段階に応じたプレパレーションを取り入れる。

手術後は，創部の出血や腫脹，ドレーンの滲出液や出血状況，閉眼，額のしわ寄せ，口すぼめといった顔面神経麻痺の有無などに注意し，異常の早期発見に努める。めまい・吐きけ・嘔吐などが出現した場合は，眼球振盪を観

察し安定剤や抗めまい薬などを使用する。頭位の急激な移動は避け，安楽な体位を保持する。そのほか，包帯を強く巻きすぎると頭痛をきたすことがあるため注意する。

術後に微熱が続く場合は，筋膜を採取した場所に血腫を形成しているおそれがある。また，発熱は乳突削開腔の感染や頭蓋内感染などを引きおこしている可能性もあるため注意する。創部の状況を見て，術後早めにシャワー浴を行い，清潔を保持する。術後5〜7日で創部の抜糸が行われる。耳内に挿入したタンポンガーゼは1週間程度で抜去され，その後は点耳薬を使用する。点耳薬は冷たい状態で使用するとめまいを誘発することがあるため，薬液を人肌にあたためるよう指導する。全身状態が落ち着けば退院が可能となる。抜糸やタンポンガーゼの抜去は，退院後の外来で実施することもできる。退院後は，かぜなどの上気道感染に注意するよう指導する。

◆ 慢性期

再発防止に向けた生活調整

退院後は定期的な外来通院を要するが，とくに真珠腫では再発がおこることがあるため，定期通院の必要性を理解してもらい，耳漏・耳痛・めまいなどの耳症状が出現したら，すぐに受診するように指導する。また，鼓膜所見が安定したら，耳管通気や聴力検査を実施する。術後，聴力が安定するまでには数か月を要するので，聴力検査の結果に一喜一憂しないよう精神面のケアを行う。日常生活の制限はないが，水泳は2〜3か月程度控えるよう指導する。

e 慢性副鼻腔炎患者の看護

1 アセスメント

◆ 身体的側面

副鼻腔は，鼻腔に隣接した骨内につくられた空洞であり，上顎洞・前頭洞・篩骨洞・蝶形骨洞の4つがある。慢性副鼻腔炎は，副鼻腔の粘膜にウイルスや細菌・アレルギーにより慢性的に炎症が生じ，鼻閉・鼻漏・嗅覚障害などを繰り返す。

症状のアセスメント

(1) 鼻閉は，慢性的な炎症により鼻腔内の粘膜が肥厚し，鼻腔内への空気の通気性がわるくなり生じる。鼻閉が両側性か一側性か，一過性か持続性かなどを確認するとともに，鼻閉に伴う頭痛や頭重感の有無なども確認する必要がある。また，鼻閉の誘因や増悪因子になるような，日常生活の影響についても確認するとよい。

(2) 鼻漏は，副鼻腔の炎症により鼻汁量が病的に増加した場合をいう。分泌量が多く，粘度が増加すると，後鼻漏としてのどに流れ落ち，不快感や咽頭痛・咽頭違和感を生じることがある。鼻漏の性状は，粘液性・粘膿性であることが多い。アレルギーを伴っている場合は水様性(漿液性)であり，細菌感染を伴う場合は粘膿性で悪臭を伴うこともある。

(3) 嗅覚障害は，副鼻腔の炎症により粘膜が肥厚し，におい分子を含んだ空気が嗅粘膜に届かなくなり，においを感じなくなる。嗅覚障害は，食事を味わう楽しみの喪失にもつながる。

● **慢性副鼻腔炎の検査**　鼻鏡検査で，鼻粘膜の状態，鼻汁の性状を観察する。長期の鼻粘膜の炎症から，粘膜が変化した鼻茸(鼻ポリープ)がみられることがある。

◆ 心理・社会的側面

慢性的に生じる鼻閉・鼻漏・頭痛による日常生活の支障や，精神的な苦悩についても確認し，症状の緩和因子や対処方法についても把握する。また，鼻閉により鼻呼吸から口呼吸になることで睡眠障害が生じ，これに伴い仕事や学習への支障が生じる場合もある。

2 看護目標

(1) 炎症の再燃や増悪させない生活習慣を身につけ，セルフケア行動ができる。

(2) 手術による侵襲から，回復することができる。

3 看護活動

◆ 再燃させないような生活習慣の獲得

上気道感染は，炎症の引きがねとなりやすい。上気道感染をおこさないように，バランスのとれた食事と，規則正しい生活を心がける。上気道炎をおこした場合，無理をせず，十分な休養と睡眠をとる必要がある。また，鼻水の性状や痛みの有無・部位に留意し，少しでも気になる症状があったら，早めに受診するように指導を行う。

◆ 保存的治療の支援

局所の療法として，ネブライザー療法が行われる。また，鼻症状を改善する点鼻薬や抗ヒスタミン薬，抗菌薬を内服する。治療の必要性を説明し，指示された治療を中断しないように指導を行う。

◆ 手術治療の支援

保存的治療でよくならない場合や，何度も反復する場合には手術療法が必要となる。手術は，おもに内視鏡下副鼻腔手術が行われ，手術侵襲が小さいため，1週間程度の入院となりクリニカルパス(▶図6-4)が適応されることが多い。

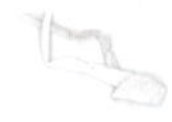

入院前から入院(手術前日)の看護

● **術後合併症予防**　手術は，全身麻酔で行われるため，術後合併症予防に

内視鏡下鼻内手術を受けられる患者さんへ

入院日　　年　　月　　日　患者ID:　　　　患者名:　　　　主治医:　　　　説明看護師:

	手術前・検査等	入院・手術前日	手術当日(　/　) 手術前	手術当日(　/　) 手術後	術後1日目	退院予定日
目標	□手術に同意でき，不安を最小限にしていきます			□鼻出血などの異常の早期発見に務め，痛みのコントロールを図る		□退院後の生活をイメージでき，不安なく退院できる
予定 治療 検査 処置	【手術に向けた説明】 　月　　日 ・手術の説明が医師からあります。必ずご家族の方もお越しください ・レントゲン・採血・心電図 場合により検査が追加になります		・手術着に着替えます ・身につけているものははずしてください	・鼻の綿球は汚れたら交換してください ・唾液や痰には血液が混入していますので，飲み込まずに出してください ・うがいをおこなってください ・鼻かみは禁止になります	・医師の診察があります	・医師の診察後に退院となります ・鼻洗浄が開始になります
食事	・栄養状態を整えていきます ・状況に合わせて，栄養士が介入します	・食事は21時以降絶食です ・飲水は医師の指示に従ってください	・朝6時〜絶飲食になります	・酸素投与終了後，飲水テスト後飲水が可能になります	・朝から常食がはじまります	
薬	【中止薬】 　なし　・　あり →中止薬指示書を確認してください 【サプリメント・市販薬】 　なし　・　あり 　2週間前から中止にしてください	・持参薬の確認をします	・内服薬：なし・あり	・点滴をおこないます ・必要に応じて鎮痛剤，制吐剤を使用します	・点滴を行います ・内服薬が開始になります	・内服が追加になります
活動	・体力をつけて手術に臨めるように整えていきます ・筋力の低下を予防するため，痛みがない方は散歩などを行いましょう		・手術室へは歩行，車椅子，ベッドのいずれかで移動します	・出血予防の為ベッド上で安静にしてください ・帰室後3時間以降，立位歩行可能となります。初回は看護師が付き添います。問題なければ，トイレ歩行可能です	・活動範囲は病棟内のみになります	
清潔	・術後の感染予防のために皮膚の清潔を保ち，スキントラブルのないように整えていきます	・入浴して手術に備えてください (髭剃り，爪切り，マニュキアも落としてください)	・シャワー，入浴はできません		・身体を拭きます ・医師の許可で首下シャワーが可能となります	
その他	・「手術を受ける方へ」のパンフレットをお読みください ・煙草は気道粘膜を刺激し，咳・痰などの分泌物の増加を招き，傷の安静を妨げ，回復が遅れる原因になるので控えましょう	・病棟内，手術の流れ，鼻洗浄の説明をします ・場合により麻酔科医の説明があります ・薬剤師が持参薬の確認，手術後の薬の説明をします ・不明な点は看護師に質問してください	〈手術前〉 ・2件目以降の方は，手術室より呼ばれ次第入室になります ・ご家族は必ず病棟内で待機していただくようお願いします 〈手術後〉 ・痛み，吐き気，頭痛，眼が見えにくい，出血が多くなったなどの症状があるときは申し出てください		【退院後の生活について】 ・次回外来までは鼻かみは禁止です ・医師の指示により，綿球の交換は継続となります ・口腔内乾燥の予防でうがいを行ってください ・激しい運動は避け，入浴は短時間としてください ・創部はごしごし洗わないでください ・鼻洗浄は1日2回行ってください	

図6-4　患者説明用クリニカルパスの例

向け，手術前オリエンテーションを行うほか，手術の流れや手術までの準備について説明を行う。とくに，喫煙は，肺合併症だけでなく，咳や痰の増加により，患部の安静を妨げる要因となるため，禁煙の指導を行う。

● 不安の除去　患者は，鼻閉や鼻漏の改善への期待や不安をいだいている。医師からの説明について，患者が納得できるように援助し，手術に対する不安の除去に努める。

手術から退院までの看護

● 術後出血予防　麻酔から覚醒し，早期に離床が可能になることもあるが，ベッド上で頭を高くして安静に過ごす。鼻腔には，出血予防のために止血剤や綿球が挿入されるため，綿球の汚染を観察し適宜交換する。血液が混入した唾液や痰などの分泌物が，後鼻腔へも流れる。分泌物を嚥下することで，吐きけ・嘔吐を誘発することがあるため，吐き出すように指導する。含嗽を行うとよいが，頻回な含嗽は患部の安静を妨げることになるため，過剰に行わないように注意する。

● **術後合併症の早期発見** 術後合併症として，髄液漏・視力障害が生じる危険性があるため，症状の観察が必要である。髄膜損傷を起こした場合は，髄液の漏出がおこり，鼻腔内に漿液性の分泌物がみとめられる。損傷した部位から，鼻腔の空気や鼻汁が，脳内へ逆流し，気脳症や髄膜炎など重篤な合併症を引きおこす危険性もあるため，医師の診察が必要である。また，眼窩損傷をおこした場合は，視力障害や複視などをきたすことがある。物が二重に見えるときは，すぐに看護師に知らせるように説明しておく必要がある。

● **退院後の生活指導** 退院指導では，退院後の生活のイメージをつけ，不安なく過ごせるように整えていく。患部の安静や再出血を予防するために，鼻を強くかむことや激しい運動・長時間の入浴は避けるようにする。また，鼻の中の清潔を保つために，鼻洗浄を行うため，方法や回数について指導を行う。

2 口腔・咽喉頭・頸部疾患をもつ患者の看護

a 声帯ポリープ患者の看護

1 アセスメント

◆ 身体的側面

声帯は，喉頭壁にあるひだ状隆起である。左右の声帯が振動することで発声がおこる。声帯の内側は，声帯筋や靱帯からなり，表面は粘膜でおおわれている。

症状

自覚症状として，初期にはのどの違和感があらわれる。進行すると，声帯がうまく閉じず，振動がじゃまされるため嗄声が生じる。無理な発声が原因で，声を多く使う人によくみられる。喫煙や局所の急性炎症も誘因となるため，どのような状況でおきたのか，嗄声以外の症状はないかのほか，生活習慣についても確認していく。

検査

(1) 内視鏡検査(ファイバースコープ)で，声帯を観察してポリープの確認を行う。
(2) 喉頭ストロボスコピー検査で，声帯の振動の障害と関連づけて診断する。

◆ 心理・社会的側面

声がうまく出せないことにより，コミュニケーションに支障が生じ，精神的なストレスとなることもある。嗄声による，仕事や日常生活上の影響を確認していくことも必要である。

2 看護目標

(1)声帯を酷使しない生活習慣を身につけることができる。
(2)手術後の安静を保ち，粘膜の治癒が促進される。

3 看護活動

◆ 保存的治療の支援

声帯の安静を保つために，無理に声を出さないようにする。吸入薬や薬物療法で炎症の改善をはかるため，治療の必要性を説明し，指示された治療を中断しないように指導を行う。

また，のどに負担をかけない発声法を習得することも重要になる。加湿器の使用や水分を多くとるなどの工夫によってのどの乾燥を防ぐ，発声後の含嗽を習慣づける，マスクなどでほこりを避けるといった生活習慣を身につけることも重要である。

◆ 手術治療の支援

保存的治療で改善しない場合や高度の病変の場合には，手術療法が必要となる。手術は，喉頭顕微鏡下手術が行われ，約3～5日間の発声禁止の期間が必要となる。手術後には以下の支援を行う。

局所の安静の保持

発声禁止の期間は，筆談・合図などの意思疎通の工夫を行い，コミュニケーションがスムーズに行えるよう配慮する。手術前に，コミュニケーション方法を一致させておくとよい。また，術後の咳払いを避けるため，咳をしそうな場合は水分摂取をしてもらうなど指導をする。咳が持続する場合は，鎮咳薬の内服を検討する必要がある。

退院後の生活指導

発声の許可が出たあとも，長時間の発声や大声を出すことは避けるように指導する。のどに負担をかけないように，刺激物の摂取や喫煙を避け，マスクの装着や加湿器の使用などでのどの乾燥を防ぐようにする。

b 下咽頭がん患者の看護

1 アセスメント

◆ 身体的側面

下咽頭は，空気と飲食物が通過する部位である。飲食物の嚥下時には，喉頭蓋が喉頭への道をふさぐことにより，飲食物は気管に流れず，誤飲を防いでいる。下咽頭がんは，これらの機能に障害を生じさせるリスクがある。下咽頭は喉頭に近いため，下咽頭がんが発見されたときには，喉頭までがんが浸潤していることもあり，同時に食道がんや胃がんなど重複がんが見つかることもある。

症状

自覚症状には，嚥下時の違和感や嚥下痛・血痰などがある。初期のうちは症状がみられないことがある。また，咽頭のまわりには多くのリンパ節があるため，頸部のリンパ節に転移しやすく，転移をきたしている場合には，首のしこりを自覚する。腫瘍の増大により嗄声が生じることもある。

原因

下咽頭がんの原因には，喫煙や過度の飲酒があり，患者の嗜好品を情報収集し，生活習慣の改善に向けた指導が必要となる。また，口腔内が衛生不良であると，治療に関連した感染のリスクが高まるため，歯みがきなどの習慣についても確認していく。

検査

(1) 内視鏡検査(ファイバースコープ)で咽頭を確認し，がんが疑われる場合は，組織を採取して詳しく調べる生検を行う。
(2) CT・MRI・超音波・PET 検査などで，がんの進展度や他臓器への転移などを確認する。
(3) 上部消化管内視鏡検査で，重複がんがないかを調べる。

◆ 心理的側面

患者は，がんの告知や転移，治療法について医師から説明を受ける。説明を受けるときは緊張や不安が強く，医師が話した内容をその場で理解することができない可能性もある。患者の心理的影響をアセスメントしながら，説明内容の理解度を確認していく必要がある。

◆ 社会的側面

下咽頭がんの治療は，早期では放射線療法による根治的治療や喉頭温存手術が選択されることが多い。一方，進行がんの場合は，手術による治療が主となり，喉頭摘出となると失声となる。そのため，QOL を保つ目的から，化学放射線療法が選択される場合もある。治療の選択にあたっては，就労を含めた社会的な問題や，経済的な問題などが生じることがある。選択した治療の治療計画と，患者のかかえる社会的問題を情報収集し，社会的支援に向けたアセスメントを行う。

2 看護目標

◆ 診断から治療決定

適切な理解のもと治療選択の意思決定が行える。

◆ 急性期

術後合併症や治療に伴う有害事象を最小限にすることができる。

◆ 慢性期

残存機能を維持・向上するためのセルフケア能力を高めることができる。

3 看護活動

◆ 診断から治療決定

心理的な支援

がん告知を受けた直後は衝撃的なできごとによる動揺が続き，身体的な症状を生じることがある。患者の受容過程を見まもりながら，不安やおそれなどに対する心理的支援をしていく。

治療選択に対する意思決定支援

患者はがん告知を受け，すぐに治療の意思決定をしていかなくてはならない。診断や治療に対してどのように認識しているのかを確認し，意思決定を阻害するような心身の変化を観察していく。意思決定能力の回復をはかるための支援を行い，適切な理解のもと意思決定が行えるようにする。

◆ 急性期

術後合併症の予防

下咽頭がんの原因の1つに喫煙がある。そのため，術後肺合併症の予防は重要となる。術前からの禁煙は不可欠であり，術前オリエンテーションのなかで必要性を説明し，禁煙行動を継続できるように支援する。また，呼吸運動や深呼吸，排痰訓練などの指導を行う。

化学放射線療法に伴う有害事象のリスク予防

治療開始前にオリエンテーションとして，リスク予防に向けた指導を行う。化学療法は，易感染状態となるため感染予防の指導は重要となる。また，吐きけ・嘔吐，食思低下に対する食形態の工夫などの支援をする。

放射線療法は，照射部位の皮膚障害をおこしやすく，悪化予防に向けた観察や指導を行う。また，照射により唾液分泌障害が生じやすく，口腔の乾燥，自浄作用低下により細菌が増殖しやすい状態となる。口腔内感染や齲歯がおこりやすいため，口腔内の清潔保持が必要である。咽頭に高線量の放射線を照射すると，嗄声や嚥下障害，咳などの症状が生じる。治療後には，嚥下のリハビリテーションも必要となる。

◆ 慢性期

残存機能の維持・向上のためのリハビリテーション

術後の安静期間を過ぎてからは，積極的に機能を回復するためのリハビリテーションが必要となる。喉頭温存手術を受けた場合は，嚥下や咀嚼のリハビリテーションを行う。

頸部郭清術を行った場合，手術後の顔のむくみ，頸部の変形・こわばり・肩の運動障害などがおこることがある。このような症状に対し，腕を上げたり，肩や首をまわしたりする運動を行い，退院後も継続することで，不快感の軽減が期待できる。

機能・形態の変容や障害による新たな生活への適応の支援

治療による失声や，残存する嚥下障害をかかえながら生活をしていくうえで，患者の社会生活へどのような影響を及ぼすのか確認し，解決策を検討したり，セルフケア能力を高めたりする支援を行う。新たな生活の再構築ができるよう，医療チームで検討し支援する。

C 喉頭がん患者の看護

1 アセスメント

◆ 身体的側面

喉頭は，気管と咽頭をつなぐ部分で，喉頭には左右一対の声帯があり，声帯が振動することで声が出せる。がんができる場所によって，声門がん・声門上部がん・声門下部がんに分けられる。声門上部・声門下部がんは，周囲にリンパ液の流れが豊富であり，リンパ節転移を生じやすい。

症状

喉頭がんは，がんができる場所により，症状が異なる。声門がんは，声帯にがんができるため，初期から嗄声が生じる。がんが増大すると，嗄声も悪化し，声門が狭くなることにより息苦しさを感じたり，がんから出血することで，血痰が生じたりする。

声門上部がんは，嚥下時の違和感や嚥下時痛が生じる。がんが声帯まで広がると，声門がんと同じ症状があらわれる。

声門下部がんは，初期のうちは自覚症状がみられないことがある。がんが進行すると，嗄声や息苦しさを自覚するため，進行するまで発見が遅くなることがある。

喉頭がんは，下咽頭がんと同様に，同時に食道がんや胃がんなど重複がんが見つかることもある。

原因

喉頭がんの原因には，喫煙や飲酒がある。患者の嗜好品を情報収集し，生活習慣の改善に向けた指導が必要となる。

検査

(1) 内視鏡検査(ファイバースコープ)で，声帯がどの程度動くか，狭窄がないかを調べる。また，病変の組織を採取して詳しく調べる生検を行う。
(2) CT・MRI・超音波・PET 検査などで，がんの進展度や他臓器への転移などを確認する。
(3) 上部消化管内視鏡検査で，重複がんがないかを調べる。

◆ 心理的側面

喉頭がんの場合，進行がんであると喉頭全摘出術を選択せざるをえないことがある。これにより，がん告知による衝撃だけでなく，失声による言語機能喪失・嚥下障害など機能的な障害を生じることへの不安が強くあらわれることもある。患者の心理的影響を，アセスメントしていく必要がある。

◆ 社会的側面

喉頭がんの治療は，早期では放射線療法や喉頭温存手術が選択されることが多い。一方，進行がんの場合は，喉頭の機能を残すことを目ざす化学放射線療法か，喉頭全摘出術の選択となる。喉頭全摘出術に伴い，外見の変化や失声が生じることでコミュニケーションに影響が生じ，就労を含めた社会的な問題が生じる。また，化学放射線療法では，治療が長期に及ぶことで，経済的な問題などが生じることがある。患者のかかえる問題を情報収集し，家族のサポートなども含め，社会的支援に向けたアセスメントを行うことが必要である。

2 看護目標

◆ 診断から治療決定

適切な理解のもと治療の意思決定を行うことができる。

◆ 急性期

術後合併症や治療に伴う有害事象を最小限にすることができる。

◆ 慢性期

機能・形態の変化に適応し，新たな生活の再構築ができる。

3 看護活動

◆ 診断から治療決定

治療選択に対する意思決定支援

診断を受けた喉頭がんの患者は，喉頭の機能を残す治療を受けるか，喉頭全摘出術を受けるかという，意思決定をしなければならない。術後の生活が変容することを十分に理解して，治療の意思決定を行わなければ，退院後に予想していなかった日常生活上の困難を体験することとなり，社会生活への適応がむずかしくなるおそれがある。

失声だけでなく，日常生活に影響を及ぼすほかの要因についても情報提供を行い，十分に理解して治療選択ができるような支援を行っていく。

喪失体験への支援（心理的支援）

喉頭全摘出術を受ける場合は，永久気管孔による失声や容姿の変化・機能変化による生活行動の変容といった喪失体験を余儀なくされる。

治療を受ける前には，手術後におこる機能変化の説明や，失声によりどのような状況に直面するのか説明し，新たなコミュニケーション手段を確立するための代替コミュニケーションについても情報提供を行う。患者会などを紹介するのもよい。

◆ 急性期

手術後合併症予防

生活習慣で喫煙の習慣がある場合は，術後肺合併症のリスクが高まる。合併症予防のためには，術前からの禁煙は不可欠であり，術前オリエンテーションのなかで必要性を説明し，禁煙行動を継続できるように支援する。また，呼吸運動や深呼吸，排痰訓練などの指導を行う。

放射線療法・化学放射線療法による有害事象の緩和

喉頭がん患者の治療では，早期では放射線療法，進行がんでは化学放射線療法が行われる。これらの治療には，さまざまな有害事象が生じる。

● **放射線皮膚炎**　照射された部位の皮膚に，皮膚の乾燥やかゆみ・ヒリヒリ感・熱感・色調の変化・むくみ・表皮剥離などの皮膚炎がおこる。照射部位はすったり，かいたりしないようにして，衣類は皮膚を刺激しない素材のものを選択する。入浴やシャワーはぬるめのお湯で短時間とし，刺激の少ない弱酸性の石けんを使い，泡でやさしく洗うようにする。また，マーキングをこすって消さないように指導する。皮膚炎は，出現早期から，軟膏などの保護処置をしていくことで，悪化を防ぐことができる。

● **喉頭粘膜炎・咽頭粘膜炎**　粘膜炎が強くなると，痛みで食事がとれなくなることがある。痛みが強い場合は，鎮痛剤で痛みをコントロールすることも必要である。食事は，水分が多くやわらかいもの，のど通りがよいものなどを選択し，栄養補助食品を使用するのもよい。粘膜を刺激する極端に熱いものや冷たいもの，酸味の強いもの，香辛料を使用したものは避けるように説明する。このほか1回に飲み込む量を少なくするなどの工夫も指導していく。毎食後にやわらかい歯ブラシで，口腔内の清潔も保つ必要がある。

● **骨髄抑制**　化学放射線療法では，抗がん薬による影響で骨髄抑制が生じる。これにより，白血球・赤血球・血小板が減少し，易感染性状態や貧血・出血傾向が生じる。日常生活における感染予防対策や貧血症状や出血傾向がある場合は，転倒に注意したり，けがなどの外傷を受けないように注意したりするなどの日常生活上の注意点を説明する。

◆ 慢性期

形態・機能の変化による生活様式の獲得

● **食事**　喉頭を摘出することで，軟口蓋が鼻咽腔をふさぎ，食べ物が鼻に逆流するのを防ぐはたらきが弱くなる。これにより，飲み込んだ食物が鼻に逆流しやすくなってしまう。そのため，嚥下するときに鼻をつまむと鼻への逆流を防ぐことができ，食物を飲み込みやすくなる。永久気管孔を造設すると，永久気管孔から呼吸を行うため，食事の際に熱いものを吹いて冷ましたり，めん類などをすすったりすることができなくなる。また，鼻を経由しないため，臭覚が低下し，味覚に変化が生じる。

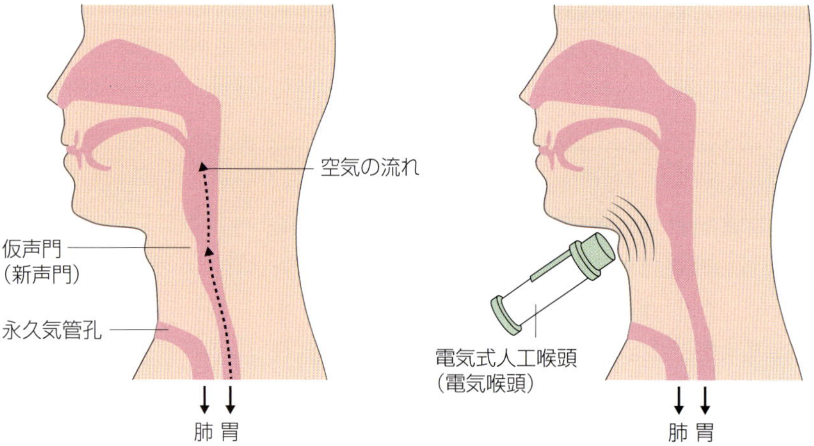

▶図 6-5　代替コミュニケーションの手段

● **排泄**　いきむ動作が弱くなるため，排便時に力を入れにくくなる。便秘にならないよう，排便コントロールを身につけることも大切である。

● **永久気管孔の管理**　永久気管孔を造設すると，吸息による気道の加温や加湿ができなくなる。このため，永久気管孔を清潔に保ち，乾燥させないケアが必要となる。ぬれたタオルで気管孔周囲を清拭し，プロテクターなどを使用し，永久気管孔が乾燥したり永久気管孔にごみが入ったりしないように注意する。また，入浴の際には永久気管孔にお湯が入らないように注意を促す。

● **コミュニケーション**　コミュニケーションの代替手段として，筆談や携帯用会話補助装置，携帯電話，スマートフォンのアプリなども活用する。

音声障害のリハビリテーション

代替コミュニケーションの手段として，代用発声がある。

● **食道発声**　鼻や口から食道内に空気を取り込み，食道入り口部の粘膜を新たな声門として声帯のかわりに振動させ発声する方法を食道発声という(▶図 6-5)。この方法を修得するには，訓練が必要となる。

● **電気式人工喉頭**　電気式人工喉頭(電気喉頭)という電気の振動を発生させる器具を用いて，口腔内にその振動を伝えることで発声する(▶図 6-5)。この手段を用いる場合には，器具の入手と携帯が必要となる。

d 甲状腺腫瘍患者の看護

1 アセスメント

◆ 身体的側面

甲状腺は，喉頭隆起(のどぼとけ)のすぐ下にあり，甲状腺ホルモンを分泌している。甲状腺ホルモンは，交感神経を活性化させたり，基礎代謝を促進させたりするはたらきをもっている。甲状腺にできる腫瘍には，良性腫瘍と悪性腫瘍がある。悪性腫瘍では，がんの種類により治療法が異なる。また，甲状腺に悪性リンパ腫ができることもあり，甲状腺がんとは治療法が異なる。

症状

初期には，ほとんど自覚症状がない。腫瘍が大きくなると，鏡を見たときにのどの一部がはれていることに気づいたり，しこりを感じたりする。また，嗄声や飲み込みにくさ，呼吸困難感が生じることがある。

甲状腺ホルモンが過剰産生される機能性甲状腺結節の場合には，動悸・発汗過多・体重減少などの甲状腺機能亢進症状が出ることがある。

検査

● **超音波検査**　甲状腺腫瘍が良性か悪性かを判断するために，大きさや性質，リンパ節転移の有無などを調べる。超音波検査で悪性腫瘍が疑われた場合には，詳しく調べるために，しこりから直接細胞を吸い取り検査をする穿刺吸引細胞診が行われる。

● **CT・MRI・シンチグラフィー検査**　悪性の場合のがんの大きさ，深さや広がり，リンパ節への転移の有無を調べる。

◆ 心理・社会的側面

良性腫瘍は，基本的に経過観察となることが多い。検査結果で悪性の場合は，がんの種類やステージにより，手術・放射線治療・内分泌療法・化学療法などの治療法を選択することになる。選択する治療によって，治療が長期間にわたる場合もある。治療選択の意思決定支援に向けて，患者や家族の病状や治療についての理解度や，仕事や経済的側面などについても情報収集を行っていく。

2 看護目標

治療に伴う甲状腺機能低下や副甲状腺機能低下に対するセルフケア能力を高め，退院後の生活が構築できる。

3 看護活動

◆ 手術合併症の看護

甲状腺腫瘍の手術には，甲状腺をすべて摘出する全摘術，片側の甲状腺を切除する片葉切除術がある。甲状腺の切除範囲が大きいほど，合併症のリスクが高くなりやすいため，異常の早期発見に努める必要がある。

副甲状腺機能低下症（テタニー症状）

副甲状腺は甲状腺の左右の裏にそれぞれ2個ずつあり，副甲状腺ホルモンを分泌している。副甲状腺を温存できなかった場合は，ホルモンの分泌が低下し，血液中のカルシウムが低下する。これにより，低カルシウム血症がおこり，手や口のまわりのしびれが生じる。さらに悪化すると，筋肉が痙攣をおこす**テタニー症状**が現れることがあるため，症状の観察を行い，早期発見に努める。

テタニー症状が生じた場合は，カルシウム製剤を静脈注射により投与する。

反回神経麻痺

手術の操作により，反回神経の動きが一時的に悪くなることがある。これにより，声帯の動きがわるくなり，声が出しにくかったり，かすれたりすることがある。反回神経が温存されていれば，数か月で回復していくが，がんが神経に浸潤しているなど，神経を損傷している場合は，回復に時間を要することが多い。また，術後の食事時には，嚥下に注意していく必要がある。

◆ 退院生活指導

甲状腺が切除され小さくなると，つくられる甲状腺ホルモンの量が減り，代謝がわるくなることにより，疲労感・食欲低下などの症状があらわれる。無理のない日常生活の送り方について，一緒に考えていく。

甲状腺全摘術を行った場合は，甲状腺ホルモン剤・ビタミンD剤・カルシウム製剤を内服する必要がある。医師から指示がない限り，自己判断で中止などせず継続するように指導する。また，手のしびれや唇のしびれ・飲み込みにくさなど，テタニー症状の出現に注意するように指導をする。

参考文献

1. 池上徹・髙橋則子編：臨床外科看護総論(系統看護学講座)，第12版．医学書院．2023.

work　復習と課題

❶ 喉頭がん患者の看護のポイントを理由とともに箇条書きにしてみよう。
❷ 耳鼻咽喉領域の検査の特徴について説明してみよう。
❸ 手術療法時に術前・術後で行う説明をそれぞれまとめてみよう。
❹ 難聴をもつ患者のコミュニケーションについて，どんな工夫・配慮ができるか考えてみよう。

第 7 章

事例による看護過程の展開

A メニエール病患者の看護

1 患者についての情報

1 患者プロフィール

- **年齢・性別**：Aさん(42歳，女性)
- **身長・体重**：162 cm・55 kg
- **診断名**：メニエール病
- **既往歴**：なし
- **職業**：不動産会社勤務
- **家族関係**：父(72歳)，母(70歳)，兄(44歳)。実家は徒歩15分の距離にあり，マンションにひとり暮らしをしている。両親は年金暮らしで時間に余裕がある。兄は結婚して独立。家族の関係性は良好である。
- **性生活**：独身，パートナーなし
- **家族の病歴**：母にメニエール病の既往歴がある。
- **内服薬**：なし

2 入院までの経緯

Aさんは大学を卒業後，不動産会社に就職しひとり暮らしをしていた。仕事優先の生活を送っており，朝から夜まで働いていた。最近，課長に昇進し，仕事への責任や部下への指導などストレスを感じていた。家に帰ってからも仕事をすることがあり，睡眠時間は4時間程度であった。休日は疲労感から寝て過ごすことが多かった。最近，軽いめまいと耳鳴りが数回あったが，少し休めばよくなっていたのでそのままにしていた。

会社で残業をしていると，右耳からジンジンという耳鳴りが聞こえ，しばらくすると目の前がグルグルまわるような感覚になり，椅子から転げ落ちてしまった。同僚にかかえられ横になったが，さらに吐きけが出現し，5回嘔吐した。じっとしていても症状の改善が見られないため同僚が救急要請した。

3 入院時の状態

病院到着時，意識障害はみとめなかった。めまいのため体動困難であり全介助でストレッチャー移動を行った。会社で吐いてから嘔吐はないが吐きけはつづいていた。「動かなければ吐きけはだいじょうぶです。でも目は開けていられないです。目を開けるとぐるぐるします」と閉眼しながらであれば会話をすることができた。診察でメニエール病の疑いと診断され，救急医師にて末梢血管確保を行い，めまい・吐きけに対して7%炭酸水素ナトリウム水と制吐薬を静注した。

4 入院時の身体所見とおもな検査結果

回転性めまいが持続し，水平眼振がみられた。耳の聞こえ方は右耳に聞こえにくさをみとめた。そのほかの神経症状はみとめなかった。血圧150/80 mmHg，脈拍78回/分，呼吸数18回/分，体温36.7℃，Sp_{O_2} 97%であった。MRI検査を行い，脳腫瘍などの中枢性めまいを引きおこす所見はなく，右

内リンパ水腫が確認された。

5 入院後の経過

救急室で点滴治療を受けた後，吐きけはやや改善したものの起き上がるとめまいが強くなるため，入院することとなった。入院が決まりストレッチャーで病棟へ移動した。吐きけはほとんど消失したがめまいは軽度に残存していた。トイレまでは看護師の付き添いで壁を伝いながら歩行することができた。翌日にはさらにめまいが改善し，食事もとれるようになった。症状は改善傾向にあるものの，Aさんは「いままでは少し休めば治っていたのに。またおきたらどうしよう。仕事ができなくなったらどうしよう」と話した。入院中に確定診断のため検査が行われた。聴覚機能検査では右耳に低音障害型感音難聴をみとめ，平衡機能検査では水平方向の眼振をみとめた。反復する症状と検査所見から，メニエール病と診断され，鎮暈剤であるサリチル酸ジフェンヒドラミンと利尿薬のイソソルビドが処方された。さらに右耳の難聴が続くためステロイドの内服も開始した。入院10日目には症状が改善したため退院となった。

情報収集のポイント

- □ **入院前の状態**：反復するめまい発作や聴力障害(難聴や耳鳴り)の有無。発作の引きがねとなる心身の状態や環境因子はあるか。
- □ **入院時の状態**：出現している症状とその随伴症状。
- □ **退院後の生活に向けて**：将来への不安やあせりの有無，サポートの有無。
- □ **患者の理解度**：疾患の受けとめと発作時の対応を理解しているか。

2 看護過程の展開

1 アセスメント

Aさんは最近昇進して，仕事への責任や後輩指導で疲労とストレスを感じ睡眠時間も短くなっていた。メニエール病はストレスを契機に内リンパ水腫が生じ発症すると考えられており，Aさんも疲労とストレスがたまり発作の引きがねになった。めまいや吐きけの症状による苦痛が強い。また，発作の再発や仕事への影響に対する不安がある。発作を繰り返さないように，生活上のストレスを軽減する必要がある。Aさんはひとり暮らしをしており，自立した生活を送ることができているため，セルフケア能力がある。また，近所に両親がいるため，サポートを得ることができる。

2 看護問題の明確化

以上のアセスメントより，以下の看護問題を抽出した。

#1　発作症状による苦痛と転倒・転落の危険性

#2　発作の再発による将来への不安

3 看護目標と看護計画

#1　発作症状による苦痛と転倒・転落の危険性

看護目標

症状による苦痛が緩和され，転倒・転落を起こさず安全がまもられる。

看護計画

● 観察計画

(1)めまいの程度，聴力障害の程度(聞こえの程度，耳鳴り)
(2)吐きけ・嘔吐，冷汗，動悸，頭重感，頭痛，肩こりなど自律神経症状
(3)食事摂取量，飲水量
(4)寝返りや起き上がり・歩行などからだを動かすときのめまいやふらつきの有無
(5)周囲の音や照明の明るさなどの環境
(6)ベッド周囲に不要なものが置かれていないか。

● 実施計画

(1)めまいがおこっているときは，安楽な体位をとらせ静かに刺激がないような環境にする。
(2)聴覚障害や聴力障害の程度に合わせて，部屋や話し方を考慮する。
(3)医師の指示に基づいて与薬する。
(4)嘔吐の可能性があるためガーグルベースンを準備し，吐物はすぐにかたづける。
(5)食べやすいものに食事内容を変更，水分摂取を促し，必要時に医師の指示に基づいて点滴を投与する。
(6)歩行時は付き添いや車椅子を使用し転倒を予防する。
(7)ベッド周囲に危険なものがないようにかたづける。

● 教育計画

(1)症状があるときはがまんせず伝えるように説明する。
(2)ゆっくり動くように説明する。

#2　発作の再発による将来への不安

看護目標

再発の予防や対処法を身につけ，不安が軽減する。

看護計画

● 観察計画

(1)退院後の日常生活状況
(2)日常生活の制限や仕事など将来に対する不安
(3)発作の予防や発作時の対応に関する理解度

● 実施計画

(1)不安の内容を確認し，対応をともに考える。
(2)めまい発作再発時の対処法を確認する。

● **教育計画**

(1)ストレスを避け十分な休息をとる生活習慣を心がけるように指導する。

(2)症状出現時は安静にし，無理に動かないように説明する。

4 実施と評価

#1 発作症状による苦痛と転倒・転落の危険性

● **実施** 入院時，めまいと吐きけは改善傾向にあったものの残存していたため，安楽に過ごせるよう照明を暗くし，声かけは最小限，話すときは静かな声で話しかけるなどの環境調整を行った。また，トイレ歩行は医師から許可が出ていたため，付き添い歩行をして転倒を予防した。経口摂取はできなかったため，脱水にならないよう医師の指示に基づいて点滴を投与した。翌日はさらに症状の改善をみとめた。食事は食べやすいようにおかゆやうどんにするように栄養士と調整し，摂取量が少ないときには点滴を投与した。入院後検査も始まったため，病棟外に出るときは車椅子で移動した。検査後は疲れによる再発を予防するため，安静がはかれるようにシャワーや面会などの予定を入れないように指導した。入院10日後には症状が改善したため退院となった。

● **評価** めまいによる症状に対応することで症状の緩和と安楽な療養をはかることができた。また，環境調整をすることで転倒転落を予防することができた。

#2 発作の再発による将来への不安

● **実施** Aさんは入院中にメニエール病と診断された。両親とともに病気の説明を受け，心身のストレスが発作を誘発し，反復するものであることを理解した。今回の発作は仕事のオーバーワークが原因であったとAさんとふり返りを行った。Aさんは「昇進して仕事を一気にがんばりすぎたのかもしれない。仕事は好きだけど，二度と発作をおこしたくないので，上司と相談してみます。発作がおきそうになったら，安静にします」と，退院後の生活や発作時の対応を考えることができていた。両親からも「私たちが元気なうちは協力もできます」とサポート体制ができている。

● **評価** Aさんは発作前の生活をふり返ることができ，再発の予防のために仕事の調整をつけることができた。また，両親の理解も得られ，サポートを受けることができた。

B　慢性副鼻腔炎患者の看護

1　患者についての情報

1 患者プロフィール

- **年齢・性別**：Bさん(50歳，男性)
- **身長・体重**：175 cm・75 kg(通常時)
- **診断名**：慢性副鼻腔炎
- **既往歴**：なし
- **職業**：会社員(デスクワーク)
- **家族関係**：妻(48歳)と娘(20歳)息子(16歳)の4人暮らし。妻はパート勤務(週5日)，娘は大学2年生，息子は高校1年生である。
- **嗜好品**：タバコ15本/日(30年)，毎日ビール350 mLを2本
- **家族の病歴**：なし
- **内服薬**：L-カルボシステイン，クラリスロマイシン，モンテルカストナトリウム，ルパタジンフマル酸塩，フルチカゾンフランカルボン酸エステル(点鼻薬)

2 入院までの経緯

10年ほど鼻閉の自覚があった。1年ほど前からさらに嗅覚障害が出現しはじめ，近医を受診した。慢性副鼻腔炎と診断され内服治療を続けたが，症状の改善は乏しくにおいはわずかしか感じられなくなっていたため，手術を希望して当院の外来を受診した。

外来で術前の検査を施行し，問題なく手術を行うこととなった。入院前に手術オリエンテーションを行い，手術に向けて禁煙・禁酒を指導した。Bさんは禁煙・禁酒に対し，「安全に手術をしたいのでがんばります」と理解を示した。

3 入院時の状態

Bさんは手術前日に1人で入院した。体調にかわりはなく，食事も全量食べることができた。入院当日に手術オリエンテーションを行った。術後の乾燥を防ぐために綿球を挿入することについては「出血で綿球が染みたら自分で交換してよいのですね」，術後の痛みについては「痛みどめも使えるのですね。安心しました」と表現した。

4 入院時の身体所見とおもな検査結果

入院時も鼻閉はあり，口呼吸をしている。口呼吸により口腔内が乾燥しやすく「マスクをつけたほうがらく」だと話している。においはあまり感じられない。

術前の検査結果は以下である。

白血球数4,900/μL，赤血球数448万/μL，ヘモグロビン14.0 g/dL，血小板数27万/μL，総タンパク質6.8 g/dL，アルブミン4.3 g/dL，CRP 0.04 mg/dL，空腹時血糖値72 mg/dL

5 入院後の経過

入院翌日に内視鏡下副鼻腔手術を施行した。

- 手術所要時間：180分，術中輸液1000 mL，出血30 mL（バランス＋970 mL）
- 手術室退室時バイタルサイン：血圧108/58 mmHg，脈拍100回/分，体温36.5℃，呼吸数14回/分，Spo_2 100％（酸素マスク5 L/分）
- **手術当日**：術後の疼痛はNRS 4～5であったが，定期的に痛み止めを点滴することで軽減し，夜間の睡眠もとれていた。出血は少量あり，鼻に詰めた綿球を自分で交換できていた。血液の咽頭への流れ込みは多少あったが，自分で吐き出すことができた。術後3時間はベッド上安静を保ち，その後はトイレ歩行ができた。
- **術後1日目**：疼痛は内服でコントロールできた。食事も全量摂取でき，身のまわりのことも自分でできた。出血はほとんどなかった。眼窩壁損傷による複視や視力障害，頭蓋底損傷による髄液漏の症状（頭痛や吐き気などの症状）は確認されなかった。退院指導を行い，退院後の生活や鼻洗浄の必要性を理解した。
- バイタルサイン：血圧110/54 mmHg，脈拍72回/分，体温36.6℃，呼吸数15回/分
- **術後2日目（退院日）**：退院前に鼻洗浄を看護師とともに行い手技は問題なかった。

✓ 情報収集のポイント

- □ **入院前の状態**：手術に影響を与えそうな既往歴や生活習慣はないか。
- □ **術後の状態**：合併症は出現していないか。
- □ **退院後の生活に向けて**：セルフケア能力はどうか。
- □ **患者の理解度**：手術や術後の生活に対する理解度はどうか。

2 看護過程の展開

1 アセスメント

Bさんは，慢性副鼻腔炎に対して内視鏡下副鼻腔手術を受けた。大きな既往はないが術後合併症のリスクがある。また，Bさんは働き盛りの壮年期の男性で，理解力がありセルフケア能力がある。

2 看護問題の明確化

以上のアセスメントより，以下の看護問題を抽出した。

#1　術後合併症のリスクがある

#2　退院後セルフケアの継続が必要になる

3 看護目標と看護計画

#1　術後合併症のリスクがある

看護目標

術後合併症の早期発見・早期対応ができる。

看護計画

●観察計画

(1)血圧・脈拍・体温・呼吸数・酸素飽和度(Spo_2)の観察
(2)痛みや出血の有無・程度
(3)眼窩壁損傷による複視や視力障害
(4)頭蓋底損傷による髄液漏に伴う症状(水様性鼻漏，頭痛，吐きけなどの症状)

●実施計画

(1)術後のバイタルサインの測定と症状の観察を行い，異常があるときはすみやかに医師へ報告する。
(2)出血に応じて鼻の綿球を交換する。また，咽頭への血液の垂れ込みを吐き出せるようにガーグルベースンを設置する。出血が多いときには座位または半座位を取らせ，頭を下げるようにする。
(3)医師の指示に基づき鎮痛薬を使用する。

●教育計画

(1)痛みがあるときはがまんしないよう説明する。
(2)咽頭に垂れ込んだ血液は飲み込まず吐き出すように説明する。
(3)合併症について説明し，症状が疑われるときには，医師または看護師へ報告するように説明する。

#2　退院後セルフケアの継続が必要になる

看護目標

退院後の注意点を理解し，セルフケアが継続できる。

看護計画

●観察計画

(1)退院後の生活に対する理解度
(2)鼻洗浄の手技

●実施計画

(1)退院指導を行う。
(2)鼻洗浄の手技を確認する。

●教育計画

(1)出血を引きおこすような生活は避けるように説明する。
(2)鼻の清潔を保つため，鼻洗浄を継続するように説明する。

4 実施と評価

#1 術後合併症のリスクがある

● **実施** 手術当日は痛みをNRSで確認し，Bさんの希望を確認しながら鎮痛薬を定期的に投与した。また，出血も少量あり，血液の咽頭への垂れ込みもあったが，取りやすい位置に綿球やガーグルベースンを配置することで，Bさんは自分で綿球を交換し，ガーグルベースンに血液を吐き出すことができた。夜間の睡眠もとれており，就寝中は綿球の交換は必要時に看護師で行った。

術後1日目，朝から経口摂取が可能となったため，鎮痛薬を点滴から内服に切りかえた。Bさんは「内服することで痛みはほとんど感じません」と，鎮痛薬の効果を感じていた。出血もほとんどなく，複視や視力障害・水様性鼻漏・頭痛・吐きけなどの症状もみとめなかった。

● **評価** 術後相当の疼痛はあるものの，鎮痛薬を効果的に使用することで疼痛の緩和がはかれ，術後合併症もおこさなかった。

#2 退院後セルフケアの継続が必要になる

● **実施** 医師と看護師から飲酒や運動・入浴といった血流を促すことや鼻をかむことは出血を引きおこす要因となることをBさんに説明した。Bさんは熱心に話を聞き「入浴ができないのが残念ですが外来で医師からの許可が出てから入ります」と理解を示した。また，喫煙が創傷治癒を阻害することを説明すると「傷が治りにくくなるのは困ります。せっかく手術をして鼻が通るようになって，においも感じられるようになったのに……。これを機に禁煙します」と，禁煙にもつなげられた。鼻洗浄を看護師と行うと，「これならできます」と手技に問題はなく，継続の必要性も理解されていた。

● **評価** 壮年期の男性で理解力があるため，必要性を説明することで退院後もセルフケアを続けることができ，また，今回の手術をきっかけに禁煙も成功すると考えられる。

C 喉頭がん患者の看護

1 患者についての情報

1 患者プロフィール

- **年齢・性別**：Cさん(70歳，男性)
- **身長・体重**：170 cm・65 kg(通常時)
- **診断名**：喉頭がん
- **既往歴**：高血圧

- **職業**：かつては金融業に従事していたが，60歳で定年し，現在は無職である。
- **家族関係**：母(98歳)と姉(72歳)の3人暮らし。母は車椅子で姉とともに介護をしている。徒歩圏内の近所に他の姉2人(75歳，77歳)も住んでおり協力体制がある。結婚歴なし。
- **家族の病歴**：父が大腸がんで他界している。
- **嗜好品**：日本酒2合/日，タバコ20本/日(2年前に禁煙)
- **内服薬**：アムロジピンベシル酸塩

2 入院までの経緯

Cさんは10年前に定年退職し，同居している母親の介護を姉達と協力しながら行っている。Cさんはジムで身体を動かすことや，友人とお酒を飲みに行くことを楽しみに過ごしてきた。3か月前からのどの違和感があったが，エアコンのせいかと思っていた。1か月前に嗄声も出現し，改善しないことから近くの耳鼻科を受診した。その際医師から「のどに腫瘍があり，がんの可能性があります」と言われ，大学病院へと紹介された。Cさんは自分でのどのがんについてインターネットで調べはじめた。そこでのどのがんは手術をすると話せなくなるかもしれないということを知った。1週間後大学病院を受診し，喉頭鏡検査(病理組織診)や内視鏡検査・CT・MRI・超音波検査などの精査を行った。そこでも医師から「悪性の可能性が非常に高い」と説明され，Cさんは「手術をすれば生きられるのか」「手術をすると話せなくなるのか」と，医師へ質問した。医師からは，「病理結果が出てから治療方針を決定するが，もし手術となった場合，手術がうまくいけば長く生きることができるが再発の可能性がある，のどを手術するので話せなくなる」と説明され，Cさんは涙を流した。Cさんは「なんとなくわかっていましたけどショックです。タバコのせいかな。2年前にやめたんですけど遅すぎましたかね。手術したって生きられるかわからないですよね。それに話せなくなるなんて……。想像がつかないです。そこまでして生きる意味はあるのかな」とぽつりぽつりと話し，落ち着いたところで帰宅した。

2週間後，母と姉とともに外来受診し，医師から喉頭がんであることを告知された。医師から「声門上という声を出すときに開いたり閉じたりする場所にできた扁平上皮がんで，甲状軟骨という部分までがんが広がっている状態です。ステージⅢ期のがんで，TNM分類ではT3N1M0という状態で，リンパ節への転移はみとめますが，ほかの臓器への転移はみとめられませんでした。なにもしなければ余命は1年程度と考えられます。治療は手術と化学放射線療法があります。根治を目ざすなら手術になります。しかし，声を出すときに使われる場所なので手術で取ることになると話せなくなってしまいます。また，空気の通り道でもあるので，手術をするとのどに永久気管孔という穴をつくり，そこから呼吸をすることになります。話すことを重要視するのであれば化学放射線療法になります。放射線をあてるので，一時的に皮膚が荒れたり痛みで食事ができなくなったりします。また，抗がん薬の副作用が出ることがあります。それぞれの副作用に対して対応していきます」と説明された。家族で話し合い，次の外来で治療方針を決めることとなった。Cさんは「手術をしたほうがいいんだろうけど，話せなくなることはこわいです。でも，治したい」と，手術をすることを決めきれないようだった。家族は「長く生きてほしいと思います。でも本人が決めたことを尊重します」

と，Cさんの意思決定に合わせる発言があった。Cさんから看護師に対し「手術のことを知りたい」と話があったため，看護師は手術のパンフレットを渡し，患者会を紹介した。

さらに1週間後の外来で治療方針を聞かれCさんは手術を選択した。「最初にがんかもしれないと言われたときはショックだった。しかも手術となると話せなくなるなんて，生きていく意味があるのかと思った。でも自分でいろいろ調べて覚悟ができた。電気式人工喉頭を使うとか，食道発声とか，話す方法はあるみたいですね。パンフレットを読んで手術のイメージもできました。声を失ったとしても治したい」と話し，手術を行うことを決めた。医師から手術についてあらためて詳しく説明がなされ，喉頭全摘術を受けることに同意した。

その後外来で手術前検査と入院案内が行われた。入院案内では，姉と2人で入院手続きを行い，手術のオリエンテーションや麻酔科医の説明・薬剤師・栄養士との面談を受け帰宅した。

3 入院時の状態

Cさんは姉3人と車椅子の母とともに喉頭全摘術目的で手術前日に入院した。Cさんが入院部屋へ行くときは，家族全員から「がんばるんだよ。また来るからね」と励ましの声をかけられていた。嗄声はあるものの体調に変化はなく，「手術したらしばらく食べられなくなるから，好きなものをたべてきました。あ，お酒は飲んでませんよ」と笑顔で話し，手術を前向きに捉えている様子があった。

4 入院時の身体所見とおもな検査結果

白血球数 4,000/μL，赤血球数 457万/μL，ヘモグロビン量 14.3 g/dL，血小板数 22.2万/μL，総タンパク質 6.4 g/dL，アルブミン 3.7 g/dL，CRP 0.04 mg/dL

血圧 116/70 mmHg　脈拍 72回/分　体温 36.2℃　呼吸数 16回/分

身長 166 cm，体重 53 kg

嗄声はあるもの，会話に支障はない。

5 入院後の経過

入院後，Cさんは看護師に「僕にはよく飲む友人達がいて，友人達は筆談で少し話すテンポが遅れても待ってくれると思うんだよね。友人とまた飲みに行くのを目標にがんばるよ」と手術に前向きな発言をしていた。また，手術オリエンテーションのなかで，失声に向けて筆談の練習を行うと「字で伝えるのってむずかしいね。練習してよかったよ」との発言があった。手術の流れは入院前にも説明を行っていたが，パンフレットや実際のドレーンなどを用いながらの説明を行うことでイメージができた様子であった。

入院翌日，家族と「これで話すのは最後になるね」と話しながら手術室へ入室した。喉頭全摘術を施行し病棟に帰室した。術後は鎮痛薬を使用しながら離床を進めることができ，術後合併症をおこさずに経過した。また，筆談やジェスチャーでのコミュニケーションは，はじめはぎこちない様子が見られたが，徐々に慣れていった。術後食事が始まると，食事の食べにくさを感じることから食事摂取が進まなくなったが，食事が鼻にまわり込むことはなかった。

情報収集のポイント

- □ **入院前の状態**：意思決定ができているか。術前に整えることはあるか。
- □ **入院時の状態**：手術を受けられる状態か。おこりうる合併症はなにか。
- □ **退院後の生活に向けて**：セルフケア能力はあるか。サポート力はあるか。
- □ **患者の理解度**：手術後の身体をどのようにとらえているか。

2 看護過程の展開

1 アセスメント

◆ 身体的側面

手術前は，呼吸困難や嚥下障害などの嗄声以外の症状はみとめていない。高血圧の既往はあるものの，内服により血圧はコントロールできている。術後血圧が高値になることで出血の可能性がある。また，喫煙歴が長く術後呼吸器合併症の可能性がある。栄養状態は良好で，運動習慣があることから周術期をのりきる体力がある。

術後は，話せなくなったが，徐々に筆談やジェスチャーでのコミュニケーションに慣れることができている。また，口と鼻に空気が通らないため，熱いものを吹いて冷ます，すすることができなくなり，食べにくさから食事摂取量が少なくなっている。

◆ 心理的側面

C さんはのどのがんかもしれないとわかってから，病気について調べ覚悟をしていたが，実際にがんの診断を受け，手術を受けることで失声するという現実から，生きる意味を見失うほど衝撃を受け，喪失感を体験している。そのなかで治療方針の決定をしなければならない。それぞれのメリット・デメリットを知ったうえで，C さん自身がなにを大切にしていきたいかを理解し，意思決定できるように多職種で支えていく必要がある。

◆ 社会的側面

C さんは高齢であるが自立して生活しており，手術を決めてからの生活からセルフケア能力がある。C さんの家族は高齢者ばかりであり C さん自身も母親の介護をしているが，家族関係は良好でありサポート力がある。

失声以外にも日常生活における問題が出てくるため，その対応について理解する必要がある。また，喉頭全摘術後は，発声機能の喪失となり障害者手帳の交付を受けることができる。

2 看護問題の明確化

以上のアセスメントより，以下の看護問題を抽出した。

#1 がんの告知や失声による衝撃と喪失があり，意思決定が困難となる
#2 術後の機能障害により退院後の生活に適応できない

3 看護目標と看護計画

#1 がんの告知や失声による衝撃と喪失があり，意思決定が困難となる

看護目標

がんの告知や治療における喪失を受けとめ，自身で治療方針を意思決定し治療にのぞむことができる。

看護計画

● 観察計画

(1)がん告知をどのように受けとめているか。
(2)それぞれの治療法によるメリット・デメリットを理解しているか。
(3)自分の思いを表出できているか。
(4)イライラや不安感，抑うつ状態などの精神的問題が出現していないか。

● 実施計画

(1)話しやすい環境をつくり，患者がつらさや怒りなど告知や治療法による喪失に対する思いを表出できるようにする。
(2)医師からの説明をどのように受けとめているか，治療の選択をどのように考えているかを確認する。
(3)治療について気がかりや疑問がある場合は，再度医師からの説明を受けられるよう調整する。その際，患者がうまく医師へ伝えられないときはサポートする。
(4)精神症状が出現していないか観察し，多職種によるサポートを行う。
(5)意思決定後は，選択した治療が安全に勧められるようオリエンテーションを行う。

● 教育計画

(1)つらい思いをかかえ込まず，医療者へ吐き出してもよいことを説明する。
(2)万全の状態で手術にのぞめるような健康管理や，術後のイメージについて説明する。

#2 術後の機能障害により退院後の生活に適応できない

看護目標

術後の身体的変化を理解し，新たな生活に適応できる。

看護計画

● 観察計画

(1)発声にかわるコミュニケーションができているか。
(2)永久気管孔のセルフケアができているか。
(3)喉頭がなくなり，空気が鼻や口を通らない事での影響など，喉頭機能消失後の身体変化の受け入れができているか。
(4)退院後の楽しみや希望を見いだせているか。

● **実施計画**

(1)入院中は筆談やスマートフォンやタブレット端末の活用，身ぶり手ぶりなどでコミュニケーションをはかれるようにする。術前に，筆談やスマートフォンなどの使用が横になった状態でできるよう練習する。あらかじめ使いそうな言葉を書き出しておくなどの工夫をする。

(2)乾燥した空気やほこりなどの異物が入らないよう，加湿し永久気管孔にカバーをつける。

(3)食べやすい食事形態や食べ方を言語聴覚士(ST)や栄養士と協働して考えていく。

(4)いきめず便秘になりやすいため排便コントロールをつける。

● **教育計画**

(1)患者が自身のライフスタイルに合わせて新しい発声方法を選択できるよう支援する。STと協働して正しい発声方法を指導していく。

(2)シャワーや入浴の際に永久気管孔に水が入らないような入浴の仕方を指導する。

(3)自己喀痰できることが多いものの，必要時に吸引ができるよう手技を指導する。

(4)食事が飲み込みやすくなるよう，水分をとりながら食べること，ひとくちの量を少なくすることを指導する。

(5)鼻水をかんだりすすったりできなくなるため，こまめに鼻水をふき取るように指導する。

(6)発声できなくても緊急通報ができるよう，居住する地域で行っている緊急通報システムを紹介する。

(7)喉頭全摘術後は，発声機能の喪失となり障害者手帳の交付を受けられることを案内する。

4 実施と評価

#1 がんの告知や失声による衝撃と喪失があり，意思決定が困難となる

● **実施**　看護師は，Cさんの診察に毎回立ち合い，医師からどのような説明を受けるかと，説明時のCさんの反応を確認した。その後Cさんが不安な思いを吐き出せるよう，静かな環境を準備し寄り添った。医師からの説明でわかりにくいところや聞けなかったことはないかを確認し，必要に応じて看護師からも説明を行った。また，Cさんがこれからなにを大切にして生きていきたいかを確認した。医師・看護師・ST・ソーシャルワーカーなどの多職種によるカンファレンスを行い，Cさんの思いを情報共有し，Cさんの意思決定を支えられるようチームで情報提供や精神的なサポートを行った。

Cさんは，告知直後は落ち込み涙を流していたが，抑うつなどの精神症状は見られなかった。「治したい」という強い思いを持ち，家族の支えもあって手術を選択した。Cさんは，手術を行うという意思決定をしてからは代用音声のことを調べたり筆談の練習をしたり，失声後のコミュニケーションにつ

いて考えたりしている。また，失声した後の楽しみも考えながら手術にのぞむことができている。

● **評価**　C さんはがん告知や手術を選択すると失声するという事実から，生きる意味を見失っていたが，医療者チームのかかわりにより，冷静に声を失ったあとの自分の生き方について考えることができた。C さんにはサポートしてくれる家族や，治療が終わるのを待ってくれている友人がいたため，「声を失っても治したい」と，手術をするという意思決定ができた。

#2　術後の機能障害により退院後の生活に適応できない

● **実施**

周術期は離床も順調にすすみ，大きな合併症をおこすことなく経過した。コミュニケーションは，術前に練習していたこともあり，筆談やジェスチャーではかれていた。発声に関しては，C さんは退院後しばらく筆談で対応しようと考えており，医師や ST とも共有し，外来で C さんの生活に合わせて考えていくこととなった。術前のような食べ方ができなくなったものの，C さんは水分をとりながらゆっくり食べることで，病院食を全量食べられるようになった。C さんと家族へ退院後の食事について栄養士から指導を行い，「食事はだいじょうぶそうだね」と筆談で話していた。排便は，いきめなくなったため便秘になってしまった。医師と相談し，下剤を内服し排便コントロールを行っていくことになった。シャワーや入浴に関しては，はじめは看護師同伴で行っていたが，退院を見すえて永久気管孔に水が入らないよう指導を行い，永久気管孔の保護の仕方やお湯は胸の高さまでためるなどの注意点を学び，注意しながらひとりで入れるようになった。永久気管孔からの自己喀痰もできており，医師から自宅では吸引は行わなくてもよいと診断された。また，緊急時の通報システムや障害者手帳の交付について，看護師とソーシャルワーカーから説明を行い，C さんと家族で対応できた。「これなら，なんとか生活していけそうです」と話し，C さんは退院した。

● **評価**

C さんは，自立した生活をしておりセルフケア能力が高かった。また，家族のサポートを得られる環境もある。術後，永久気管孔の管理や，永久気管孔になったことで生じた身体の変化に，医療者チームの指導や情報提供により，家族とともに対応することができ，退院後の生活に適応している。

特論

摂食・嚥下障害患者の看護

A 嚥下の解剖学

1 嚥下運動

摂食とは，食物が認知されて口の中に取り込まれ，口腔，咽頭，食道を経て胃内に移送される一連の過程をいう。食物の通る解剖学的位置から，①**先行期（認知期）**，②**準備期**，③**口腔期**，④**咽頭期**，⑤**食道期**の5期に分類される（▶図1）❶。このうち，口腔期，咽頭期，食道期の過程を**嚥下**（えんげ）という。①から⑤までの5段階を摂食・嚥下運動ということもある。

食塊が口腔→咽頭→喉頭→食道と移動する嚥下運動は，随意運動と不随意運動からなり，口腔期は自身の意思で食塊を送り込む随意運動であるが，咽頭期・食道期は反射によって引きおこされる不随意運動である。

NOTE

❶口腔期，咽頭期，食道期のほかに，口腔相，咽頭相，食道相という用語が用いられることもある。期 stage は，脳による嚥下運動の指令の時間的推移を示す用語で，相 phase は，食塊の移動の状態を示す用語である[1)]。健常者では期と相はほぼ一致するが，嚥下障害患者では不一致がみられることがある。

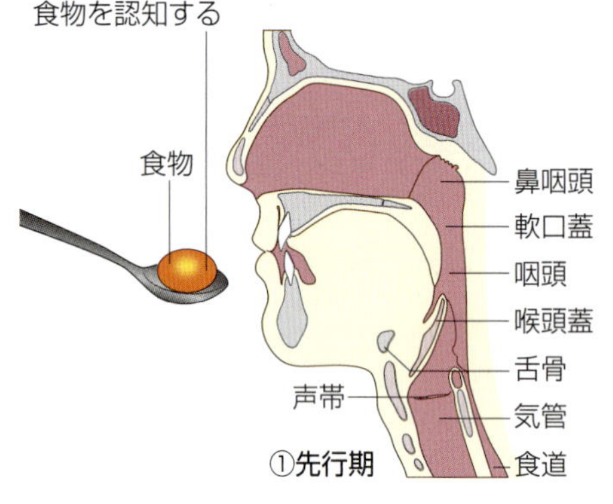

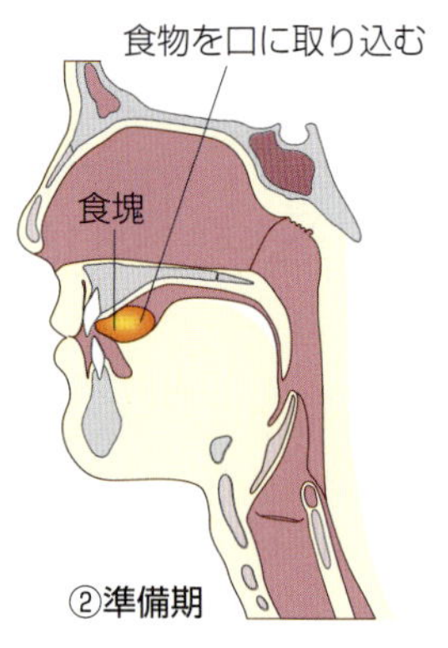

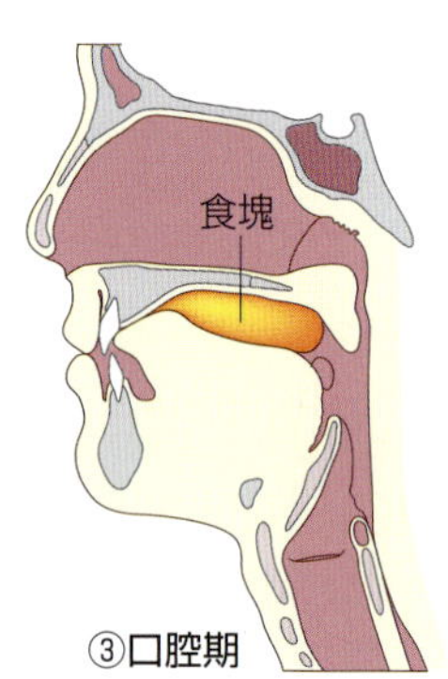

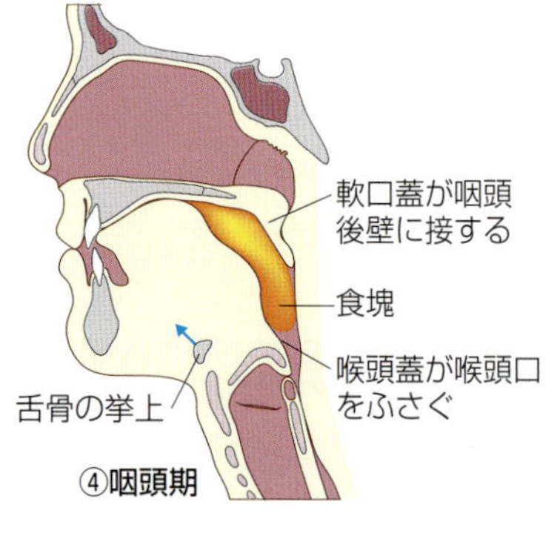

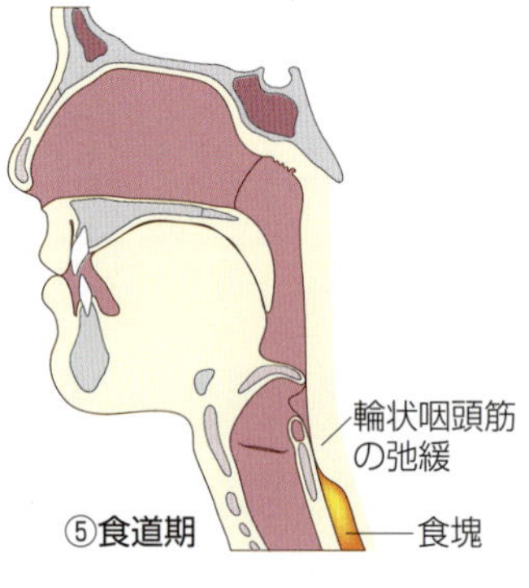

▶図1　嚥下運動のなりたち

①食物を認知し，②食物を取り込み咀嚼する。③舌により食塊を咽頭へ送り込み，④咽頭反射によって食塊を食道へ送り込んだのち，⑤食道の蠕動運動で胃へと食物が送り込まれる。

1）進武幹：［第95回日本耳鼻咽喉科学会総会・学術講演会宿題報告：嚥下の神経機序とその異常］Ⅶ．神経機序からみた嚥下機能検査．耳鼻と臨床，40：2〔2Supplement〕，1994.

2 嚥下に関与する筋肉・神経

1 嚥下に関与する筋肉

嚥下運動に関与する筋肉としてはおもに以下の筋が重要である(▶図2)。

● **舌筋群(内舌筋・外舌筋)** 口腔内で咀嚼(そしゃく)された食品は舌筋群のはたらきにより食塊(しょくかい)となり，舌運動によって咽頭へと送り込まれる。

● **口蓋筋群(口蓋帆張筋・口蓋帆挙筋・口蓋垂筋・口蓋咽頭筋・口蓋舌筋)** 口蓋筋群のはたらきによって軟口蓋が鼻咽腔を閉鎖し，嚥下圧を形成して食物を中咽頭へ送り込む。

● **舌骨筋群(舌骨上筋群・舌骨下筋群・胸骨甲状筋)** 咽頭後壁の反射トリガーによって嚥下反射が引きおこされると，舌骨筋群のはたらきによって喉頭蓋が動き，気管にふたをして呼吸を停止し誤嚥を防ぐ。

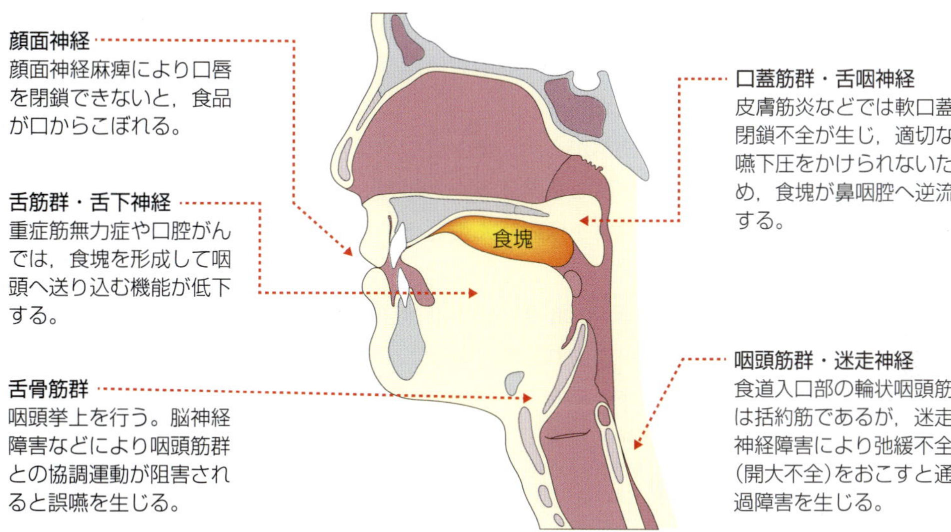
顔面神経
顔面神経麻痺により口唇を閉鎖できないと，食品が口からこぼれる。
舌筋群・舌下神経
重症筋無力症や口腔がんでは，食塊を形成して咽頭へ送り込む機能が低下する。
舌骨筋群
咽頭挙上を行う。脳神経障害などにより咽頭筋群との協調運動が阻害されると誤嚥を生じる。
食塊
口蓋筋群・舌咽神経
皮膚筋炎などでは軟口蓋閉鎖不全が生じ，適切な嚥下圧をかけられないため，食塊が鼻咽腔へ逆流する。
咽頭筋群・迷走神経
食道入口部の輪状咽頭筋は括約筋であるが，迷走神経障害により弛緩不全(開大不全)をおこすと通過障害を生じる。

▶図2 嚥下に関与する筋群および脳神経

column プロセスモデルで理解する摂食・嚥下運動

古典的な嚥下の5期分類に対して，近年では嚥下を①第1期輸送 stage I transportation ②咀嚼 processing ③第2期輸送 stage II transportation ④咽頭期・食道期 swallowing の4ステージに分類するプロセスモデルが提唱されている。従来の5期分類では摂食嚥下運動の各期が独立・遮断して進行するという解釈だったが，プロセスモデルでは②咀嚼と③第2期輸送が分離せず同時進行的にみられるという特徴がある。これまでの5期分類では対応しきれないVF検査などで観察される食塊の動きに対して，プロセスモデルではより合理的なとらえ方を示している。

● 咽頭筋群(上咽頭収縮筋・下咽頭収縮筋〔甲状咽頭部・輪状咽頭部〕・茎突咽頭筋)　咽頭筋群の収縮によって食塊は下咽頭へ送り込まれ，食道の入り口にある輪状咽頭筋(下咽頭収縮筋の輪状咽頭部)が開いて食塊が食道内へと移動する。輪状咽頭筋は肛門と同様に括約筋であり通常は閉じた状態にある。食物が通過する際に開くしくみになっているが，輪状咽頭筋の弛緩(しかん)不全をおこすと，食物の食道通過障害を生じる。

● 食道(内輪筋層・外縦筋層)　食道に入ったあとは，食道の筋のはたらきで蠕動(ぜんどう)運動により胃へと運ばれていく。

2 嚥下に関与する脳神経

嚥下運動に関与する脳神経としてはおもに以下の神経が重要である。

● 顔面神経(第Ⅶ神経)　顔面の表情筋に関与する。顔面神経麻痺(まひ)では閉眼困難(眼瞼(がんけん)が閉じられなくなる状態)となり，口唇も閉じることができず口角が下垂する。口唇閉鎖不全ではよだれや食品が口の端からこぼれてしまう。

● 舌下神経(第Ⅻ神経)　舌の動きに関与する。舌下神経に障害があると食塊を形成し，のどに送り込む運動がじょうずにできなくなる。

● 舌咽神経(第Ⅸ神経)　鼻咽腔閉鎖や嚥下反射に関与する。通常，嚥下時には軟口蓋が閉鎖して鼻腔と咽頭腔を遮断(しゃだん)するが，鼻咽腔閉鎖機能不全では軟口蓋が閉じないために，鼻腔に食物が逆流する。

喉頭蓋は気管と食道の交通を遮断する役割がある。嚥下反射の低下や消失があると，喉頭閉鎖不全が生じ，喉頭蓋が閉じるタイミングが遅れ，食物が気管に流入して誤嚥をおこす。このため食物を飲み込んだときのむせが多くなる。

● 迷走神経(第Ⅹ神経)　反回神経である下喉頭神経は迷走神経の大きな枝であり，喉頭麻痺(反回神経麻痺)では声がかすれる嗄声が生じる。迷走神経のそのほかの枝は咽頭収縮筋や輪状咽頭筋に分布し，これらの神経が障害を受けると嚥下に関与する筋運動が阻害される。

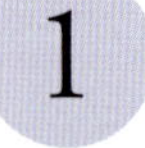

B 嚥下障害の原因となる疾患・手術

1 疾患

嚥下障害をおこす疾患を▶表1に示す。とくに，脳梗塞・脳出血が代表的なものである。延髄には呼吸や嚥下などの生命に重要な中枢が存在する。このため，延髄の嚥下中枢が障害を受ける球麻痺や，延髄の両側性上位運動ニューロン障害による仮性球麻痺では嚥下障害や構音障害が発生する。また嚥下運動には延髄のほかに大脳など脳のほかの部位も関与しているので，大脳の一側性病変でも嚥下障害が生じることはある。

また，脳卒中以外の多くの疾患でも嚥下障害を生じることがあるので，こ

表1　嚥下障害の原因となる疾患

	疾患名
脳血管障害	脳梗塞，脳出血，ワレンベルグ症候群
神経・筋疾患	パーキンソン病，進行性筋ジストロフィー，重症筋無力症，皮膚筋炎，筋萎縮性側索硬化症(ALS)，アカラシア
腫瘍	脳腫瘍，口腔がん，咽頭がん，喉頭がん，食道がん
外傷	頭頸部外傷
炎症・膿瘍	脳炎，口内炎，脳膿瘍，咽頭膿瘍
形態異常	食道憩室，強直性脊椎骨増殖症(フォレスティエ病)
心因性疾患	神経性食欲不振，拒食，認知症，うつ病

れらの疾患の患者に対しては，嚥下に関する十分なアセスメントやリハビリテーションが必要となる。

2 手術

口腔がん，咽頭および喉頭がん，食道がんなどの手術では術後の嚥下障害がしばしば問題となる。

● 口腔がん　食塊の形成困難や舌による送り込みが困難となる場合が多いので，食事開始時は食品形態に工夫が必要である。舌運動障害には嚥下補助床を用いることがある。口腔がんでは喉頭に手術操作が及ぶことはないが，頸部郭清(けいぶかくせい)や遊離皮弁再建の影響により喉頭挙上が阻害されることがある。

● 咽頭および喉頭がん　喉頭全摘出術後などでは安静のため，唾液も嚥下しないでティッシュペーパーなどでふきとる必要がある。創部が落ち着けば経口摂取は可能となるが，鼻咽腔閉鎖機能不全により鼻腔へ食物が逆流することがある。また，永久気管孔を設置すると汁物をすすることができなくなるので，めん類などの食品は摂取が困難となる。

● 食道がん　食道がんでは術後に反回神経麻痺をおこすことがあるので，術後は誤嚥の危険性が高い。胸骨前食道再建の場合は，吻合部の狭窄による通過障害が生じ，逆流性誤嚥がみられることがある。対処法として，手で胸をなでおろすと食物通過に有効である。

これらの術後障害が脳梗塞などによる嚥下障害と大きく異なるのは，①手術によって口腔・咽頭の形態自体が大きくかわってしまうということ，②事前に障害の発生が予測できること，などがあげられる。このため，術前の患者指導においては嚥下に関する十分な説明が重要である。患者が術後におきる障害について正しくイメージできていないと，術後にその落差に落ち込む場合がある。リハビリテーションを受け入れやすくするためには術後の機能障害について患者がどれだけ理解しているのか確認し，看護目標は術前に手術内容に関して患者が完全に疑問がなくなる状態とする。回復意欲をそこなわないようにする精神的ケアも，大事なリハビリテーションの一部である。

3　末期がんと嚥下障害

がんの終末期において経口摂取が困難となる事例は少なくない。口腔・咽頭がんだけではなく，乳がんや肺がんの周囲リンパ節・神経浸潤や，他臓器腫瘍の脳転移などでも嚥下障害が生じることがある。多くの人間にとって，「口から食べること」は「生きること」と同義であり，食事ができないことから絶望感に陥る患者も多い。また，医療者側も「安全な栄養管理」と「患者の希望」のはざまで迷うことも多い。

そうした状況に対して近年では，終末期患者への摂食・嚥下リハビリテーションの有効性が示されるようになってきた。姿勢の調整や食形態の選択，環境調整(▶255 ページ)といった代償性リハビリテーションの効用については「なにかできることがある」「治療がまだ続けられている」という患者と家族へ安心感を与える精神的な援助効果もある。

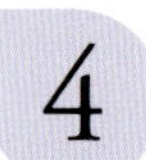

4　そのほかの要因（廃用性萎縮，サブスタンスPの減少）

高齢者においては筋肉量の減少による身体能力の低下，いわゆるサルコペニアも嚥下に関与する。一般に筋肉は活動しない状態にあると，廃用性萎縮により1週間で10～15％の筋力が低下するといわれている。長期間絶飲食の状態にあると咽頭筋群の廃用性萎縮が生じるので，食べ物がうまく飲み込めないことが多い。嚥下障害による誤嚥は重篤な誤嚥性肺炎を引きおこす危険性があり，食事再開時には嚥下機能のアセスメントが必要である。経鼻経管栄養チューブを長期留置していると咽頭粘膜の反射が低下し，喉頭蓋の動きを阻害するので二次性の嚥下障害を引きおこすこともある。このため，

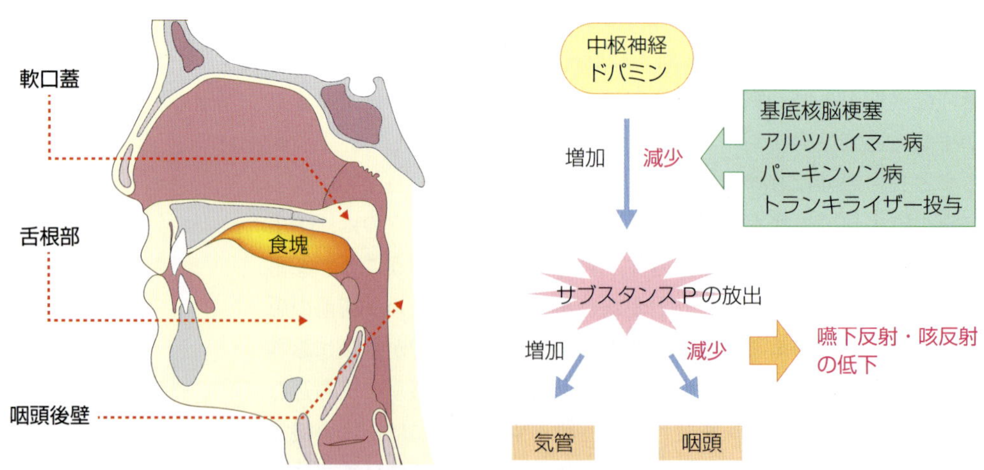

▶図3　嚥下に関与する脳内物質(サブスタンスP)

軟口蓋・舌根部・咽頭後壁が食塊による刺激を受け，舌咽神経・迷走神経を介した中枢からの指令により嚥下運動がおきる(咽頭反射)。サブスタンスPの減少は，この反射を低下させる。

長期留置が必要な場合は胃瘻（いろう）などほかの栄養経路の検討が望ましい。

また，加齢，大脳基底核の脳梗塞，アルツハイマー Alzheimer 病，パーキンソン Parkinson 病や抗うつ薬の副作用による嚥下障害もある。加齢やこれらの疾患，または薬物の副作用によって脳内のドパミンが減少する。カテコールアミンの一種である神経伝達物質のドパミンは嚥下にも関与しており，ドパミンから合成を刺激される脳内物質(サブスタンスP)が減少すると，咳反射・嚥下反射といった咽頭反射が低下することがある(▶図3)。

C 誤嚥の防止

1 嚥下障害の現状

重度の嚥下障害は，誤嚥性肺炎や食物による窒息を引きおこす可能性がある。また，たび重なる誤嚥性肺炎は生命予後に大きく影響する。嚥下障害による誤嚥のリスクを避けるために，さまざまな嚥下リハビリテーションと栄養管理が考案されてきた。しかし，それらをもってしても制御困難な誤嚥を有する患者や，将来的に高度の誤嚥や窒息につながることが予測される患者も存在する。

2022(令和4)年において，誤嚥性肺炎は日本人の死因の6位で死因の3.9%を占めており，5万6千人以上が誤嚥性肺炎で亡くなっている[1)]。とくに認知機能が低下した高齢者や気管切開をした患者，寝たきりとなった患者の嚥下リハビリテーションは難渋することが多く，さまざまな嚥下リハビリテーションや栄養管理を駆使しても，誤嚥性肺炎を繰り返すことが多い。このような症例は多くの場合，経口摂取が一切禁止され，胃瘻による栄養管理がされることがあるが，胃瘻が必ずしも誤嚥性肺炎の回避につながるとは限らない。今後，超高齢化社会が進むにつれ，このような患者が増加していくことが予測される。また，高齢でなくとも，精神発達遅滞・脳性麻痺・そのほかの神経疾患などにより誤嚥性肺炎を繰り返すことがある。

2 誤嚥防止術の役割

誤嚥防止術は，呼吸の経路と嚥下の経路を完全に分離する手術である。通常の場合，咽頭腔は嚥下・呼吸の共通経路となっているが，誤嚥防止術で呼吸・嚥下の経路を完全に分離することにより，唾液や食塊などを誤嚥することが物理的になくなるため，食塊・唾液の気管への垂れ込みによる気道障害を防ぐことができる。そのため，重度の嚥下障害患者に対し，誤嚥性肺炎の予防や唾液喀痰の管理，経口摂取の再獲得，生命予後の延長を目的として，

1）厚生労働省：令和4(2022)年人口動態統計月報年計(概数)の概況.

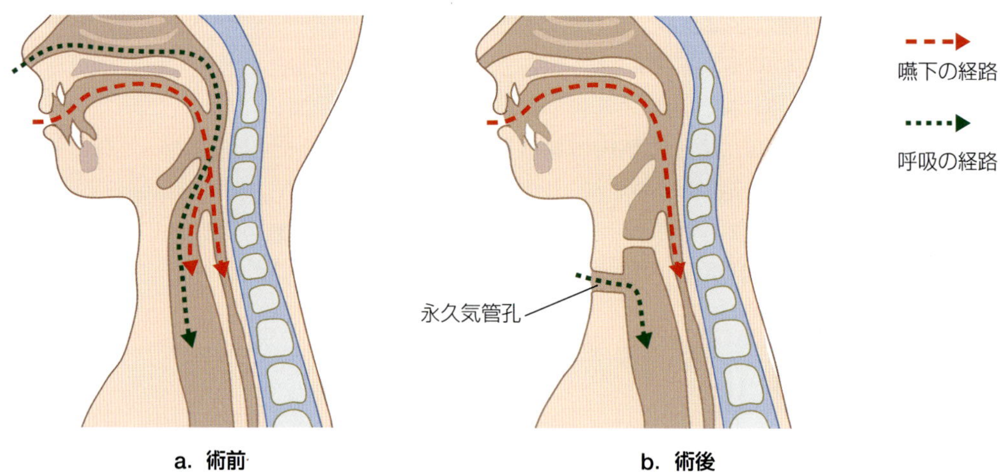

図 4　声門閉鎖術

両側声門部を縫合し，永久気管孔を作成することで，気道(呼吸の経路)と食道(嚥下の経路)を完全に分離する。

表 2　誤嚥防止手術の適応

1. 誤嚥による嚥下性肺炎の反復がある，またはその危険性が高い
2. 嚥下機能の回復が期待できない
3. 構音機能や発声機能がすでに高度に障害されている
4. 発声機能の喪失に納得している

(日本耳鼻咽喉科頭頸部外科学会：嚥下障害診療ガイドライン 2024 年版[Web 動画付]，p.50，金原出版，2024)

誤嚥防止術が施行されることがある。

誤嚥防止術には，喉頭気管分離術・喉頭中央部分切除術・声門閉鎖術(図4)など，さまざまな方法が考案・実施されているが，どの術式であっても，手術を行うことにより発声機能が犠牲になることや永久気管切開孔が必要となることに注意が必要である。ただし，人工呼吸器装着が必要な症例や気管切開孔の狭窄をきたしてしまう症例を除き，カニューレを要しないカニューレフリーの状態にすることは可能である。術後の合併症として，縫合不全やカニューレ抜去困難に悩まされる可能性はあるものの，そのような合併症がおきない場合には，比較的安全に嚥下の管理が可能となる。

したがって，誤嚥防止術の実施を検討する際には，発声機能をとるか，誤嚥性肺炎の回避をとるか，という判断を迫られることになる。また，手術後は在宅で管理するのか，あるいは施設に入所するのかなど手術後のゴールを想定することも必要である。一般的な誤嚥防止術の手術適応については，「嚥下障害診療ガイドライン 2024 年版」で述べられている(表2)。これらの条件を満たした症例においては誤嚥防止術が1つの選択肢となりうる。

3 誤嚥防止術のメリット・デメリット

1 誤嚥防止術のメリット

経口摂取の可能性

気道と食道が完全に分離されることで，誤嚥を心配することなく，あらゆる形態の食塊の経口摂取に挑戦することができる。手術を行うことで必ずしも経口摂取が可能になるとは限らないが，誤嚥が防止されることで躊躇することなく嚥下訓練に取り組むことが可能となる。

介護者の負担軽減

誤嚥を繰り返す患者や気管切開をしている患者の在宅看護では，多くの場合，家族が患者の喀痰の管理に追われ，疲弊することが多くなる傾向にある。高齢化社会となり，介護する側もまた高齢者であることも少なくないと思われ，たえまない喀痰の管理は家族にとって大きな負担となる。誤嚥防止術を行うと，永久気管孔から痰の量が減少するため，痰の吸引回数・吸引量が減り，介護者の負担が大きく軽減されることが期待される。

同様の理由から，介護施設における受け入れの可能性が高まることもメリットとしてあげられる。近年は多くの介護施設でも誤嚥防止術が認知されるようになり，誤嚥の心配がないとして受け入れられることが多くなってきた。

医療費への貢献

先に述べたように，日本における誤嚥性肺炎による死亡は多い。また，それを管理するための医療費も膨大であるだけでなく，患者の家族による経済的な負担も大きい。繰り返す誤嚥性肺炎を防ぐことができる誤嚥防止術には，医療費を抑える効果も期待できる。

2 誤嚥防止術のデメリット

発声機能を失う

発声機能を失い，声によるコミュニケーションを失うことは患者にとっては大きな損失である。音声言語によるコミュニケーションがすでに失われている場合は比較的適応になりやすいが，音声によるコミュニケーションが残っている場合は適応判断に慎重な判断が求められる。

また，一度手術を行えば，発声機能を取り戻すことは困難なことが多く，倫理的な検討や，本人・家族との入念な話し合いが必要となる。この手術を行う前に，患者の嚥下機能の原因は精査されたか，手術以外の方法は充分に検討されたか，あらためて考える必要がある。

D　嚥下障害のアセスメント

1　嚥下に関連する全身状態の評価

嚥下機能は加齢やさまざまな病態により障害されることがある。徐々に機能が低下する場合や，疾患により突然その機能を失う場合，また機能回復のためのリハビリテーションによりその回復過程にある場合もある。また，嚥下障害による低栄養から，さらなる機能低下をもたらすこともある。嚥下機能を評価する際には，飲み込みに関する機能だけでなく，呼吸や循環・消化器症状などのほか，口腔内の状態や義歯適合の有無，摂食・嚥下行動に必要な筋肉量，栄養状態について評価する必要がある。問診や摂食・嚥下時の観察を行い，総合的にアセスメントをする(▶表3)。

2　嚥下機能評価方法

嚥下機能の評価には，前項の問診や観察に加え，さまざまな評価法がある。一般的なスクリーニング検査としては，反復唾液嚥下テスト，水飲みテスト，フードテストがあげられる。さらに客観的な評価として，嚥下造影検査，嚥下内視鏡検査がある。嚥下造影検査による評価が最も多くの情報が得られるため，嚥下造影検査とほかの検査を組み合わせて評価していくことが望まし

▶表3　評価のポイント

身体所見	□栄養状態，脱水の有無 □呼吸状態(呼吸数，咳，痰，胸部の聴診所見，気管切開の有無) □循環動態(血圧，心拍数およびその変化) □消化器症状(胃食道逆流症・下痢・便秘の有無) □発熱の有無，感染徴候の有無 □口腔・咽頭粘膜の状態(よごれ・乾燥・潰瘍・炎症の有無) □義歯の有無と適合，歯周病の有無
問診	□食事の摂取量に変化はないか □日中や睡眠時に唾液でむせることはないか □痰が増えていないか □痰の粘性が増していないか □流涎が多いか □ろれつがまわりにくいか □発熱を繰り返していないか □体重が減少してきたか
摂食時の観察	□嚥下後にむせる □嚥下後，湿性嗄声がある □嚥下時に違和感や痛みがある □呼吸の変調，呼吸数や酸素飽和度の変化 □咽頭や肺の聴診で雑音がある □口角から食塊がこぼれる □食塊が鼻から出てくる □食事で疲労する，時間がかかる

い。

しかし，嚥下造影設備のない施設ではそのほかの検査を組み合わせて評価し，嚥下造影検査が必要な場合には嚥下造影検査の可能な病院へ紹介するなどの連携が重要となる。

1 医師とともに実施する検査

嚥下造影検査（VF 検査）

X 線透視装置を使用し，造影剤を含んだ食品や液体を嚥下する様子を動画で観察する検査を**嚥下造影検査** videofluoroscopic examination of swallowing（VF 検査）という。食塊を口腔から咽頭・喉頭・食道へ移送し嚥下する様子を，正面・側面像で実際に目で見て評価することができる。診断のための検査として，器質的疾患や機能的異常の有無，食塊の残留，嚥下のタイミングのずれや誤嚥の有無などを評価する（▶図 5）。誤嚥した場合には，誤嚥の原因や，防御機能としての咳嗽・むせの有無（不顕性誤嚥の有無）などを評価する。また，治療のための検査として，姿勢や食物形態をその場で調整し評価することで，誤嚥のリスクのより少ない安全な摂食嚥下方法を客観的にさがすことができる。ただし，被曝のリスクがあるため，造影はできるだけ短時間にする必要がある。検査は透視検査室で行われ，医師，放射線技師，言語聴覚士と連携して実施する。

嚥下内視鏡検査（VE 検査）

鼻咽腔喉頭ファイバーにより直接口腔や咽頭・喉頭の嚥下状態を評価する方法を**嚥下内視鏡検査** videoendoscopic examination of swallowing（VE 検査）という（▶図 6，図 7）。実際の摂食場面での評価・観察が可能で，器質的異常の有無や嚥下前後の分泌物や食物残渣の貯留の状態を直接視覚的に評価できるな

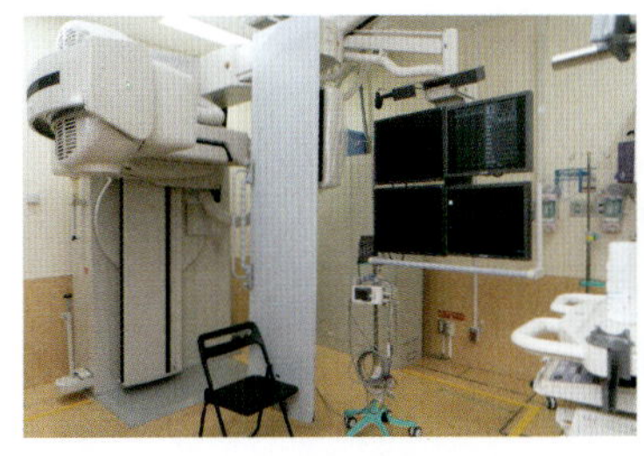
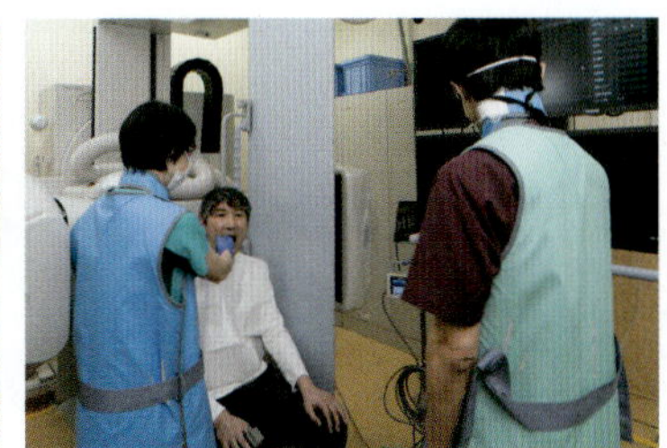

MOVIE

▶図 5 嚥下造影検査（VF 検査）

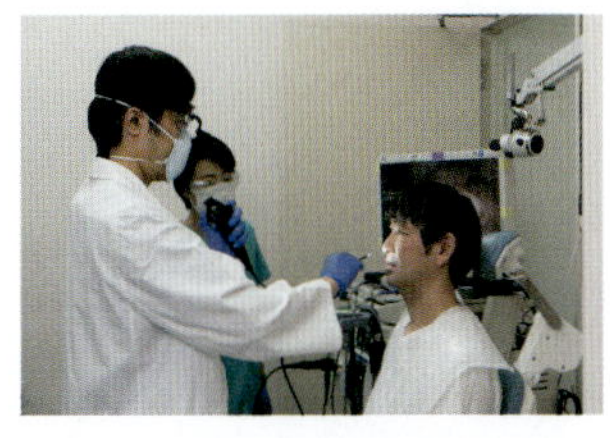

MOVIE

▶図 6 嚥下内視鏡検査（VE 検査）

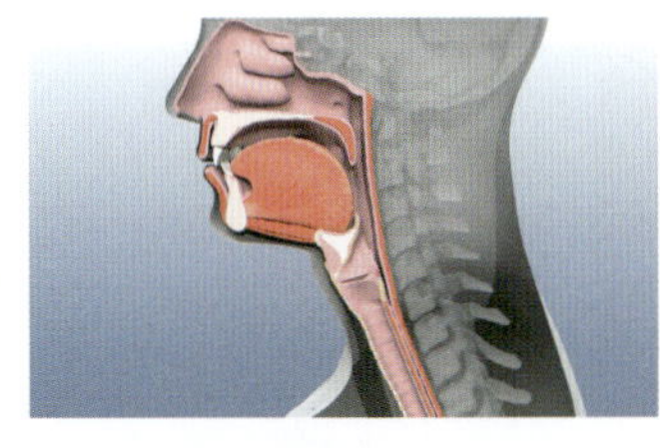

MOVIE

▶図 7 嚥下運動

どの利点がある。しかし，嚥下の瞬間が見えない❶ため，嚥下造影検査などほかの検査との併用が望ましい。嚥下造影検査と異なり被曝がなく，ベッドサイドや在宅でも施行可能な検査である。おもに検査を実施するのは耳鼻科・歯科口腔外科・リハビリテーション科の医師であることが多い。

NOTE

❶正常な嚥下反射時に咽頭腔の収縮により視野消失が生じることをホワイトアウトという。

2　ベッドサイドで可能なスクリーニング検査

反復唾液嚥下テスト

反復唾液嚥下テスト repetitive saliva swallowing test(RSST)はベッドサイドでも簡便に実施することのできる検査である。口腔内を湿らせたあとに，30秒間，空(から)嚥下を繰り返してもらい，触知しながら喉頭隆起の動きを見て嚥下の回数を数える。嚥下回数が2回以下だと嚥下障害の可能性が高く，高齢者では3回以上を正常としている。

水飲みテスト・改訂水飲みテスト

水飲みテストは，30 mLの水を一気に嚥下してもらい，その際の嚥下の状態，嚥下回数，むせの有無，呼吸の変化を判定する方法で，比較的軽症例に用いることができる。

改訂水飲みテスト modified water swallowing test(MWST)は中〜重症例にも実施できる検査であり，冷水3 mLを口腔底に注いだあと嚥下してもらい，嚥下の様子を観察する(▶表4，図8)。臨床的には改訂水飲みテストを初回評価で用いることが多いが，明らかに誤嚥が疑われるような重症例には，1 mLの水，もしくはとろみつきの水で評価を検討することも必要である。

フードテスト

フードテスト food test(FT)は，口腔における食塊形成，咽頭への送り込み

▶表4　改訂水飲みテスト

手技	判定基準
• 冷水3 mLを口腔底に注ぎ嚥下してもらう。 • 嚥下後，反復嚥下を2回行わせる。 • 4点以上なら最大2施行繰り返す。 • 最もわるい場合を評点とする。	1. 嚥下なし，むせる and/or 呼吸切迫 2. 嚥下あり，呼吸切迫(silent aspiration の疑い) 3. 嚥下あり，呼吸良好，むせる and/or 湿性嗄声 4. 嚥下あり，呼吸良好，むせなし 5. 4に加え，反復嚥下が30秒以内に2回可能

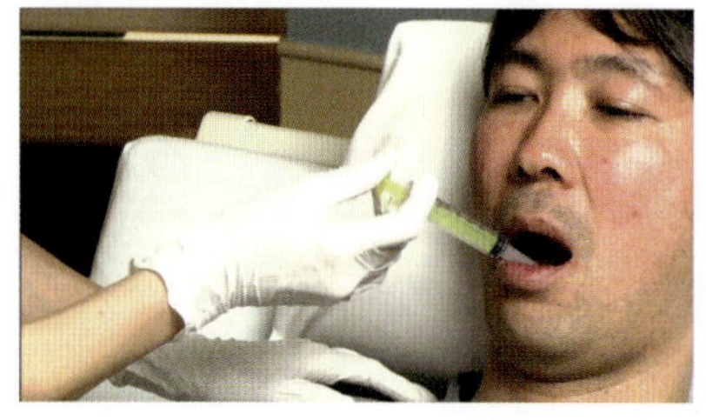

MOVIE

▶図8　改訂水飲みテスト
冷水3 mLを口腔底に注いだあとに嚥下してもらい，嚥下の様子を観察する。

の機能を評価するための方法で，茶さじ1杯のプリンを舌背前部に置き，それを嚥下してもらい評価する(▶表5)。水飲みテストと同様，その際の嚥下の状態，嚥下回数，むせの有無，呼吸の変化を観察するが，嚥下後に口腔内にプリンが残留しているかどうかを確認する点で水飲みテストと異なる。

重度の嚥下障害が疑われる場合には，プリンを誤嚥すると肺への侵襲が高いため，カロリーや甘さの少ないゼリーなどで評価するほうが望ましい。

頸部聴診法

頸部聴診法は聴診器で頸部を聴診する方法で，嚥下前後の呼吸音，嚥下音を聞いて評価する方法である。聴診器は普及型を利用することもできるが，高齢者や小児の頸部聴診には，小児用/乳児用の聴診器のほうが頸部にあてやすい。聴診時の接触子をあてる部位は，輪状軟骨より下方の気管外側上付近とし，嚥下時の喉頭挙上運動や嚥下に随伴する頭頸部の運動を接触子によって妨害しないように留意する(▶図9)。

通常，正常な場合は0.8秒以内の力強い嚥下音が聞こえ，嚥下後には澄んだ呼吸音が聞こえる。しかし，長い嚥下音や弱い嚥下音，嚥下時に含嗽のようなゴロゴロした音や，むせに伴う喀出音が聞こえてきた場合には，誤嚥，咽頭や梨状陥凹への残留が疑われる。

▶表5 フードテスト

手技	判定基準
• 茶さじ1杯のプリンを舌背前部に置き食べてもらう。 • 嚥下後，反復嚥下を2回行わせる。 • 評価値が4点以上なら最大2施行繰り返す。 • 最もわるい場合を評点とする。	1. 嚥下なし，むせる and/or 呼吸切迫 2. 嚥下あり，呼吸切迫(silent aspiration の疑い) 3. 嚥下あり，呼吸良好，むせる and/or 湿性嗄声 and/or 口腔内残留中等度
	4. 嚥下あり，呼吸良好，むせなし，口腔内残留ほぼなし 5. 4に加え，反復嚥下が30秒以内に2回可能

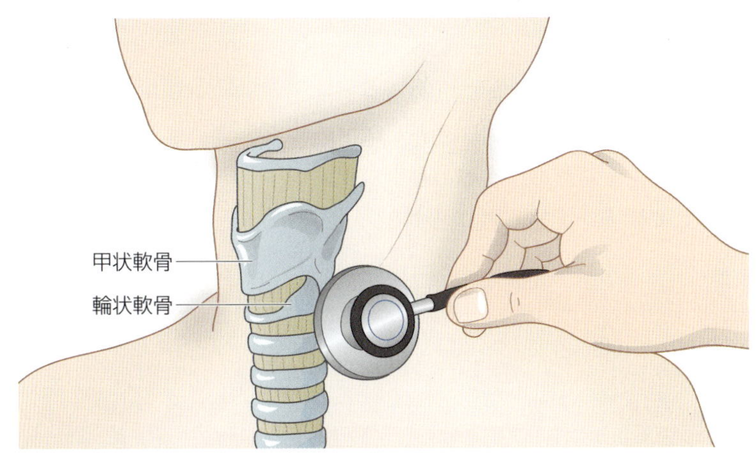

▶図9 頸部聴診法の聴診器の位置

聴診時は聴診器の接触子を輪状軟骨より下方の気管外側付近にあてる。

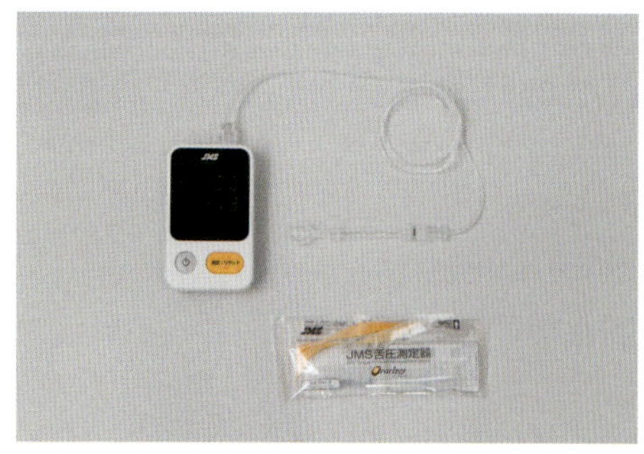
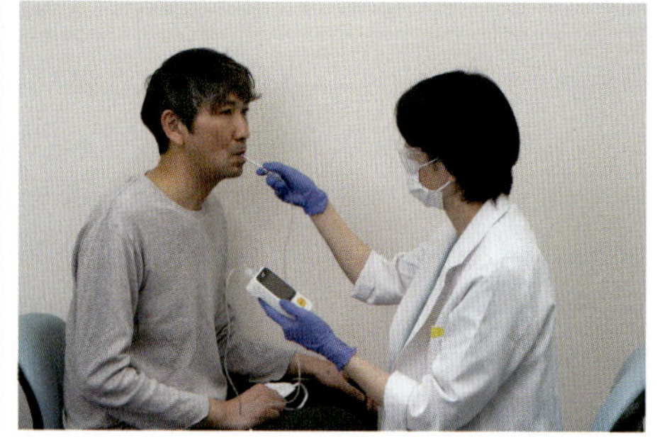

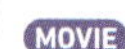

図10　舌圧検査

● 留意点　上記の4つの評価法は簡便ではあるが，水や食物を用いる直接的な評価は，必ず医師の指示のもとに実施する。また，誤嚥のリスクを考慮して，酸素飽和度を確認しながら，必ずすぐに吸引ができる状態で行う。

そのほかの検査：舌圧検査

舌圧は舌圧測定器を用いて測定する。ディスポーザブルのバルーン上口腔内プローブを口蓋前方部と舌で押しつぶしたときの最大舌圧を測定する評価である（図10）。30 kPa以上を正常値とする。舌圧と嚥下機能やオーラルフレイルとの関係が報告されている。看護師も実施することができるが，算定は歯科診療報酬でのみ可能である。

3　検査の適応と実施

評価法を含む検査を実施するためには，意識が清明で，バイタルサインが安定していることが前提条件となる。意識障害がある場合は，水や食べ物を用いる検査は行わず，口腔ケアや顔面・口腔器官の運動など，間接的な評価を中心に実施する。検査を実施する前には口腔ケアをしっかり行い，誤嚥したときのリスクが最小限となるよう心がける。

検査は経口摂取開始前に実施し，経口摂取が可能かどうかを評価して，経口摂取の開始段階（食事形態や姿勢）・嚥下訓練の内容を決定する。実際に嚥下訓練や経口摂取が開始されたあとも，食事形態の段階を上げる際などに再評価を随時行っていく。

前述した検査は信頼性の高い検査ではあるものの，1回限りの検査では，その日の体調や精神状態などにも左右される可能性もある。また，嚥下動態は日内変動があり，1回の食事の間でも変化するため，実際の食事や訓練場面の嚥下状態の観察に加え，必要に応じて検査を実施し再評価する。

E 嚥下障害患者の看護

1 リハビリテーション

嚥下障害のリハビリテーションは，患者を中心に，医師・看護師・リハビリテーション部門・栄養士・薬剤師・歯科医師・歯科衛生士・放射線技師・医療ソーシャルワーカーなどさまざまな部門が連携をとってアプローチすることが必要である(図11)。近年，とくに栄養サポートチーム nutrition support team(NST)と嚥下チームとの連携が重要視されている。

リハビリテーションの実施にあたり，まず嚥下機能の評価を行い，現状を知ることが必要である。患者の嚥下状態を把握し，誤嚥をおこす原因をさがし，そこを改善するアプローチを考える。短期・長期でのゴール設定を行うとよい。

嚥下訓練の実際

嚥下訓練には大きく分けて，食物を使用する直接的訓練と食物を使用しない基礎的訓練(間接的訓練)がある。誤嚥のリスクの高い重度の嚥下障害患者に対しては，まずは基礎的訓練を実施し，嚥下機能・呼吸機能・発声機能などの基礎的な機能の改善を目ざす。

直接的訓練は，嚥下訓練の開始基準を満たした場合に移行する。基礎的訓練は，直接的訓練を開始したあとも並行して実施するのが望ましい。図12のように訓練を組み合わせていく。「全身状態」「栄養摂取」「口腔ケア」と組み合わせてリハビリテーションのプログラムをたてていくことが大切である。

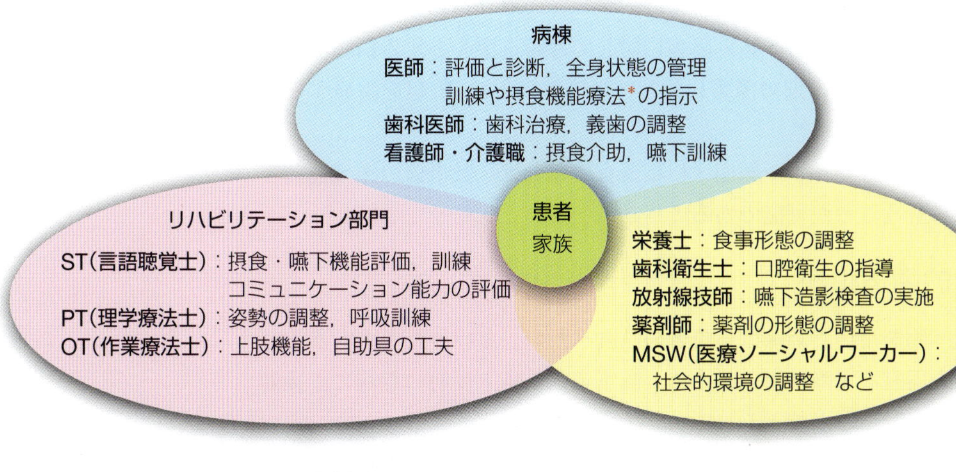

病棟
医師：評価と診断，全身状態の管理
訓練や摂食機能療法*の指示
歯科医師：歯科治療，義歯の調整
看護師・介護職：摂食介助，嚥下訓練

患者
家族

リハビリテーション部門
ST(言語聴覚士)：摂食・嚥下機能評価，訓練
コミュニケーション能力の評価
PT(理学療法士)：姿勢の調整，呼吸訓練
OT(作業療法士)：上肢機能，自助具の工夫

栄養士：食事形態の調整
歯科衛生士：口腔衛生の指導
放射線技師：嚥下造影検査の実施
薬剤師：薬剤の形態の調整
MSW(医療ソーシャルワーカー)：
社会的環境の調整 など

図11 チームアプローチによる嚥下リハビリテーション

*摂食機能療法は，看護師も嚥下訓練を実施することで診療報酬の算定が可能である。そのため，患者の嚥下機能向上のための介入を積極的に行うことができる。算定基準は，「摂食機能障害を有する患者に対して，個々の患者の症状に対応した診療計画書に基づき，医師または歯科医師，もしくは医師・歯科医師の指示のもとに看護師・准看護師・歯科衛生士・言語聴覚士・理学療法士・作業療法士が訓練指導を行った場合に限り算定できる」となっている。

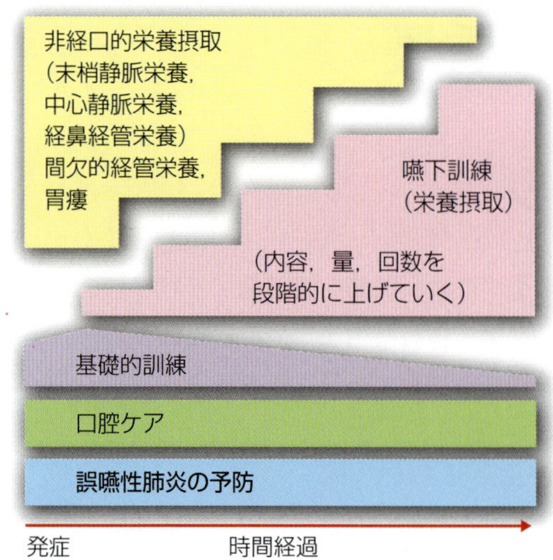

図12　段階的訓練の組み合わせの例

（藤谷順子：障害の状態に応じた摂食・嚥下リハビリテーション．藤島一郎・藤谷順子編著，嚥下リハビリテーションと口腔ケア．p.85，メヂカルフレンド社，2006，一部改変）

1　基礎的嚥下訓練

基礎的嚥下訓練は，嚥下障害患者すべてに適応できる訓練である。食べ物を直接用いないので，経口摂取がまだ危険な誤嚥のリスクの高い患者にも実施可能である。顔面・口腔器官や呼吸筋などの廃用の予防と，運動の改善を目的として実施する。随意的に実施できない場合は，ストレスを与えない程度に他動的に行う。また急性期の場合，口腔周囲の過敏性が高い場合があるので，過敏性をより高めないように注意する。

目的に合わせて表6に示すような訓練を実施する。基本的には障害の部位に対応した訓練方法がある。たとえば，食べ物の取り込み障害に対しては口唇の運動を，口腔期の送り込み障害に対しては舌を中心とする口腔器官の運動・構音訓練を，咽頭期の障害に対しては嚥下反射の惹起（じゃっき）を誘発するような訓練を行う。

頸部のリラクセーションや顔面・口腔器官の運動は，食事前の準備運動としても簡便に行うことが可能である。

2　直接的嚥下訓練

実際に食べ物を用いた訓練は，患者の「食べたい」といった要求も満たし，嚥下に必要な器官を実際に用いるため，嚥下運動・嚥下反射の惹起に直接的な影響をもたらすことができる。

実際に，適切な食物形態の食事での適切な訓練だけで改善する症例も多い。食事介助は看護業務として行っているので，その技術を向上させるのは看護の基本であり，多職種のチームワークのなかで，通常，看護部門が嚥下訓練の担い手となる。

● 開始基準　次のような開始基準を満たせば，基礎的訓練に加え，直接的

▶表6 基礎的嚥下訓練の一覧

手技	目的	方法
のどのアイスマッサージ(▶図13)	嚥下反射誘発 嚥下運動の持続時間の延長	凍らせた綿棒や冷水に浸した喉頭鏡などで，前口蓋弓・舌後半部・舌根部・軟口蓋・咽頭後壁に冷圧(味覚)刺激を与える。
頸部の運動 (▶図14)	頸部のリラクセーション 喉頭周囲筋の運動の促進	頸部の筋肉がかたくなり，動きがわるくなっていると，嚥下運動を妨げる。可動できる範囲で上下・左右回旋運動を行う。ただし，頸椎損傷症例などは注意を要する。
顔面・口腔器官の運動 (▶図14)	口腔期の送り込みの改善 舌根部の運動の改善 鼻咽腔閉鎖不全の改善 咀嚼・食塊形成の改善	開口・開閉訓練，舌のストレッチ・舌背挙上運動，舌尖挙上運動 舌巧緻性訓練・舌の左右運動，舌根後退訓練，口唇の突出・引き運動 咀嚼筋の運動，頰の運動 ブローイング訓練
構音訓練	口腔期の運動の改善	顔面・口腔器官の運動と構音は対応しているので，顔面・口腔器官の運動とあわせて行う。 「パ・バ・マ行」：口唇音→口唇の閉鎖の改善 「サ・タ・ダ・ラ・ナ行」：前舌・舌尖音→舌の巧緻性の改善 「カ・ガ行」：奥舌音→奥舌・舌骨挙上の改善
発声訓練	声量・発声持続の改善 喉頭閉鎖の改善	発声の持続が低下した患者に対して，10秒程度の持続を目標に練習を行う。
頭部挙上訓練 (shaker exercise)	舌骨運動の改善 食道入口部開大の改善	仰臥位をとり，両肩をつけたまま足の爪先を見るように頭部のみを挙上させる。
開口反射誘発法 (K-point 刺激法) (▶図15)	仮性球麻痺による開口困難例に開口効果 嚥下反射誘発	K-point を軽く圧迫刺激すると開口が促される。また，ここを刺激することで嚥下反射惹起を促すこともでき，唾液の嚥下訓練としても利用できる(直接訓練でも嚥下反射を誘発する方法として効果的である)。
OE 法(間欠的口腔-食道経管栄養法)，チューブ飲み訓練	咽頭期の嚥下運動の改善	経管チューブやネラトンチューブを経口で嚥下する。OE 法の場合，チューブの先を食道に留置し，経管栄養を食道に流すことでより生理的な食塊の流れに近づく。
バルーン拡張法訓練	食道入口部の開大	おもに食道入口部開大不全のあるワレンベルグ症候群の患者に適応がある。バルーンつきカテーテルを経口あるいは経鼻から挿入し，バルーン部分を上部食道に置く。空気でバルーンを拡張させ，バルーンを引き抜く。開始時は3～4 mL 程度を目安とし，6～7 mL 程度まで拡張させる。
呼吸訓練	呼気筋の筋力増強 呼気持続の延長	呼吸コントロール訓練，口すぼめ呼吸，腹式呼吸，ハフィング，スクイージングなどの排痰訓練(PT と協力して行う)
咳嗽訓練	呼吸と声門閉鎖の協調性の改善 誤嚥物の喀出能力の改善	呼息のあと，息をとめる。 その後，強い咳・咳ばらいを促す。
前舌保持嚥下訓練	咽頭の収縮改善	挺舌した舌を上下切歯で軽く保持したまま空嚥下する。舌根部と咽頭壁の接触を強化する。

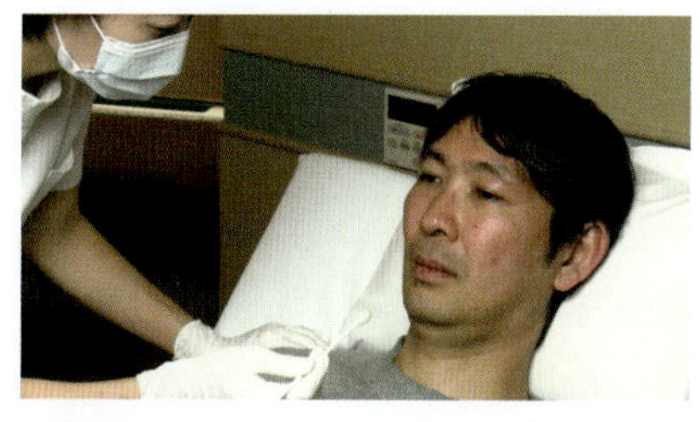

MOVIE

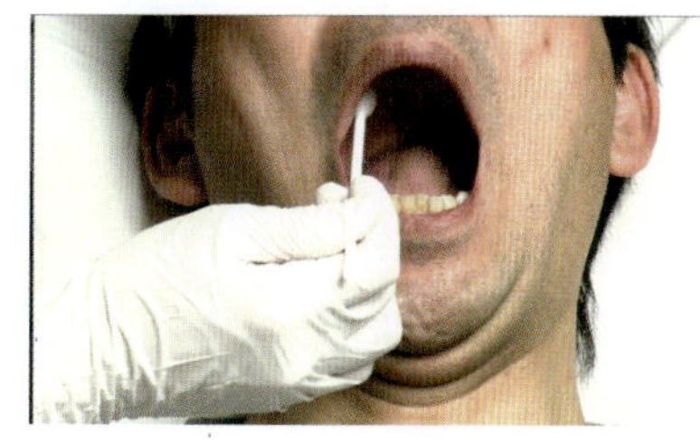

MOVIE

▶図13 のどのアイスマッサージ

①深呼吸

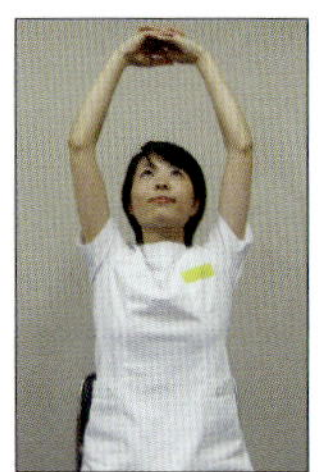

吸う：手を組んで上に上げ，息を吸い，肋間が開くのを感じる

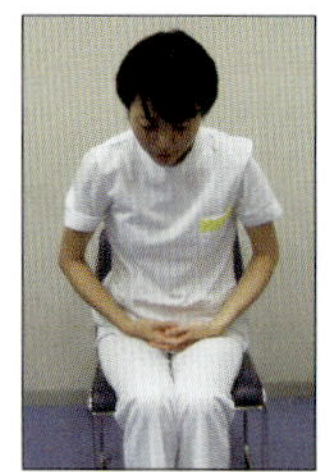

吐く：下腹部に手をあて，ゆっくり息を吐き出す

②肩の運動

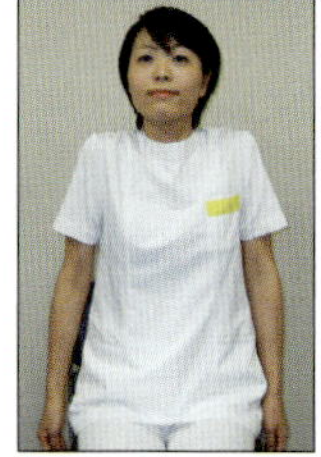

上げる：ゆっくり上げる

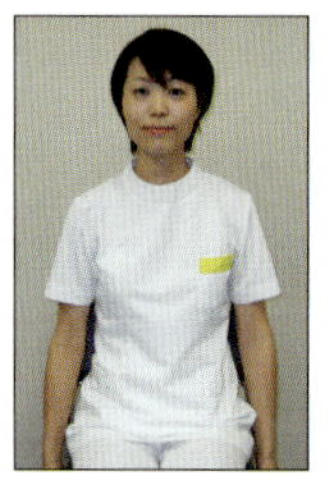

下げる：力を抜く

③首の運動

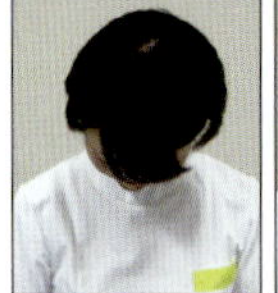
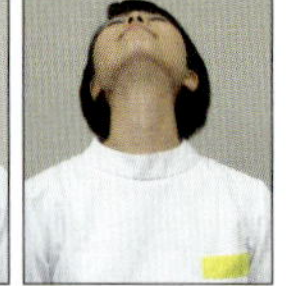

前後

[最後に首をぐるっとまわす]

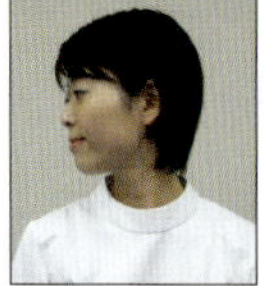
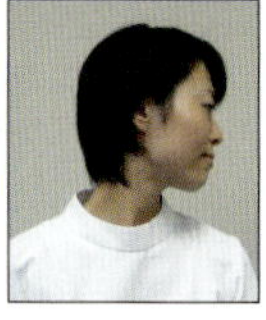

左右回旋

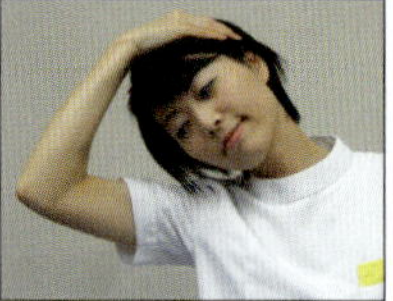
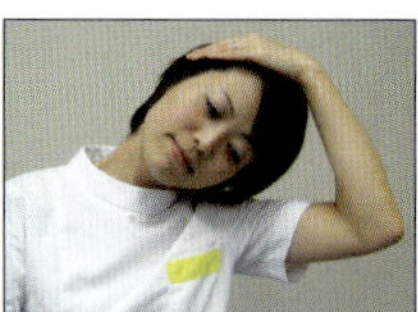

左右横：ゆっくり息を吐きながら

④口の開け閉め

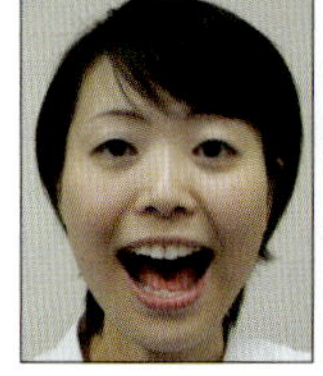

大きく開けて（アー）

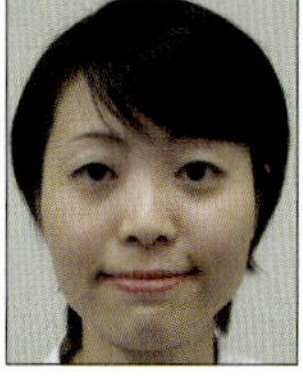

閉じる（ン）

⑤頬の運動

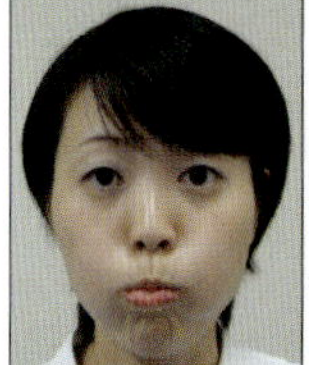

ふくらます（プーッ）

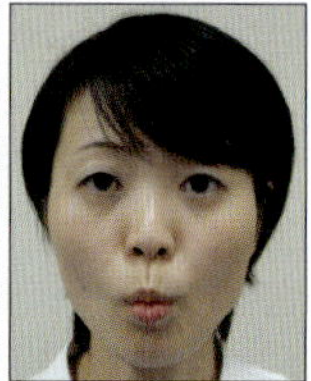

さっとすぼめる

⑥唇の運動

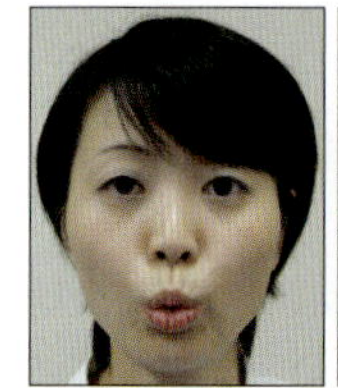

突き出す（ウー）

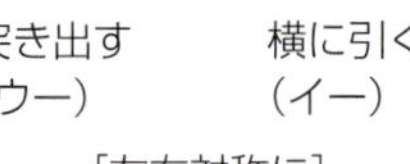

横に引く（イー）

[左右対称に]

⑦舌の運動（出す→引く）

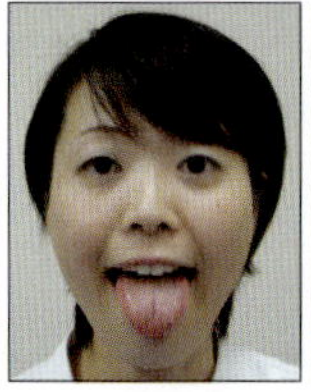

出す：力を抜いてまっすぐに（ベーッ）

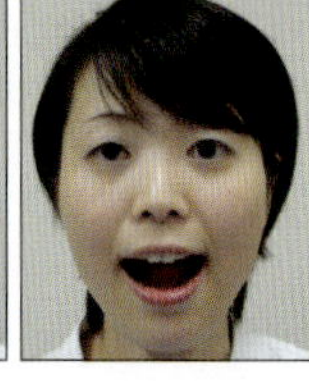

引く：口を開けたまま舌を引っ込める

⑧舌の運動（右→左）

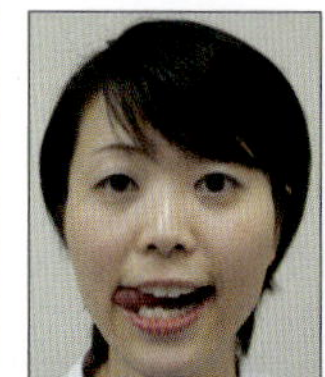

右　左

[首や顎が動かないように]

⑨舌の運動（上→下）

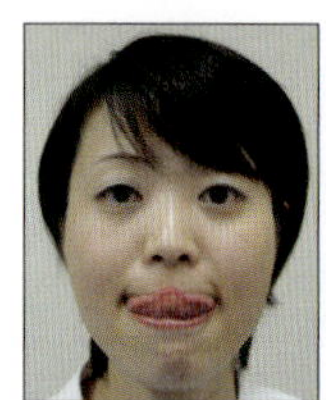
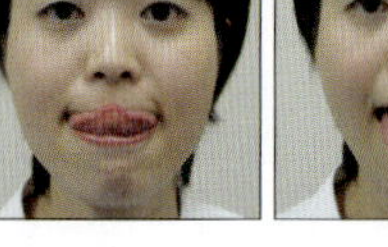
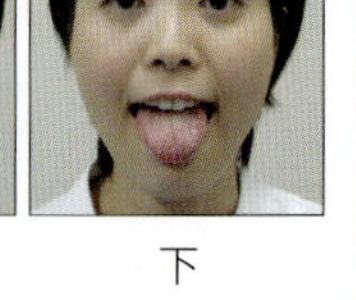

上　下

[舌だけを動かして上下につける]

図 14　嚥下体操

嚥下訓練を開始する。開始基準には，①著明な発熱がなく，全身状態が安定している，②意識レベルがよく，ジャパン-コーマ-スケール（JCS）1 桁以上，③唾液の嚥下が可能（できれば指示嚥下が可能），④口腔内の清潔が保たれて

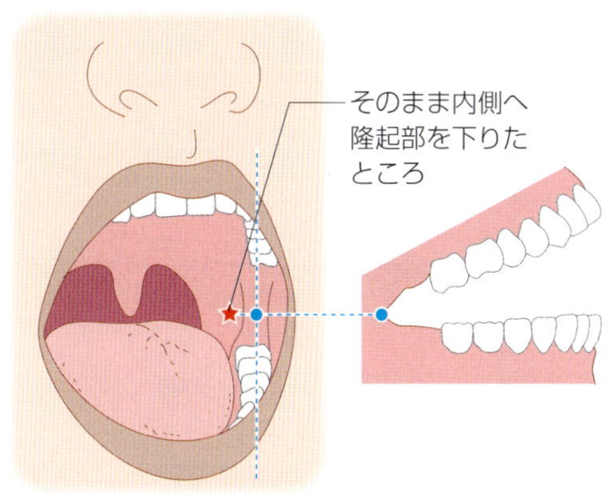
そのまま内側へ
隆起部を下りた
ところ

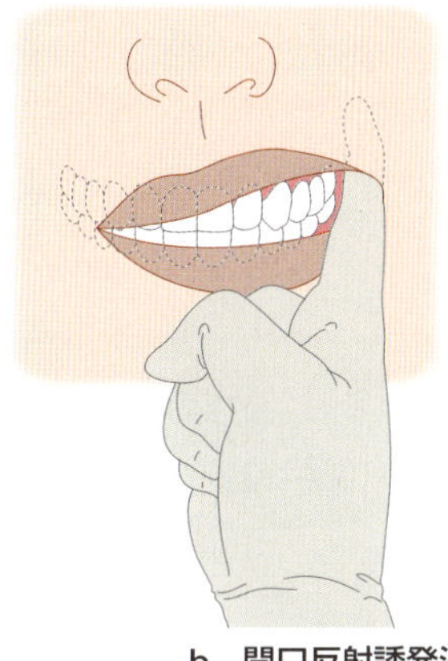
歯列にそって
指を奥に入れ
てK-pointを
さわる。

a. K-pointの位置　　b. 開口反射誘発法

図15　開口反射誘発法(K-point刺激法)

(Kojima, C. et al.：Jaw opening and swallow triggering method for bilateral-brain-damaged patients：K-point stimulation. Dysphagia, 17：273-277, 2002より作成)

いる，⑤咳が十分できる，などがあげられる。

直接的嚥下訓練開始時は，誤嚥のリスクに備えてSp_{O_2}モニター，吸引器などを準備しておく必要がある。なお，気管カニューレや経腸栄養チューブなどは，嚥下訓練にとってマイナスの要因となるが，直接的嚥下訓練開始が可能な場合もあり，気管カニューレ装着の場合はとくに慎重に進めていく必要がある。

経腸栄養チューブは可能であれば，できるだけ細いもの(8～10 Fr)を使用することが望ましい。直接的嚥下訓練は，姿勢の調整・食物形態の選択などを組み合わせて実施していく。

◆ 姿勢の調整

嚥下障害がある場合には，リクライニング姿勢で食べるのが望ましい。リクライニング姿勢になると気道が上で食道が下となり，食物が気管に入りにくく，食道に入りやすいという嚥下に有利な姿勢となって，解剖学的に誤嚥がおこりにくくなる。また，食物の送り込み障害のある患者にも，重力を利用して口腔期の送り込みがたすけられるといった利点がある。

90度におこした姿勢や車椅子座位で食べるのがよいと一般的に思われがちだが，必ずしもそうではない。覚醒を促したり，自力摂取をしたりするには90度が効果的であることが多いが，嚥下訓練においては，90度だと誤嚥のリスクが高くなる場合が多い。基本的には中～重度障害例は，▶図16のようにリクライニング30度程度からはじめるのが望ましい。リクライニングの角度は30度・45度・60度と段階があり，嚥下障害に合わせた角度の選択が必要で，嚥下障害に改善がみられてきたら座位に近い角度にかえていく。ただし，胃食道逆流症がある場合には，90度に近いほうが望ましいこともあるので，注意を要する。

また，誤嚥予防の姿勢として頸部前屈❶がある(▶図16)。頸部を前屈させ

NOTE

❶頸部の角度調整は，頸部前屈(屈曲)位と頭部屈曲位，頸部前屈突出位の3つを区別する必要があるが，嚥下に最も有利な頸部前屈位について記載した。

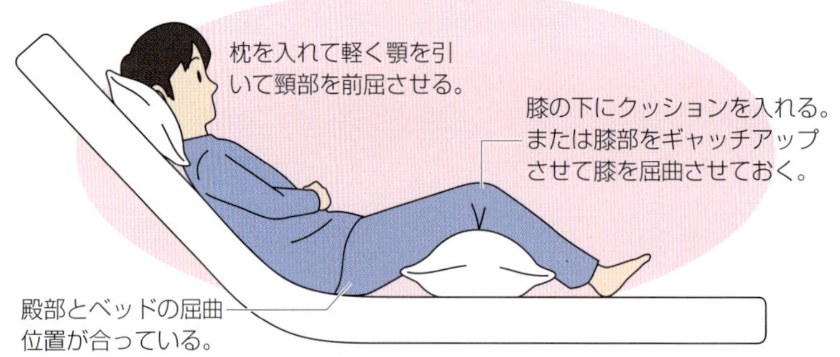
ギャッチアップの前にヘッドボード
のところまで近づけておく。
枕を入れて軽く顎を引
いて頸部を前屈させる。
膝の下にクッションを入れる。
または膝部をギャッチアップ
させて膝を屈曲させておく。
殿部とベッドの屈曲
位置が合っている。

図16 嚥下に有利な姿勢(リクライニング姿勢と頸部前屈位)

表7 嚥下機能改善のための手法

手技	目的	方法
30度リクライニング	重力により口腔期の送り込みをたすける。気道を上，食道を下にすることで誤嚥を防止する。	ベッドやリクライニング車椅子を用い，30度のリクライニング姿勢で嚥下訓練を行う。
頸部前屈位	喉頭蓋谷や梨状陥凹の残留をクリアにする。	頸部をやや前屈させた姿勢で嚥下する。
空(から)嚥下(複数回嚥下)	食物の咽頭残留を減らす。	食物を口に入れ，嚥下したあとに，もう一度空嚥下(食物を口に入れずに嚥下する，唾液を飲む)を促す。
息こらえ嚥下(supraglottic swallow)	嚥下前にあらかじめ息をこらえて声門閉鎖をすることで気道に食物が入るのを防ぐ。	食物を口に入れたあと，鼻から息を吸ってしっかりとめる。その後嚥下して，呼気を吐く。
嚥下の意識化(think swallow)	なにげなく無意識に行われていた嚥下を「意識化」することで誤嚥や咽頭残留を防ぐ。	食物を口に入れたあと，「しっかり飲み込んで」「ごっくん」などの声かけをして嚥下を促す。
交互嚥下	異なる形態の食物を交互に摂取することで咽頭に残留した食物を減らす。	食物を口に入れ嚥下したあと，最初のものとは異なる物性の食物を口に入れて嚥下する(ゼリー⇔おかゆなど)。
一側嚥下	通過のよいほうの咽頭を食物が通過するようにし，通過のわるいほうに食物が残らないようにする。	リクライニング位をとり，通過のよい咽頭側を下に完全側臥位をとる。下にした咽頭側と反対に頸部を回旋させ，嚥下する。
横向き嚥下	頸部を回旋することで，通過のよい咽頭に食物が入るようにし，梨状陥凹や喉頭蓋谷への食物の残留を減らす。	頸部を回旋し，食物を口に入れる，もしくは食物を入れてから頸部を回旋させ，嚥下する。たとえば，右を向いて嚥下すると左側を食べ物が通過しやすくなる。
完全側臥位法	側臥位の姿勢をとることで，食物の流路を側方に限定することにより食材が気管に流入することを防ぐ。	側臥位で安楽な姿勢をとり，嚥下訓練を行う。麻痺がある場合は，非麻痺側の側臥位をとる方が安全である。

ると頸部の前面の嚥下筋がリラックスし，嚥下運動が行いやすくなる。また，咽頭と気道に角度がつき，誤嚥を防ぐことができる。

そのほか，嚥下に有利な手法を表7に示した。嚥下に有効な姿勢に加え，食事時間中(直接的嚥下訓練中)に疲労しにくく継続可能な姿勢を選択していく。

◆ 経口摂取開始時の食形態とひとくち量

一般的に，嚥下障害例に対しては，液体にとろみをつけたものやゼリーなどの半流動食から嚥下訓練を開始する。最初の1口は，誤嚥のリスクもあるため，カロリーの少ない，万一誤嚥しても肺への侵襲性の低いものを用いる❶。

最初はティースプーン 1/3〜1 杯程度(1〜3 cc)の少量の嚥下の練習からはじめる。ゼラチンゼリーはスライス状で摂取すると口腔・咽頭を通過しやすく，スライス型食塊をまる飲みすることで咽頭残留・誤嚥を防ぐことができる。ゼリーが嚥下しにくい場合には，液体にとろみをつけたものを用いる。

NOTE

❶たとえば，プリン・ヨーグルトよりも，とろみつきの水やゼリーなどを使用する。

◆ 食形態の段階的なステップアップ

ゼリーやヨーグルトなどの経口摂取が可能になれば，段階的に摂取量を増やし，食事回数や食形態をステップアップしていく。嚥下食には，嚥下訓練食品(0j ゼリー・0t とろみ水)→嚥下調整食 1j(ゼリー・ムース状)→嚥下調整食 2-1・2-2(なめらかなペースト・ミキサー食)→嚥下調整食 3(形はあるが押しつぶし，食塊形成が容易なもの)→嚥下調整食 4(軟菜食)→常食，といった段階がある(▶図 17)[1]。

食事回数は最初は1日1回(日中)から開始し，段階的に2回(朝・昼)，3回(朝・昼・夕)と増やしていく。誤嚥のリスクがある場合は，夜間に誤嚥性肺炎を発症しやすいため，夕食は慎重に開始する。食形態は，1つの食形態に対し 2〜3 日嚥下状態や摂取量を観察・評価し，問題がなければ次の段階へステップアップする。ただし，重症例や高齢者は慎重に行う。食事の前半では順調に嚥下ができていても，食事の後半で呼吸疲労がみられ嚥下反射が遅延，咽頭残留が増加し誤嚥につながる事例が高齢者にはよくみられるためである。むせや痰の増加，呼吸器症状の悪化，炎症反応の増加がみられた場合には，無理をせずにいったん経口摂取の中止を検討する。体調が安定していれば再評価を行い，安全な食形態の再選択を行う。それでも発熱や喀痰量の増加など，誤嚥が疑われる場合には，基礎的嚥下訓練にたち戻ることや経口摂取以外の栄養摂取方法を考慮していくことも必要である。

また，食形態のステップアップが困難な場合は，同じ食形態のなかでの量の増加をはかる。たとえば，残歯や義歯がなく咀嚼が困難な場合は，嚥下調整食 2 や 3 がゴールになることもあり，その形態のなかで十分な栄養摂取が可能な献立を考える必要がある。最近は，高カロリーの補助栄養食品も多く販売されているので，市販品を併用するなど，栄養面を考慮しながらのサポートが必要である。栄養サポートチーム(NST)がある場合は，早期からの介入を検討する。

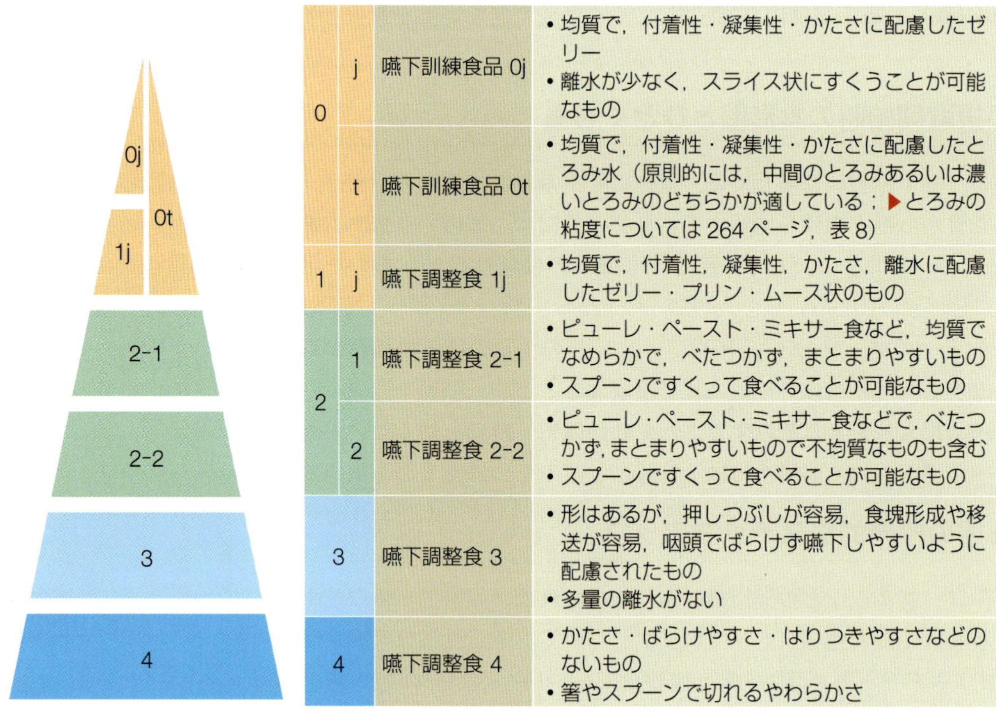

コード		名称	形態
0	j	嚥下訓練食品 0j	• 均質で，付着性・凝集性・かたさに配慮したゼリー • 離水が少なく，スライス状にすくうことが可能なもの
	t	嚥下訓練食品 0t	• 均質で，付着性・凝集性・かたさに配慮したとろみ水（原則的には，中間のとろみあるいは濃いとろみのどちらかが適している；▶とろみの粘度については 264 ページ，表 8）
1	j	嚥下調整食 1j	• 均質で，付着性，凝集性，かたさ，離水に配慮したゼリー・プリン・ムース状のもの
2	1	嚥下調整食 2-1	• ピューレ・ペースト・ミキサー食など，均質でなめらかで，べたつかず，まとまりやすいもの • スプーンですくって食べることが可能なもの
	2	嚥下調整食 2-2	• ピューレ・ペースト・ミキサー食などで，べたつかず，まとまりやすいもので不均質なものも含む • スプーンですくって食べることが可能なもの
3		嚥下調整食 3	• 形はあるが，押しつぶしが容易，食塊形成や移送が容易，咽頭でばらけず嚥下しやすいように配慮されたもの • 多量の離水がない
4		嚥下調整食 4	• かたさ・ばらけやすさ・はりつきやすさなどのないもの • 箸やスプーンで切れるやわらかさ

表の理解にあたっては嚥下調整食学会分類 2021 の本文を参照のこと。

図 17　嚥下調整食分類 2021

（日本摂食嚥下リハビリテーション学会嚥下調整食委員会：日本摂食嚥下リハビリテーション学会嚥下調整食分類 2021. 日本摂食嚥下リハビリテーション学会雑誌 25(2)：138-143, 2021，一部改変）

◆ 直接的嚥下訓練の中止の判断

経口摂取訓練を開始後，以下のような状況がみられたら，誤嚥性肺炎，原疾患の悪化や栄養状態の悪化，そのほかの感染症，摂食介助法の見直しも含めてアセスメントを行い，医師と相談して適宜訓練を中止する。中止の判断については訓練方法を見直すことによって継続可能な場合もあるため，1つの症状の出現のみで判断せずに総合的に評価しなければならない。

(1) 37℃以上の発熱
(2) 呼吸状態の悪化
(3) 肺野聴診上や胸部 X 線，CT 画像上の異常所見
(4) 痰の増加や膿性痰への変化
(5) 嚥下前後の声質変化（嚥下後に湿性嗄声）
(6) 炎症反応の増加
(7) 体重減少
(8) 患者自身による異常の訴え
(9) 食事所要時間の遅延

1）日本摂食嚥下リハビリテーション学会嚥下調整食委員会：日本摂食嚥下リハビリテーション学会嚥下調整食分類 2021. 日本摂食嚥下リハビリテーション学会雑誌，25(2)：135-149, 2021.

◆ まとめ

基礎的嚥下訓練・直接的嚥下訓練は，患者や訓練を実施する人にとって無理のない範囲で行う。障害に応じた訓練方法を選択し，継続的に行えるような計画をたてる。適宜，嚥下機能の評価を行い，訓練の効果が出ているか，訓練方法の見直しの必要性を考え，効率のよい訓練が行えるようにする。

2 食事介助

1 患者の問題

摂食嚥下障害をもつ患者の問題として，次のようなことが考えられる。これらは独立したものではなく，それぞれ関連して患者の全身状態の悪化をもたらす。

● **誤嚥・窒息・肺炎発症のリスク**　窒息は生命の危機に直結する。また，誤嚥時に口腔内細菌を気管・肺へと吸引することによって誤嚥性肺炎(▶Column)を引きおこし，重篤な状態となることも少なくない。これを誤嚥性肺炎という。

● **低栄養・脱水のリスク**　経口摂取量が少なくなると生命維持に必要な栄養や水分が不足し，結果として基礎疾患や感染症を悪化，遷延させることになる。

● **食べる楽しみの喪失**　「食べる」ことは「生きる」ことである。摂食や飲水時にむせることによる呼吸苦や，脱水や低栄養によって経口摂取そのものが負担になることがある。本来は楽しみである食事ができない，あるいは苦痛になると，生きる気力を失うことにもつながる。

column 誤嚥性肺炎

誤嚥とは，飲食物や口腔咽頭分泌物，胃内容物が声門をこえた下気道に入ることをいう。誤嚥した際に，咳嗽などの症状がある顕性誤嚥の場合は肺炎にいたらないことも多いが，誤嚥しても症状を伴わない不顕性誤嚥は多くの肺炎の原因と考えられている。

肺炎による入院患者の多くは高齢者であり，一般的に細菌性肺炎のほとんどは誤嚥によるものである。①明らかな誤嚥が確認された事例，②誤嚥が強く疑われる病態，③嚥下障害をみとめる，のうちいずれかがあてはまる場合に誤嚥性肺炎と診断されることが多い。

健常者の肺炎は，酸素投与や抗菌薬投与によって軽快し，再発はほとんどみとめないが，誤嚥性肺炎の場合は，誤嚥をおこす背景が存在する限り肺炎を繰り返すことになり，治療における抗菌薬投与の占める割合は相対的に低くなる。誤嚥の機会を減らすこと，誤嚥する細菌量を減らすこと，および多少の誤嚥でも肺炎を発症しない体力を維持することが，より重要となる。誤嚥性肺炎を繰り返す患者については，肺炎発症前のびまん性細気管支炎の段階で適切に対応できるよう，本人・家族を含めたチームで情報を共有することが必須である。よって，適切な口腔ケアを含めた嚥下障害への包括的なリハビリテーションが期待される。

表 8　摂食嚥下の 5 期モデルと障害の要因

	障害の概要	障害の要因
先行期(認知期)：高次脳機能	食事の認識ができない 集中できない ひとくち量が調整できない	意識障害，認知機能低下，高次脳機能障害
口腔準備期：随意運動	口腔内取り込みができない	開口障害，口唇閉鎖不全
	咀嚼ができない	歯牙欠損，義歯不適合，咀嚼関連筋運動障害， 顎関節障害，舌の運動障害
	食塊形成ができない	舌の運動障害，唾液分泌障害
口腔期：随意運動	食塊の送り込みができない 口腔内残渣が多い	舌の運動障害，口腔内感覚障害
	鼻腔や口唇からこぼれる	鼻咽腔閉鎖不全，口唇閉鎖不全，顔面筋麻痺
	嚥下前に咽頭へ流入する	舌の運動障害，口腔・咽頭感覚障害
咽頭期：嚥下反射	誤嚥，喉頭侵入，咽頭残留	嚥下障害，咽頭感覚障害，嚥下反射遅延
食道期：蠕動運動	食道に食物が入らない	食道入口部開大不全
	食道内逆流，胃食道逆流	食道憩室，蠕動運動不良，腹圧上昇(便秘等含む)

plus　認知機能低下がみられる患者

嚥下に関する口腔・咽頭機能は良好でも，認知機能低下により食事摂取が進まないことがある。経口摂取の機会が減ると，関連機能の廃用性萎縮をもたらすことになり，結果として嚥下障害が進行することになる。

いかに食べる意欲を引き出すかが重要なポイントとなるため，患者の生活リズムや行動パターン，認知機能に合わせた調整が必要である。混乱をまねかないよう，無理に食べさせたり患者のいやがる訓練を押しつけたりすることは避け，食事に集中できるよう落ち着いて過ごせる環境を整え，使い慣れた食器を用いる，家族や親しい人とともに食事ができるよう調整するなど，食べることは楽しいという体験を積み重ねられるよう配慮する。

以下におこりやすい問題と対処法をまとめた。

(1) 開口しない，食べ物を認知できない
- K-point 刺激法で開口を促す。
- スプーンで下口唇に触れ，食事開始を認識してもらう。
- スプーンを患者に持ってもらい(あるいは介助者の手を添えて)，みずから口に運んでもらう。
- 形態をおにぎりやサンドイッチにして手を使って食べてもらう。

(2) 拒食がある，口に入れても吐き出す
- 本人の嗜好に合わせた食品を選ぶ。
- 摂取時間や量を確認し，空腹時に食事をすすめる。

(3) 食べ物を口に入れたまま咀嚼しない，嚥下しない
- 嚥下反射誘発手技(アイスマッサージ刺激，K-point 刺激)を行う。
- スプーンを患者に持ってもらい(あるいは介助者の手を添えて)，みずから口に運んでもらう。
- 咀嚼運動がおこりやすいもの(せんべいなど)をすすめる。

(4) 食事をつぎつぎと口に詰め込む
- 適切なペーシングのため，声をかける。
- 小さいスプーンを使用しひとくち量を減らす。
- 窒息防止のためには固形物ではなくペースト食にするなど食形態を考慮する。

2 アセスメント

嚥下障害をきたしやすい基礎疾患の有無と合わせて，廃用性萎縮や薬剤の影響も考慮する。

認知機能が低下している場合は，とくに自覚症状として訴えないことが多いため，家族や介護者からも情報を得ながら，全身の身体所見と合わせて評価を行う。具体的な項目は▶表3に示されている評価のポイントを参照されたい。

摂食嚥下の5期モデルにおける障害とその原因となりうるおもな要因を▶表8に示す。要因は1つではなく，関連しあって存在することも多い。

3 看護目標

(1) 肺炎や窒息などの合併症を予防し安全に食事ができる。
(2) 効果的な訓練により十分な水分と栄養が確保できる。
(3) 身体機能が改善し，よりよい生活を送ることができる。
(4) 必要な訓練が継続して実施できる。

4 食事介助の実際

まず，看護師が食事介助はリハビリテーションであるということを認識することが必要である。基礎的嚥下訓練と直接的嚥下訓練を組み合わせ，段階的なステップアップを行うリハビリテーションの機会が，毎日の食事や口腔ケアの時間なのである。これを，患者本人と家族にも認識してもらうことで，嚥下機能の維持・向上につなげることができる。

◆ 食事開始前

環境の調整

認知機能低下(▶Plus)や，半側空間無視・注意障害など高次脳機能に障害がある場合(▶Plus)は，食事に集中できるように環境を調整する。食事前に排泄をすませる，テレビを消す，適宜カーテンを閉めるなど，食事から注意がそれないように環境を整え，必要以上に話しかけないなどの配慮が必要である。また室温にも気を配り，必要に応じ衣類や掛け物の調整を行う。この

plus　半側空間無視がある患者

半側空間無視は脳の障害部位の反対側にあらわれるもので，右大脳の障害(左片麻痺)患者に多い。この場合，まっすぐ歩いているつもりでも右側へ寄っていく，左側から来る人や物に気づくのが遅れるなどの症状があり，食膳の左側にある食べ物を残すことがある。食事介助における対応として，①食物を見える位置に配膳する，②無視側から声をかける，③無視側の上肢を刺激して使うよう促す，などがあげられる。

ほか，半側空間無視のある患者の場合，食べ物を認知しやすい位置に置くなどの工夫をする。また，片麻痺などで上肢操作が困難な場合には，テーブルの高さや食器の工夫，上肢運動のリハビリテーションについて作業療法士(OT)と相談し，食事環境を整える必要がある。

食器の調整

麻痺や筋力低下がある場合，患者が持ちやすい自助食器の導入を検討する。スプーンは，小さく浅めのものがひとくち量を調整しやすい。

姿勢の調整

嚥下に有利な姿勢は図10に示した。リクライニング姿勢と頸部前屈位を基本とし，嚥下造影検査などによって検討された，個人に合った誤嚥しにくい姿勢を調整する。胃食道逆流症や下部食道括約筋の閉鎖不全がある場合は，上半身の挙上が可能か検討する。座位の場合には，背面支持ができていること，足底が接地していることにより姿勢の安定が得られるため，クッションや足台を用いて調整する。また，目線や上腕の可動域を考慮してテーブルを配置し，高さを調整する。

基礎的嚥下訓練

発声訓練や，舌・口唇・頬・頸部の運動，リラクゼーションなどを行う。食事前に数分でも基礎的嚥下訓練を加えることで，覚醒を促し，食事中の誤嚥を予防することができる。表5にあるなかから，患者に合った方法を選択する。

口腔内環境の調整

嚥下に有利な口腔内環境を整え，誤嚥性肺炎を予防するためにも，口腔ケアは重要である。口腔準備期の食塊形成において，唾液が果たす役割は大きいため，唾液分泌量が低下して口腔内が乾燥している患者には唾液腺マッサージが有効である。意識状態および口腔内の感覚を刺激するために，アイスマッサージも効果がある。また，必要に応じて義歯の調整を行う。

吸引の準備

痰はしっかり喀出しておく。必要時は食事前に喀痰吸引を行う。食事中にむせが見られた場合など吸引が必要となった際には，吸引刺激による嘔吐に注意する。

食形態の確認

食形態の選択と段階的なステップアップは前項で述べた。

そのうえで，患者個人に合った形態を調整する。好みの食品や味つけにすることで食事がスムーズに進み，摂取量が増えることもあるため，患者や家族の意見も取り入れる。

◆ 食事時

(1) 介助者は，患者の健側に食物を運びやすいこと，利き手が使えることを考慮して患者の視界に入るように座り，目線を合わせて食事介助を行う(図18)。感染予防のため，介助者は必要時，手袋やマスクを装着する。

(2) これから食事が始まること，なにを食べるかを患者に見せて説明し，意

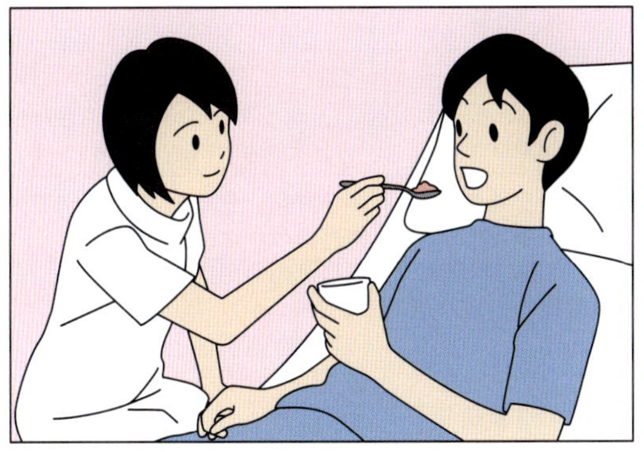

a．よい例

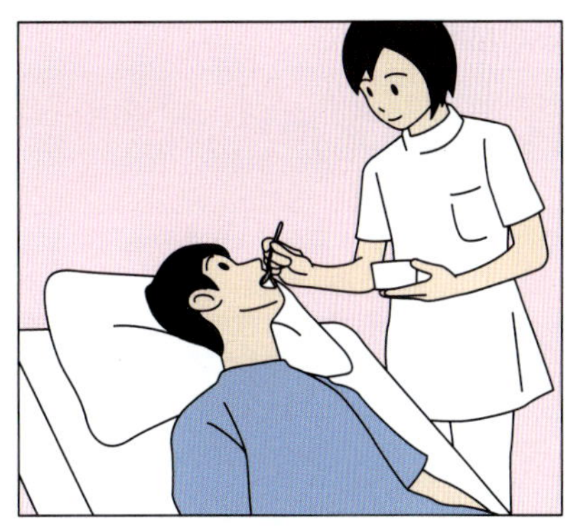

b．わるい例

- 介助者は目線を合わせて，やや斜め下から介助する。
  - ・頸部前屈を促しやすい。
  - ・目線が食物に向き，スプーンが近づくにつれて，「食べる構え」の準備がしやすい。
- 介助者が頸部の嚥下反射惹起を確認しやすくなる。
- 介助者が座っているほうが介助も安定し，患者もリラックスしやすい。
- 患者に麻痺などがない場合には，介助者は利き手で介助できる位置に座る。自然な手の動きで介助でき，疲労しにくい。
- 患者が麻痺などで自力摂取困難な場合でも，持てるほうの手で食器を持ってもらうと，目線が食物に向きやすい。また頸部前屈を促しやすい。

- 介助者が立っていると，目線が上を向きやすく，スプーンを上に抜きやすくなる。
  - ・頸部が伸展しやすい。
  - ・誤嚥をまねきやすい。
- 介助者が立っていると，嚥下反射惹起の確認がしにくい。
- 介助者が立っていると，介助者も疲労しやすく，患者も落ち着かない。
- 介助者が逆手で介助することで，口腔への食物の運び方が不自然になる。
- 横から食物が口に届くと，認知しにくい。

［注］標準予防策として，必要に応じ，マスクや手袋，ゴーグルの着用が望ましい。

［よい例］

MOVIE ①基本的な食事介助

MOVIE ②自力で食器が持てる場合

MOVIE ③スプーンの抜き方

［わるい例］

MOVIE ①スプーンの抜き方

MOVIE ②逆手

図18　食事介助

識を食事に向けてもらう。「口を開けてください」「口を閉じてください」「ごっくんしてください」などと言葉をかけながら介助する。通常は無意識に行われる嚥下を意識してもらうことで，一連の嚥下運動を強固にする❶。

(3) ひとくち量は小さいスプーン1杯(3～20 mL)が適切であるといわれているが，適量より多くても少なくても送り込みが困難となるため，患者に合わせて調整する。口腔内に食物が入っているときは十分に咀嚼してから嚥下を促し，口腔内に食物が残っていないことを確認して次のひとくちへと進める。患者があせることのないように介助を行う。また，食物を口腔内に入れる位置にも注意する。片麻痺のある患者は健側に食物

NOTE

❶これを嚥下の意識化 think swallow という。

表9 とろみの粘度について

	段階1 薄いとろみ Mildly thick	段階2 中間のとろみ Moderately thick	段階3 濃いとろみ Exetremely thick
飲んだときの性状	「drink」するという表現が適切なとろみの程度 口に入れると口腔内に広がる 液体の種類・味や温度によっては，とろみがついていることがあまり気にならない場合もある 飲み込む際に大きな力を要しない ストローで容易に吸うことができる	明らかにとろみやある感じがありかつ「drink」するという表現が適切なとろみの程度 口腔内での動態はゆっくりですぐには広がらない 舌の上でまとめやすい ストローで吸うのは抵抗がある	明らかにとろみがついていて，まとまりがよい 送り込むのに力が必要 スプーンで「eat」するという表現が適切なとろみの程度 ストローで吸うことは困難
見たときの性状	スプーンを傾けるとすっと流れ落ちる フォークの歯の間からすばやく流れ落ちる カップを傾け，流れ出た後には，うっすらとあとが残る程度の付着	スプーンを傾けるととろとろと流れる フォークの歯の間からゆっくりと流れ落ちる カップを傾け，流れ出た後には，全体にコーティングしたように付着	スプーンを傾けても，形状がある程度保たれ，流れにくい フォークの歯の間から流れ出ない カップを傾けても流れ出ない（ゆっくりかたまりとなって落ちる）
粘度[mPa/s]	50-150	150-300	300-500
LST値[mm]※	36-43	32-36	30-32

この表を使用するにあたっては嚥下調整食学会分類2021の本文を参照すること。
※ LST：ラインスプレッドテスト Line Spread Test
（日本摂食嚥下リハビリテーション学会嚥下調整食委員会：日本摂食嚥下リハビリテーション学会嚥下調整食分類2021．日本摂食嚥下リハビリテーション学会誌25(2)：143-146，2021，一部改変）

を置くこと，送り込みができない患者は直接舌の奥のほうに置くことによって，嚥下がスムーズにおこる。片麻痺のある患者については，一側嚥下を行うことにより，麻痺側の咽頭に残留させないようにする。

(4) 数口ごとに咳ばらいや空嚥下（複数回嚥下）を促したり，交互嚥下を行ったりすることによって，咽頭の残留物を除去する。食事中の発声により，咽頭残留が疑われる場合には，上記を積極的に促し，改善しない場合は口腔や気道の吸引も考慮する。

(5) 必要時，水分には増粘剤を用いてとろみをつける。とろみの粘度は患者に合わせて調整する（▶表9）。コップや吸い飲みは，角度によって流量や速度が変化するため注意が必要である。また，液体残量が少なくなると飲水時に頸部が後傾し，誤嚥しやすくなるため，状況に合わせてストローを使用する。この際，ストローの長さや角度にも配慮する。

(6) スプーンを使って介助している場合も，頸部前屈の姿勢が維持できるよう，斜め下へスプーンを抜くなどの配慮が必要である。

(7) 薬剤は，散剤や口腔内崩壊錠にすると内服しやすくなる。しかし唾液分泌が減少している患者にとっては飲みにくい場合もあるため，ゼリーやとろみのついた水分と混ぜて内服してもらう。錠剤は簡易懸濁法を用いるか，ゼリーに包み込むようにするとスムーズに内服できる。

▶表10 食事中の観察事項と対処法

観察事項	アセスメント	対処法
• 食事に反応しない • 食事に集中できない • 咀嚼や嚥下をしない • 一口量が多い • 口の中に詰め込む	認知機能低下 意識障害 注意障害 感覚障害	• 覚醒を促す • 使用薬剤の見直し • 食事時間や環境の調整 • 声かけ • 小さなスプーンの使用 • 口腔内残渣確認
• 食べ物をこぼす • 口に入れてもこぼれる	取り込みの障害 口唇麻痺，口唇閉鎖不全 顔面筋の麻痺 認知障害	• 姿勢の調整 • 介助者による口唇や下顎の固定 • 声かけ
• 特定の食品を避ける	口腔粘膜疾患 口腔内感覚障害 味覚障害	• 口腔内疾患の治療 • 食事メニューの変更 • 使用薬剤の見直し
• 咀嚼できない • 食塊形成できない • ずっと咀嚼している	口腔粘膜疾患，口腔内感覚障害 義歯不適合 咀嚼関連筋の運動障害 唾液分泌障害 舌の運動障害	• 口腔内疾患の治療 • 義歯の調整 • 健側に食物を入れる • 唾液腺マッサージ • 使用薬剤の見直し
• 上を向いて嚥下する • 嚥下に時間がかかる • 繰り返し嚥下する	送り込みの障害 嚥下反射遅延 口腔内残留，咽頭残留	• 姿勢の調整 • 舌の奥のほうに食物を入れる • 交互嚥下，複数回嚥下，うなずき嚥下
• むせる，咳をする • 嗄声がある • 喘鳴がある • つかえ感がある • 嘔吐する	誤嚥 咽頭残留 食道残留 胃食道逆流 疲労	• 食前の基礎的訓練，アイスマッサージ • 姿勢の調整 • 食事メニューの検討 • 交互嚥下，複数回嚥下，うなずき嚥下 • 意識的な咳ばらいを促す • 食後の上半身挙上 • 食事時間の短縮 • 排便コントロール

(8) 食事摂取スピードのコントロールは重要である。とくに高齢者は食事の後半になって嚥下反射の惹起が遅延するケースが多くみられるので注意を要する。また，食事時間は30〜40分程度を目安とし，疲労しない範囲でとどめるよう評価しながら行う。

(9) 嚥下機能改善のための手法については表6，食事中の観察事項については▶表10に示した。

◆ 食後

(1) 食後に発声を促し，咽頭に残留物がないことを確認する。

(2) 口腔内残渣の有無を確認し，送り込みのアセスメントを行うとともに，しっかりと口腔ケアを行い，必要時は吸引を行う。とくに麻痺側に残渣が多いことを考慮する。

(3) 胃食道逆流や嘔吐防止のため，食後2時間程度は30度以上のリクライニング位で過ごしてもらう。

◆ 就寝前

適切な口腔ケアを行って口腔内を清潔にすることにより，就寝中に口腔内細菌が気道へ吸引されることを予防する。また，義歯は洗浄し，粘膜を休ませるために外しておく。

5 食品の選択

嚥下しやすい食品といっても患者によって異なり，主たる障害部位によって考慮すべきポイントはかわる。先行期に問題がある場合には，患者の嗜好を取り入れた食事が受け入れられやすい。好みの味覚に合わせたり，色どりよく見せたりする工夫をするとよい。準備期に合わせた配慮としては食品のかたさが重要で，口腔期の場合には適度な粘度があり，食塊形成がしやすいものが適している。口腔や咽頭を通過する際に変形しやすく，また粘膜に付着しにくいものが嚥下しやすい食品といえる。

栄養評価の観点からも，経口摂取量を適時確認し，必要に合わせてエネルギー効率のよい食品や補助栄養の導入を検討する。

嚥下障害のある患者に提供するのは避けたほうがよい食形態について以下に示す。さらさらしているものには増粘剤を使用してとろみをつけたり，ぱさぱさしたものには油分を加えて❶まとまりやすくしたりすることによって，嚥下しやすい形態に近づけることができるものもある(▶表11)。

NOTE
❶たとえばゆで卵にマヨネーズなどをつけるなどの対応がある。

6 退院後・在宅療養生活における患者と介護者への支援

これまで述べてきたような嚥下障害をもつ患者への支援は，入院中に適切に行われていたとしても，退院後に継続して行われなければ，誤嚥性肺炎の再発や栄養状態悪化をもたらし，入院を繰り返すことになってしまう。患者や家族，介護者にこれらの必要性を理解してもらうとともに，継続して適切な介入が行われるように指導を行い，退院後に実施可能な方法について，入

▶表11　嚥下しやすい形態

形態と特徴	例
さらさら：咽頭への早期流入をもたらし誤嚥につながる	お茶やジュースなどの液体・具なしのスープなど
ぱさぱさ：口腔内でまとまりにくく食塊をつくりにくい	散剤・ゆで卵・食パンなど
ばらばら：食塊がばらけることで咽頭に落下しやすくなる	錠剤・ゼリー寄せ・かための寒天など
べたべた：粘性があり口腔粘膜に付着し送り込みにくい	もち・増粘剤を入れすぎた水分など
ぺらぺら：薄い形状は口腔粘膜からはがれにくく，送り込みにくい	葉野菜・ワカメ・のりなど
固体と液体の混合	具の入ったスープなど
弾力があってつぶしにくいもの	コンニャク・練り物など

院中から患者や家族とともに計画をたて，情報を共有していくことが重要である。地域包括支援センターや介護支援専門員(ケアマネジャー)とも連携し，家族に過度の負担がかからないよう，地域で利用できるサービスや市販品の紹介なども検討する。

加齢に伴う骨格筋量の減少と骨格筋力の低下のことを**サルコペニア**といい，これは要介護状態の前段階である**フレイル**(虚弱)の原因となる。在宅療養患者においては，長期間の療養生活によって活動量が低下し，それに伴って嚥下機能も低下し，食事摂取量が減ってしまう。その結果生じる低栄養状態はサルコペニアをもたらし，さらに活動量が低下，食欲も低下し，栄養状態が悪化するという悪循環に陥る危険性が高いため，注意が必要である。

在宅療養生活においてよりよい食事環境を整え，栄養状態を維持改善するためには，多職種との連携，そしてサービスの活用が重要である。介護保険のサービスには訪問介護や訪問栄養指導などもあり，訪問歯科診療は医療保険だけでなく介護保険給付の対象になることもある。患者の生活に合った，利用可能なサービスを上手に利用することで，無理のない在宅療養生活が継続できるといえる。

事例

85歳のA氏は83歳の妻とふたり暮らしである。5年ほど前に脳出血で倒れ，リハビリテーションを終えて自宅で過ごしていたが，食事中にむせることが増え，肺炎の診断で再度入院することになった。重症化することなく退院が決まったものの，嚥下機能が低下しているため，胃瘻を造設し，経管栄養を導入することになった。A氏は「口から食べたい」という希望が強く，病棟の摂食・嚥下障害看護認定看護師，言語聴覚士，管理栄養士，地域連携室の看護師，介護支援専門員と訪問看護師で退院前カンファレンスを実施，訓練内容や食形態，状態悪化時の連携方法などを共有した。当面は，経管栄養で必要栄養量を確保しながら，平日の昼食の時間に合わせて看護師が訪問することとなった。

退院後，往診でVEが実施できる耳鼻科医と協力し，言語聴覚士と看護師で嚥下評価，作業療法士とは姿勢の調整や自助具の選定などを行って，訓練を続けた。段階的にステップアップし，食事摂取量が増えてきたため，3週目からは訪問看護を週2回とし，妻の負担を考慮して，介護福祉士が毎日訪問する計画へ変更した。

明らかに痰が増えたり，発熱したりすることがなくても，なんとなく元気がない，など，ふだんと違う様子が気になったら看護師へ連絡するよう伝えていた。幸い肺炎をおこすことなく，3か月後には3食経口摂取可能となったため，徐々に減らした経管栄養を終了することができた。

7 終末期の支援

現在のわが国においては，十分な経口摂取が困難となった患者に，経腸栄養や静脈栄養などの人工的水分・栄養補給法を導入しないことに対して，心理的な抵抗を感じる人が少なくない。しかし，導入当初は状態の改善に役だっても，やがてそれが患者や家族の負担となる場合も少なからずあり，社会的な問題につながっているのが現状である。とくに高齢の摂食嚥下障害患者に人工栄養を導入するかどうかはむずかしく悩ましい問題であり，医療者が意思決定をどのように支援すべきか，迷いはつきない。

人工栄養導入の有無にかかわらず，摂食嚥下障害への包括的なリハビリテーションの継続は，患者のQOL向上に寄与し，また患者や家族の「できること」の1つとなる。積極的な経口摂取を実施しないとしても，口腔ケアや基礎的嚥下訓練を続けることによって，窒息や肺炎発症のリスクを減らすことができ，ひとくち程度であっても，食事の楽しみを支援することができる。患者それぞれに合わせた嚥下訓練方法を，ともに考え，検討する姿勢が求められている。

終末期においては，徐々に経口摂取が困難となる。末期がんのみならず，どんな基礎疾患においても，訪れる最期をどのように考えるか，患者や家族とともに考える機会を繰り返し設定することが重要であろう。

3 栄養評価

1 嚥下障害と栄養

嚥下障害患者は必要栄養量を経口摂取することが困難なことがあるため，容易に低栄養状態に陥りやすい。低栄養状態が続くと食欲低下や摂食行動そのものの機能低下をまねく。栄養状態の悪化を防ぐためには，その患者の栄養状態をアセスメントすると同時に，必要栄養量と実際の摂取量を比較し，不足分を経口・経管・経静脈的に補う必要がある。その際は，消化管の機能に問題がなければ経腸栄養が第一選択となる(図19)。

また，全身および嚥下関連筋のサルコペニアによって生じる嚥下障害も注目されている。サルコペニアによる嚥下障害は，誤嚥性肺炎，大腿骨近位部骨折後，廃用症候群，不適切な栄養管理による低栄養などの高齢者に生じやすい。

とくに医原性サルコペニアをつくらないために，入院早期から全身状態や嚥下機能を評価してリハビリテーションを開始し，廃用性の筋萎縮をできる

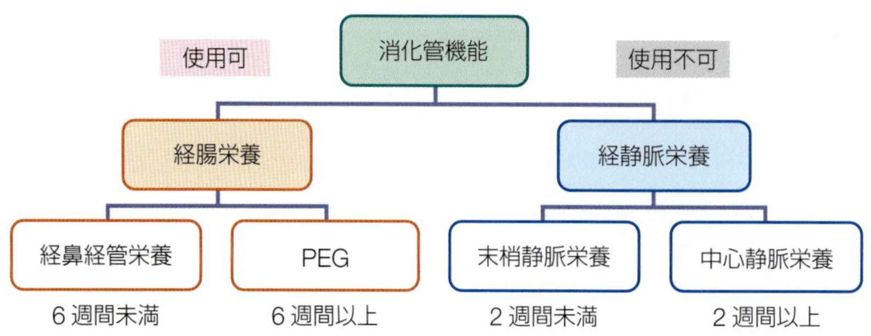

図19　経腸栄養・経静脈栄養の選択

限り予防することが大切である。

2 栄養アセスメント

栄養状態のアセスメント

患者の栄養状態をアセスメントするには，身長・体重・BMIなどの身体計測値や，トリグリセリド・アルブミン・ヘモグロビン濃度・総リンパ球数などの生化学検査による客観的データ，食欲の有無や体重減少，吐きけ・嘔吐などの消化器症状について患者・家族から聴取した主観的データをもとに多角的に栄養状態を評価し，問題点を抽出する。代表的なアセスメントツールには，SGA(Subjective Global Assessment)やMUST(Malnutrition Universal Screening Tool)のほか，65歳以上の高齢者を対象としたMNA(Mini Nutritional Assessment)などがあり，それぞれ特徴が異なるため，施設や患者の状態によりどのツールを選択するかを決める。

必要栄養量の算出

比較的病態が安定している場合は，消費しているエネルギーと同等量を投与する。投与エネルギーを算出するときに影響する因子は，性別・年齢・体重・身長・身体活動レベルの5つといわれている。しかし，日常診療においては簡易的に25～35 kcal/kg/日として計算し栄養プランを計画する。

厳密に消費エネルギーを想定する場合は，基礎代謝量に活動係数・ストレス係数を乗じる方法が一般的である。代表的なものとしてハリス-ベネディクト Harris-Benedict の式があるが，日本人のとくに高齢者の場合は必要量より多く算出される傾向にあるといわれており，栄養療法を実施していく過程においてプランの見直しを行っていく必要がある(▶表12)。

3 栄養管理

嚥下障害により経口摂取が困難で，必要エネルギーに対して摂取エネルギーが不足する場合は補助栄養を用いる。経口摂取が不可能な場合，消化器

column 食べていないのに歯みがきは必要か

口腔内環境を整えるために口腔ケアが重要であることは本文で述べた。器質的ケアである含嗽および歯みがきや舌みがきによる清掃だけでなく，機能的ケア，つまり口腔機能リハビリテーションとしてオーラルフレイルに着目して実践することが重要である。専門的口腔ケアは，歯科医師や歯科衛生士と連携して実施できるとよい。

含嗽がむずかしい場合は洗浄や清拭を介助し，歯牙のある患者には必ず歯ブラシを用いて歯垢を機械的に除去する。歯みがきや清拭は順序を決め，みがき残しやふき忘れのないようにする。歯みがき粉に含まれる発泡剤やアルコール含有の洗口剤は粘膜障害や乾燥を助長するため注意する。

経口摂取をしていない患者の唾液分泌量は減少しており，口腔内は乾燥している。唾液による自浄作用が低下し，食事をしている患者より口腔内環境が悪化していることも多い。ふだんから口腔内を清潔に，湿潤環境を維持することが重要である。乾燥をできるだけ抑えるため，アルコールを含まない口腔内保湿剤を使用し，室内環境にも配慮すること，開口しやすい場合は負担にならない範囲で常時，あるいは就寝時のマスク装着なども検討する。

表12　必要エネルギー量

必要エネルギー量＝基礎エネルギー消費量×活動係数×ストレス係数
［基礎エネルギー消費量 kcal/日：ハリス-ベネディクトの式を用いる］
　男性＝66.5＋13.8×体重(kg)＋5×身長(cm)－6.8×年齢
　女性＝655.1＋9.6×体重(kg)＋1.8×身長(cm)－4.7×年齢
［活動係数］1.0〜1.1(寝たきり)，1.2(ベッド上安静)，1.3(ベッド以外での活動)，
　1.5(やや低い)，1.7(適度)，1.9(高い)
［ストレス係数］手術：1.1(軽度)，1.2(中等度)，1.8(高度)
　感染症：1.2(軽度)，1.5(中等度)
　熱傷：1.5(体表面積の 40%)，1.95(体表面積の 100%)
　がん：1.1〜1.3

に問題がなければ小腸粘膜や膵臓の萎縮防止，腸管粘膜の消化酵素活性低下防止，バクテリアルトランスロケーションの予防のためにできる限り経腸栄養を，腸閉塞などの異常があり消化管が使えない場合は経静脈栄養を選択する。

摂食・嚥下訓練により嚥下機能が回復し経口摂取が増えても，「食べられるから経管栄養を中止」などといきなり補助栄養をやめてしまい，必要エネルギーに対し投与エネルギーが不足することのないよう，段階的に管理することが望ましい。

文献

1. 一般社団法人日本静脈経腸栄養学会編：一般社団法人日本静脈経腸栄養学会　静脈経腸栄養テキストブック．南江堂，2017.
2. 井上聡ほか：末期癌患者．総合リハビリテーション，29(7)：625-629，2001.
3. 植松宏監修：わかる！　摂食・嚥下リハビリテーションⅠ　評価法と対処法．医歯薬出版，2005.
4. 小口和代ほか：機能的嚥下障害スクリーニングテスト「反復唾液嚥下テスト」(the Repetitive Saliva Swallowing Test：RSST)の検討(1)正常値の検討．リハビリテーション医学(37)：375-382，2000.
5. 小口和代ほか：機能的嚥下障害スクリーニングテスト「反復唾液嚥下テスト」(the Repetitive Saliva Swallowing Test：RSST)の検討(1)正常値の検討，(2)妥当性の検討．リハビリテーション医学 37(6)：375-388，2000.
6. 小口和代ほか：機能的嚥下障害スクリーニングテスト「反復唾液嚥下テスト」(the Repetitive Saliva Swallowing Test：RSST)の検討(2)妥当性の検討．リハビリテーション医学，(37)：383-388，2000.
7. 香取幸夫ほか：重度誤嚥に対して喉頭中央部切除術を施行した2症例．嚥下医学，1(1)184-190，2012.
8. 金子芳洋・千野直一監修：摂食・嚥下リハビリテーション．医歯薬出版株式会社，1998.
9. 金子芳洋・向井美惠編：摂食・嚥下障害の評価法と食事指導．医歯薬出版株式会社，2001.
10. 鹿野真人ほか：長期臥床症例に対する輪状軟骨鉗除を併用する声門閉鎖術．喉頭，20(1)5-12，2008.
11. 厚生労働省：令和4年(2022)人口動態統計月報年計(概数)の概況.
12. 小島千枝子：第9回日本摂食・嚥下リハビリテーション学会，ポストコングレスセミナー抄録集．2003.
13. 才藤栄一編：平成11年度厚生科学研究費補助金(長寿科学総合研究事業)「摂食・嚥下障害の治療・対応に関する統合的研究」総括研究報告書．p.13，2000.
14. 聖隷嚥下チーム：嚥下障害ポケットマニュアル，第4版．医歯薬出版，2018.
15. 日本嚥下障害臨床研究会編：嚥下障害の臨床――リハビリテーションの考え方と実際，第2版．医歯薬出版株式会社，2008.
16. 日本耳鼻咽喉科学会編：嚥下障害診療ガイドライン—耳鼻咽喉科外来における対応—2012年版．金原出版，pp.27-28，2012
17. 日本耳鼻咽喉科学会編：嚥下障害診療ガイドライン 2018年版，第3版．金原出版，2018.
18. 日本静脈経腸栄養学会編：静脈経腸栄養ガイドライン，第3版．照林社，2013.
19. 日本摂食嚥下リハビリテーション学会医療検討委員会：嚥下造影の検査法(詳細版)日本摂食嚥下リハビリテーション学会医療検討委員会 2014年度版，日本摂食嚥下リハ会誌，18(2)：166-

186, 2014
20. 日本摂食嚥下リハビリテーション学会医療検討委員会：嚥下内視鏡検査の手順2021改訂，日本摂食嚥下リハ会誌，25(3)：268-280，2021
21. 日本摂食嚥下リハビリテーション学会医療検討委員会：摂食嚥下障害の評価2019．(https://www.jsdr.or.jp/news/news_20190625.html)(参照2024-10-04)．
22. 日本摂食嚥下リハビリテーション学会医療検討委員会：訓練法のまとめ(2014版)．日本摂食嚥下リハビリテーション学会誌，18(1)：86-88，2014．
23. 日本病態栄養学会編：NSTガイドブック，改訂第4版．メディカルレビュー社，2014．
24. 高橋浩二：頸部聴診法．Journal of Clinical Rehabilitation，27(7)，pp.667-676，2018．
25. 高橋浩二：頸部聴診を用いた摂食・嚥下障害のスクリーニング．植松宏監修：セミナー　わかる！　摂食・嚥下リハビリテーション1巻評価法と対処法．pp.72-87，医歯薬出版，2005．
26. 津賀一弘：オーラルフレイルと舌圧検査の関係，日本顎口腔機能学会雑誌，26(2)：79-83，2020
27. 津賀一弘：口腔機能の客観的評価としての舌圧測定　その意義，開発から展望まで　高齢者の口腔機能向上への舌圧検査の応用(解説)．日本補綴歯科学会誌，8(1)：52-57，2016
28. 馬場元毅：絵でみる脳と神経――しくみと障害のメカニズム(JJNブックス)，第3版．医学書院，2009．
29. 藤島一郎：脳卒中の摂食・嚥下障害，第2版．医歯薬出版株式会社，1998．
30. 藤島一郎：口から食べる――嚥下障害Q&A，第4版．中央法規出版，2011．
31. 藤島一郎監著：嚥下障害ポケットマニュアル，第3版．医歯薬出版株式会社，2011．
32. 藤島一郎・柴本勇監修：動画でわかる　摂食・嚥下リハビリテーション．中山書店，2004．
33. 藤島一郎・藤谷順子編著：嚥下リハビリテーションと口腔ケア．pp.85-92，メヂカルフレンド社，2006．
34. 藤島一郎ほか編著：新版ナースのための摂食・嚥下障害ガイドブック．中央法規出版，2013．
35. 向井美恵・鎌倉やよい編：摂食・嚥下障害の理解とケア．学研メディカル秀潤社，2003．
36. 向井美惠：「非VF系評価法(フードテスト)の基準化」研究報告書．才藤栄一編：平成11年度厚生科学研究費補助金(長寿科学総合研究事業)「摂食・嚥下障害の治療・対応に関する統合的研究」総括研究報告書．43-50，2000．
37. 吉川峰加・津賀一弘：【いまこそ歯科医師が「舌の機能」に着目すべきとき～舌圧検査とPAPを日常臨床で使いこなすために～】(PART2)舌圧検査とは　舌圧検査の実際と今後の課題．歯界展望，130(5)：863-866，2017．
38. 若林秀隆監修：リハビリテーション栄養ポケットガイド，改訂版．ジェフコーポレーション，2014．
39. J. A. Logemann著，道健一・道脇幸博監訳：Logemann摂食・嚥下障害．医歯薬出版，2000．
40. Lindeman RC：Diverting the paralyzed larynx：a reversible procedure for intractable aspiration. Laryngoscope, 85(1)157-180, 1975.
41. Lindeman RC et al.：Clinical experience with tracheoesophageal anastomosis for intractable aspiration. Ann Otol Rhinol Laryngol, 85(5Pt.1)609-612, 1976.

動画一覧

1 耳の診察の様子

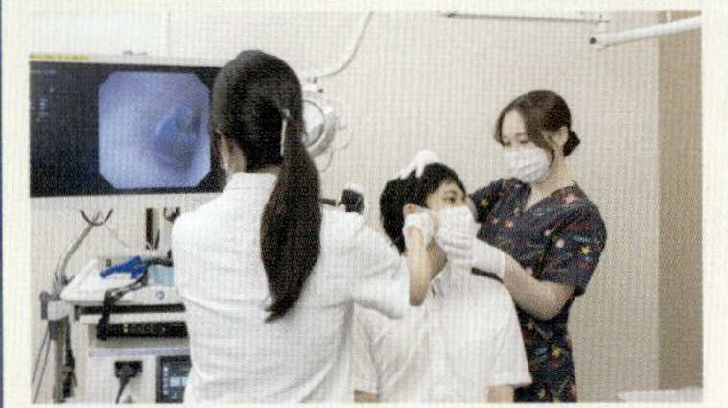

57 ページ

2 純音聴力検査

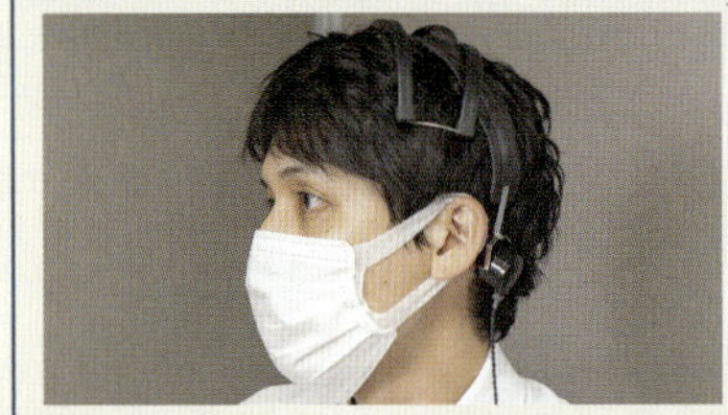

64 ページ

3 ABR 検査

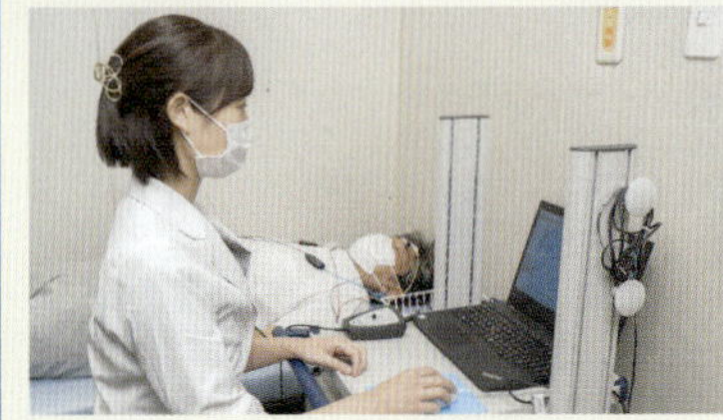

69 ページ

4 書字検査

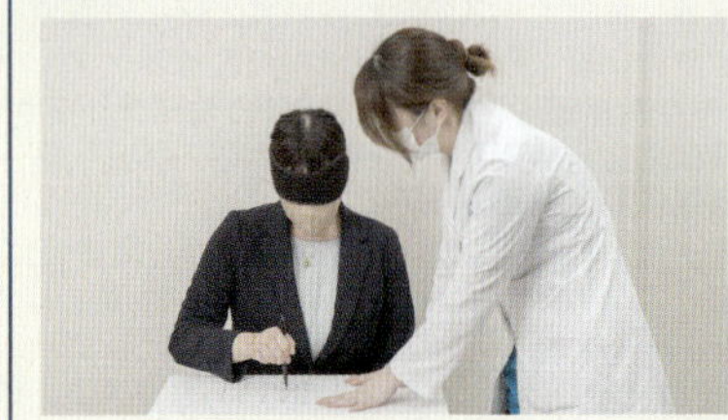

74 ページ

5 重心動揺計検査

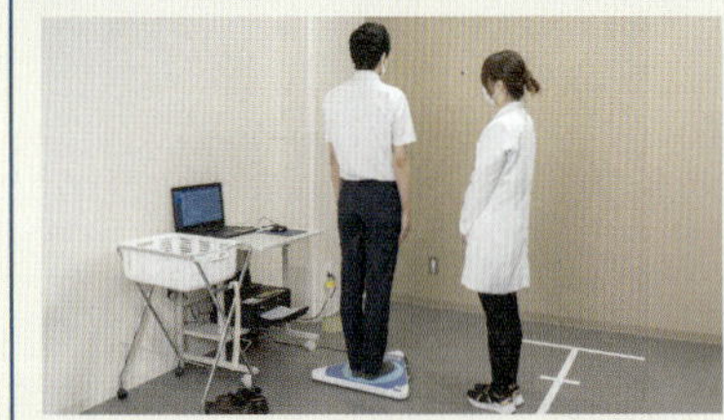

75 ページ

6 足踏み検査

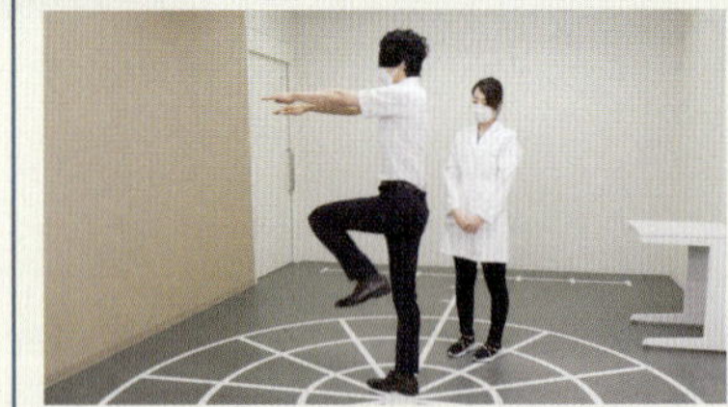

75 ページ

7 耳処置

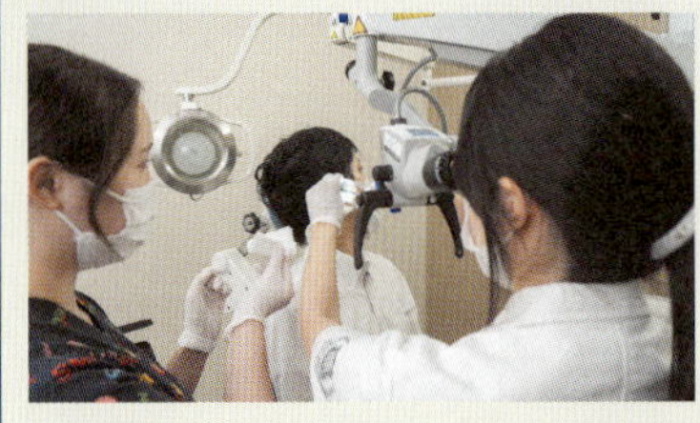

83 ページ

8 嚥下造影検査（VF 検査）

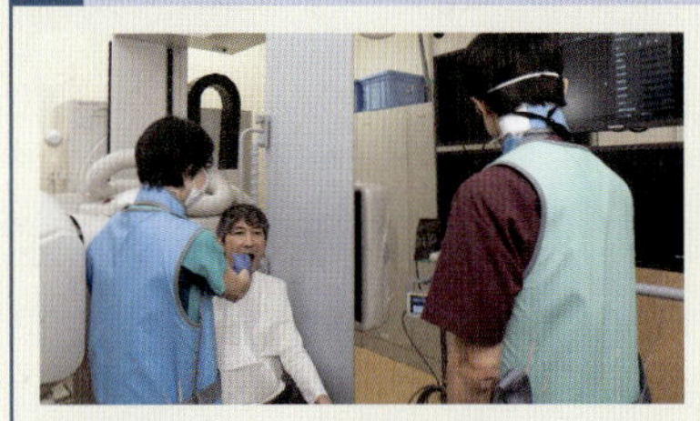

251 ページ

＊本書に掲載されている動画では，侵襲を伴う看護技術や，日常生活のなかでは見ることのない身体の部位などを扱っていることがあります。

＊動画再生や視聴には大量のデータ（パケット）通信を行うため，携帯・通信キャリア各社の回線を使用した場合は通信料が発生します。発生したデータ通信料については，当社は一切の責任を負いかねます。あらかじめご了承ください。

「10 嚥下運動」監修：国立国際医療研究センターリハビリテーション科診療科長　藤谷順子

9 嚥下内視鏡検査（VE 検査）

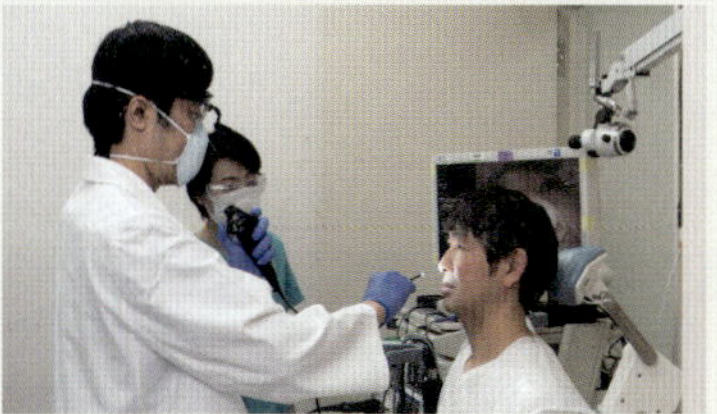

▶ 251 ページ

10 嚥下運動

▶ 251 ページ

11 改訂水飲みテスト

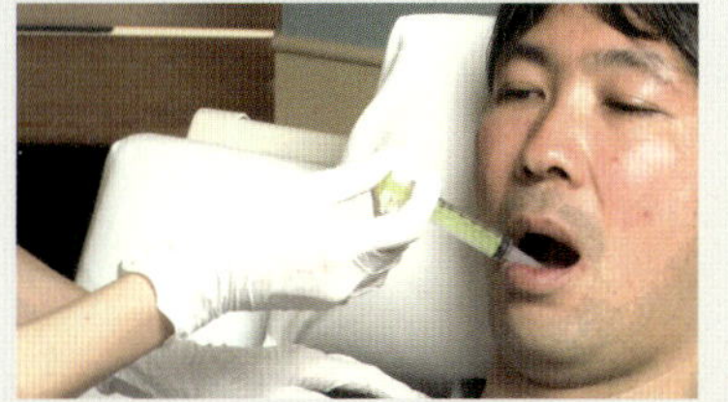

▶ 252 ページ

12 頸部聴診法の聴診器の位置

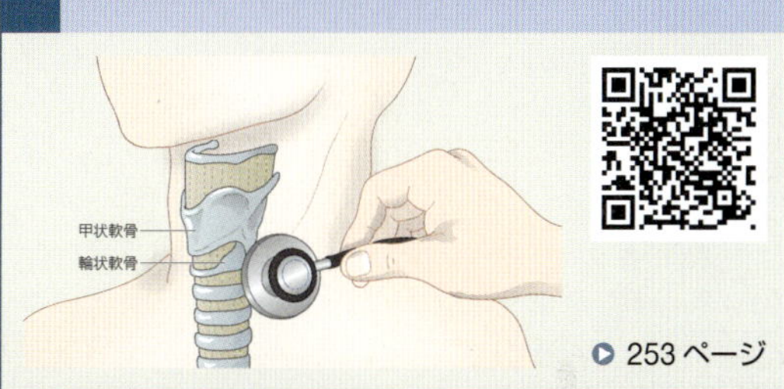

▶ 253 ページ

13 舌圧検査

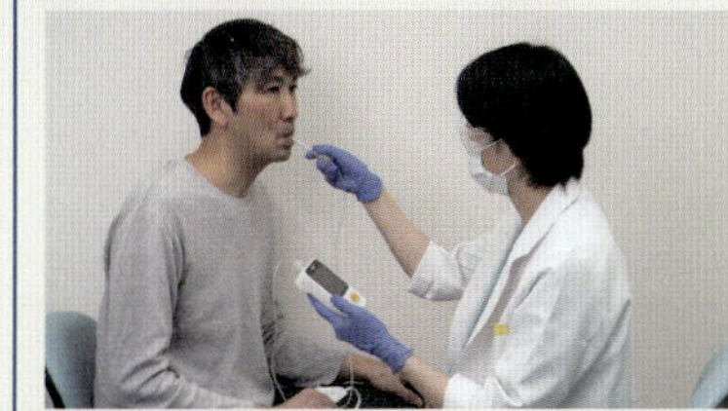

▶ 254 ページ

14 のどのアイスマッサージ①

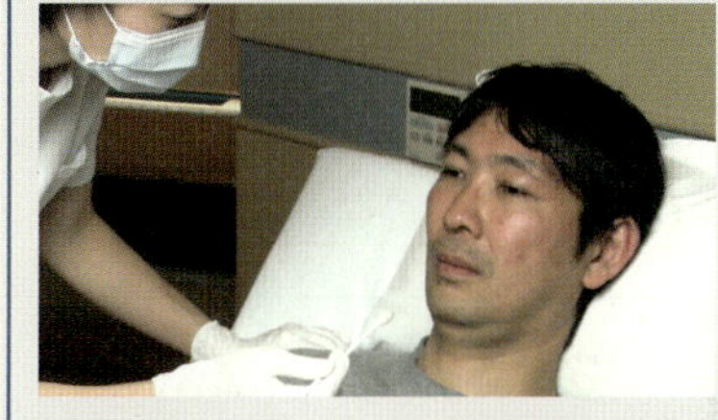

▶ 257 ページ

15 のどのアイスマッサージ②

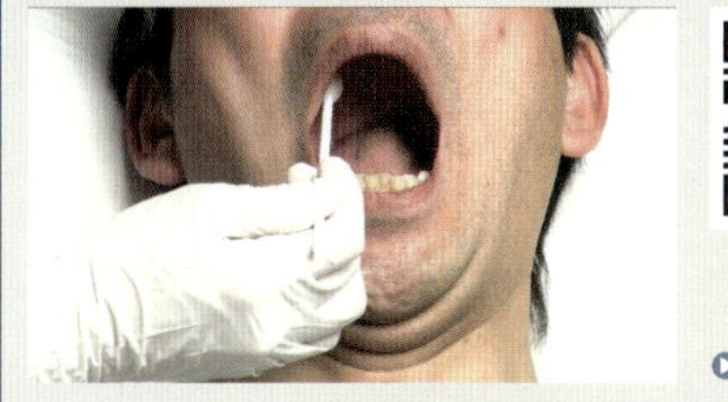

▶ 257 ページ

16 食事介助　よい例①　基本的な食事介助

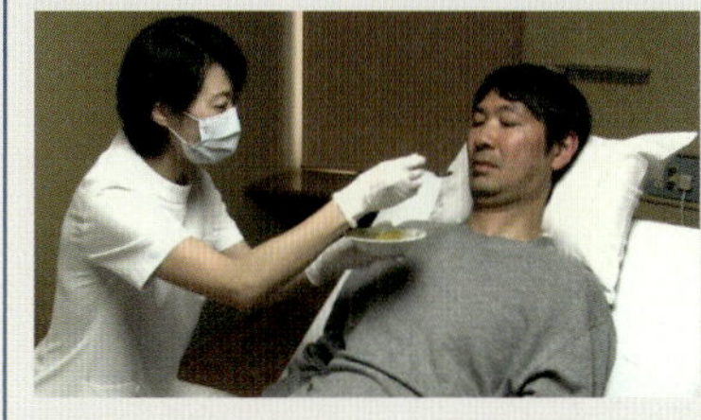

▶ 267 ページ

17 食事介助　よい例②　自力で食器が持てる場合

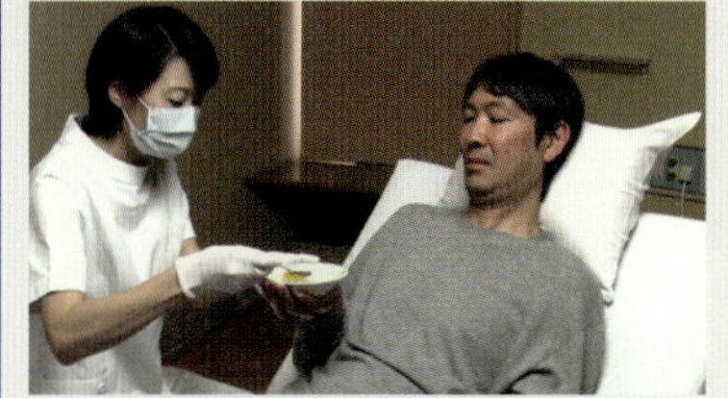

▶ 267 ページ

18 食事介助　よい例③　スプーンの抜き方

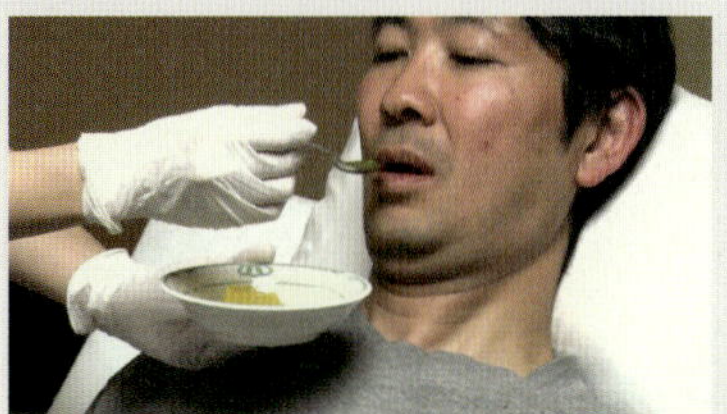

▶ 267 ページ

19 食事介助 わるい例① スプーンの抜き方

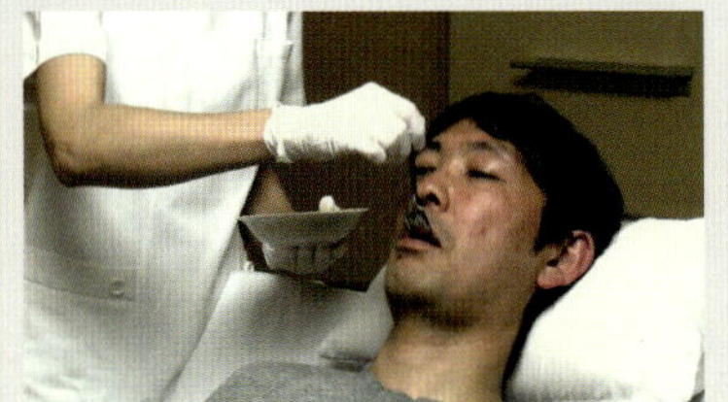

▶ 267 ページ

20 食事介助 わるい例② 逆手

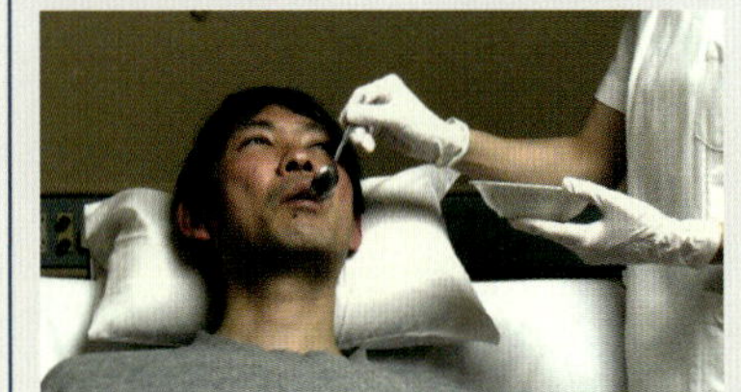

▶ 267 ページ

索引

か

き

く

け